DIE KRAFT DER ZIRBE

Maximilian Moser

DIE KRAFT DER ZIRBE

Servus

Inhaltsverzeichnis

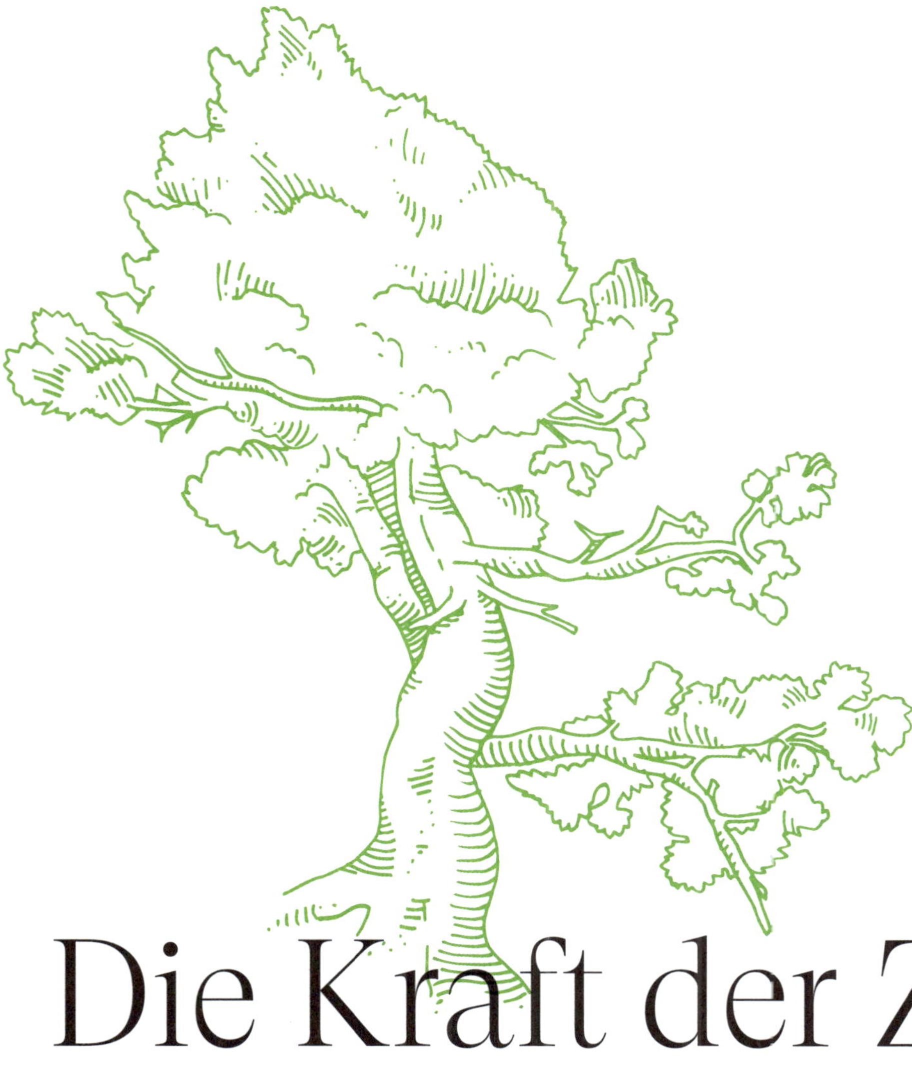

Die Kraft der Zirbe

Die Zirbelkiefer *begleitet mich seit Jahrzehnten* heilend *und* fürsorglich *durch mein Leben in Form von verschiedenen heilkundlichen Zubereitungen. Immer wieder einmal besuche ich meine* Lieblingszirben *oben in den Bergen.*

Das tut mir gut.

Ich weiß, wo sie stehen. Dort, unter einer alten knorrigen Zirbe sitzend, ungestört, mit genügend Zeit und dem Blick auf das Tal, würde ich dieses Buch am liebsten lesen.

Es führt in so viele verschiedene Bereiche dieses wunderbaren Baumes, dass es sich beim Lesen anfühlt wie eine spannende Reise. Sie führt zu faszinierenden Fakten und Berichten, ebenso wie zu Mythen und Legenden. Es ist erstaunlich, wie viele Geschichten sich um die Zirbe ranken. Max Moser beginnt seine Reise in der Landschaft seiner Kindheit — oben in der Bergwelt, fernab vom Tourismus. Er macht uns dort mit archaischen Naturgeistern sowie Gnomen und Riesen bekannt und erzählt vom urtümlichen Zauber der hochgelegenen Sennhütten. Hier stehen auch die bis zu 1000 Jahre alten, knorrigen Zirbelkiefern. In dieser magischen Bergwelt liegen die Wurzeln der Liebe des Autors zu diesen Bäumen, dort oben ist er ihnen zum ersten Mal begegnet. Hier liegt der Ursprung der tiefen Vertrautheit des Autors mit der Zirbe, die er auch im Lauf von vielen Jahren nicht wieder verlieren sollte — selbst als Leiter eines Hightech-Forschungsinstitutes. Sie begleitete ihn bei allen Studien rund um die Zirbe. In jedem Kapitel berührt sein wertschätzender Umgang mit der Natur und mit den Erkenntnissen, die sie uns gewährt. Auf der Reise ins Reich der Zirbe durch die einzelnen Kapitel dieses Buches spüren wir mehr und mehr den Mythos der Zirbelkiefer und die innige Verbindung zwischen Mensch und Baum. Wir folgen dabei lesend einem anerkannten Wissenschaftler, der die Bäume liebt. Er nimmt uns in diesem außergewöhnlichen Buch in sein Forschungslabor mit, wo er als Pionier wissenschaftliche Nachweise zu dem im Volksglauben verankerten Wissen über die hervorragenden schlaffördernden und herzstärkenden Eigenschaften des Zirbenholzes erbrachte. Max Moser erklärt verständlich, wie diese Studien zeigen, dass das Holz der Zirbelkiefer das Herz schont, die Schlafqualität verbessert und sogar Entzündungen hemmen kann.

Auf weiteren Stationen der Reise erfahren wir von der Geschichte der Zirbe und werden dabei auf einer Zeitreise um eine Milliarde Jahre zurückversetzt zum Ursprung der grünen Chloroplasten, mit denen die uralte Geschichte der Zirbe beginnt. Dann — vor 300 Millionen Jahren — begegnen wir den ersten Vorfahren der Nadelbäume, fernen Ahninnen der Zirbe. Im Buch werden die verschiedenen Wirkfaktoren der Zirbelkiefer erklärt und wir erfahren von ihren Inhaltstoffen: unter anderem von den Terpenen, die nicht nur heilend auf den Menschen einwirken können, sondern deren sich auch der Nadelwald bedient, um damit sein eigenes Klima zu schaffen. Denn mithilfe der Terpene, die Kondensationskeime in der Luft bilden, kann der Wald selbst Regen erzeugen.

Ein großer Teil der Reise durch das Reich der Zirbe führt zum Land der Gesundheit und zu den Geheimnissen, wie die Zirbe heilsam wirken kann. Präzise und verständlich erklärt der Autor die verschiedenen Wirkfaktoren der Zirbe. Mit großem Interesse habe ich in diesem Buch die Erklärungen dazu gelesen, wie Zirbelkieferholz als Schutz vor Mikrowellen dienen kann. Die Reise in diesem Buch führt nicht nur eine Milliarde Jahre zurück in die Vergangenheit, sondern sie führt auch in die Zukunft: In Form eines »Briefes aus der Zukunft«, den Max Moser erhalten hat, lässt er uns zum Ende des Buches an Visionen teilhaben, die Hoffnungen für ein gutes, naturverbundenes Leben auf dieser Erde machen — auch für zukünftige Generationen.

Dies sind nur einige Stationen der beeindruckenden Reise ins Reich der Zirbe, die der Autor mit uns unternimmt.

Am Ziel — im Serviceteil — serviert uns Max Moser sogar einige Zirbelkieferspezialitäten wie Kuchen, Pesto und Likör — in Form von Rezepten.

Sie kennen es vielleicht selbst: Wenn man sich für ein Thema brennend interessiert, dann ist man bereit, dazu nicht nur eines, sondern mehrere Bücher zu erstehen. Was die Zirbe anbetrifft, kann es bei diesem einen Buch bleiben: Es informiert so umfassend, dass kein Thema zu diesem Baum fehlt.

Ich wünsche allen Leserinnen und Lesern dieses schönen Buches eine wunderbare Reise durch das Reich der Zirbe. Lassen Sie sich von der Kraft dieses Baumes beeindrucken und berühren.

Susanne Fischer-Rizzi, Januar 2019

Autorin, Baumexpertin und Heilpflanzenkundige

Freuet Euch des wahren Scheins,
Euch des ernsten Spieles:
Kein Lebendiges ist ein Eins,
Immer ist's ein Vieles.

Aus: J. W. von Goethe, »Epirrhema«

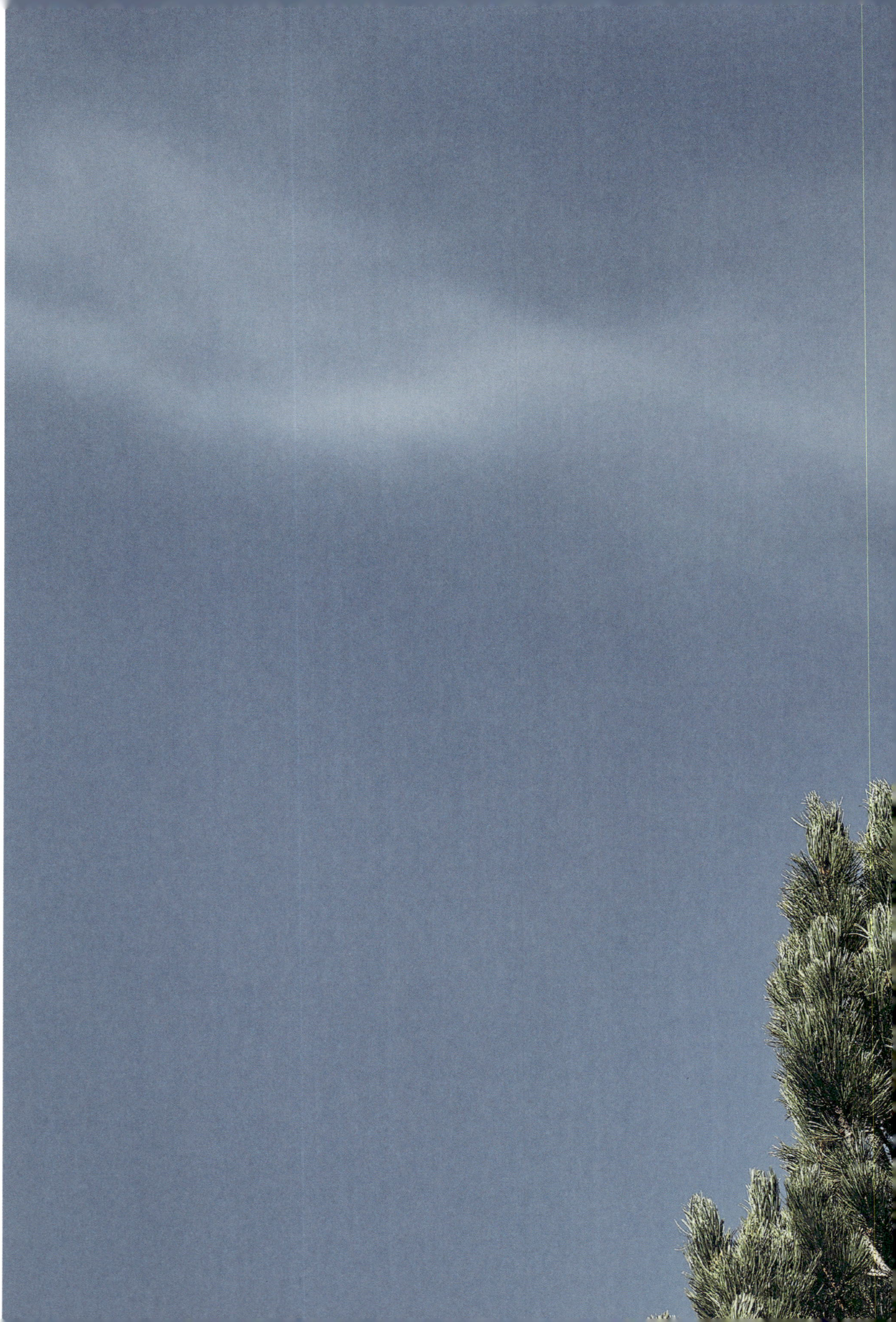

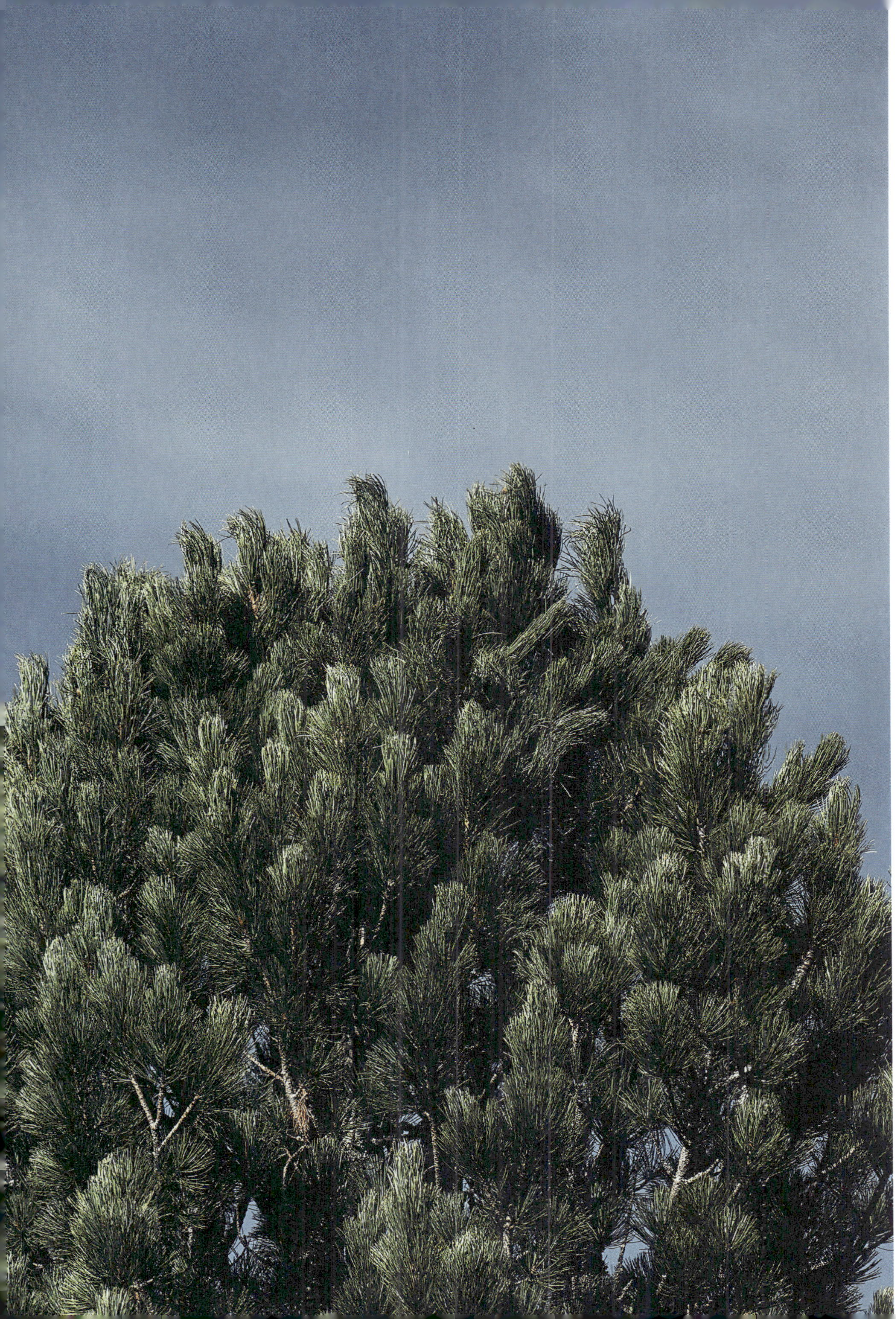

Kapitel 1

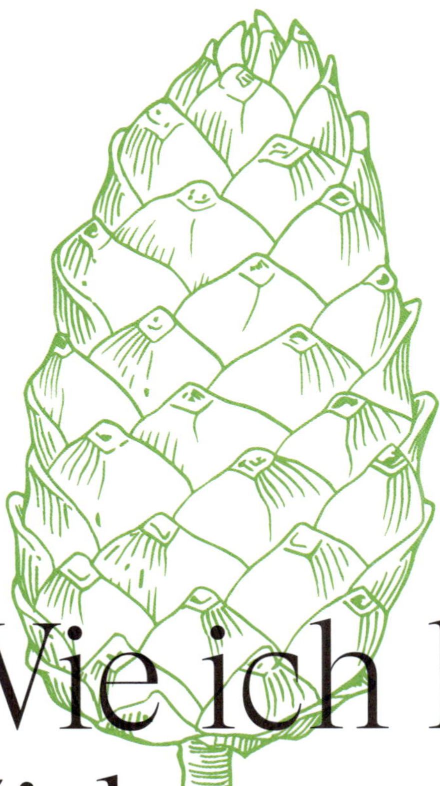

Wie ich lernte, die Zirbe zu lieben

Tief *im darunterliegenden Gestein* verwurzelt, *hält sich die Wetterzirbe auch im hohen Alter und bei Schiefstand erfolgreich am* Leben.

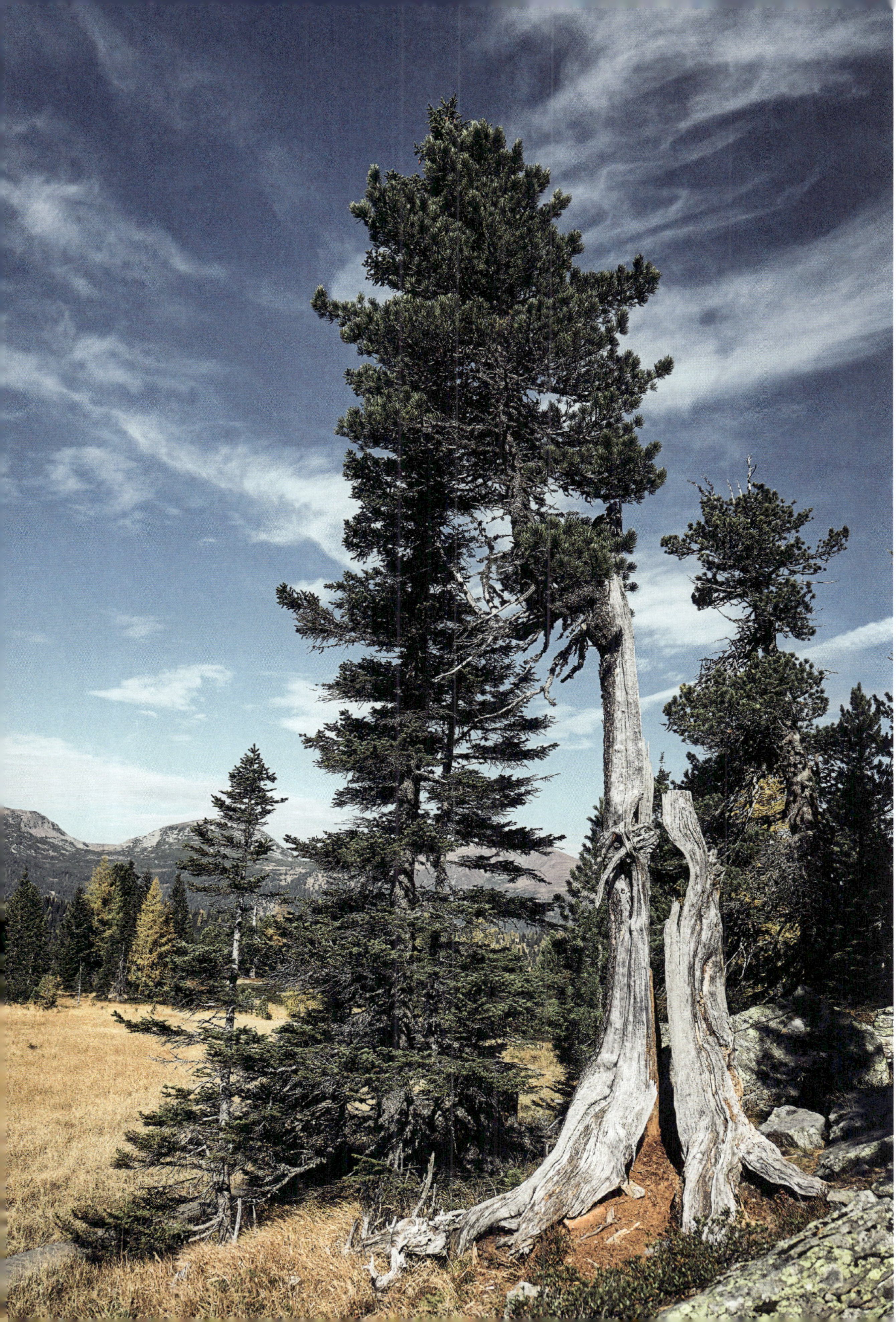

NATURGEISTER IM BERGNEBEL

Meine Eltern liebten die Berge über alles und so nahmen sie mich schon als Kind öfter mit in die Landschaften der Niederen Tauern, wo sie ein bescheidenes Wochenendhäuschen eingerichtet hatten.

Hier, fernab vom Tourismus, in der bergbäuerlichen Welt meiner Großeltern väterlicherseits, war noch alles geheimnisvoll, erfüllt von Naturgeistern und sagenumwoben, besonders wenn die Nebel des Spätsommers oder des Herbstes die Wälder wie nasse Seidentücher mit ihrem feuchten Hauch berührten und das Bild eines verzauberten Regenwaldes in meiner Vorstellung aufleuchten ließen. In den Abendstunden nahmen verwitterte und flechtenbehangene Bäume bald die Gestalt von Riesen oder Gnomen an und ich erwartete, dass jeden Moment ein Wichtel aus einem bröckeligen Felsvorsprung oder einem von glitzernden Spinnweben gesäumten Erdloch hervorlugen würde. Es galten Regeln und Bräuche, die man sonst nur in archaischen Gesellschaften, vielleicht bei den Sami in Nordnorwegen oder bei den Schamanen der sibirischen Nenzen kennt. Seltsame Runen und Drudenfüße waren ins Holz der Türschwellen der Sennhütten geschnitten und mein Vater erzählte mir Geschichten vom Kasermandl, dem Madenzopf und von der schnellen Heilung schwerkranker Tiere und manchmal auch kranker Menschen durch magische und sympathische Rituale einer lebendigen Volksmedizin.

Diese Fähigkeit habe unter anderem auch einer meiner Urgroßväter besessen, der als vorher relativ wohlhabender Bergbauer dann in der Weltwirtschaftskrise der 1920er-Jahre sein gesamtes Vermögen verloren hatte, so berichtete mir mein Vater. Auch »bösen Zauber« habe es gegeben — wie zur Bestätigung war zu seiner Abwehr an einer der Sennhütten ein erlegter Eichelhäher über der Eingangstüre an die Wand genagelt.

DAS FREITAL

Wahrscheinlich war es daran gelegen, dass dieses Tal, in dem auch meine Vorfahren über Jahrhunderte gelebt hatten, zu Zeiten von Kaiser Leopold I. ein sogenanntes »Freythal« war. Ein Stein am Taleingang, in blassgüldener barocker Schrift beschrieben und mit der Jahreszahl 1668 versehen, kündet noch heute von der Tatsache dieses juridischen Sonderstatus. Nach einer alten Chronik war dieses **FREITAL** eine Art Asylgebiet: Wenn sich Hexen, Zauberer oder anderweitig auffällige Menschen, die von den Häschern des Regimes gesucht wurden, bis in dieses Tal durchschlagen konnten, so waren sie vor der Justiz außerhalb des Tales sicher.[1] Hier konnten sie eine neue, wenn auch meist sehr bescheidene Existenz aufbauen. Auch die strenge imperiale und klerikale Justiz vergangener Zeiten hatte offensichtlich ihre bewusst gewählten Schlupflöcher: keine noch so strenge Regel ohne Ausnahme. Menschen, die etwas anders als der Durchschnitt gestrickt waren, konnten diese nutzen, wenn sie ein bisschen Glück hatten.

Freital: *juridischer Begriff aus dem Mittelalter und der frühen Neuzeit, der für Täler angewendet wurde, die nicht der Obrigkeit unterstanden, sondern eine eigene, autarke Justiz hatten.*

DER HIMMEL IM TALSCHLUSS

Wenn man in diesem Tal bis ans Ende des Talgrundes wanderte, kam man in den Himmel, eine Quellgegend, die von mächtigen dunkelgrünen Zirben sowie im Sommer von lichtgrünen und im Herbst goldgelben Lärchen locker bestanden war. Es herrschte absolute Ruhe mit Ausnahme des murmelnden Bächleins, das dort seinen Mäander durch die Wiese zog, und dem Rauschen des Windes in den Bäumen, sofern der Tag nicht windstill war. Noch mächtiger als die stehenden Zirben waren umgefallene Zirbenstämme, wahre Titanen, deren Wurzeln nach Jahrhunderten des stetigen Wachstums und Widerstandes gegen die Naturgewalten bei einem der stärkeren Stürme losgelassen hatten und in die feuchte Bergwiese rund um das Bächlein gefallen waren. Nun lagen sie einsam im unwahrscheinlich grünen Moos, das gegen die schwarzen Moorlachen, die gelben Sumpfdotterblumen und die schwarzblauen, im Herbst dunkelrotblättrigen Heidelbeeren ausnehmend hübsch kontrastierte. Zirbenholz ist relativ widerstandsfähig, auch gegenüber der Witterung. Sonst wäre es nicht möglich, dass Zirben weit über 1000 Jahre alt werden können. Trotz der jahre- oder jahrzehntelangen Verwitterung rochen die Stämme herb nach Rinde, und an den Bruchflächen der Äste war der typische heimelige Geruch nach Zirbenholz zu erschnuppern.

DIE ÄLTESTEN

Das war die Landschaft, in der ich als Kind zum ersten Mal Zirben zu sehen bekam. Wunderschöne, ausgewachsene und gereifte ***WETTERZIRBEN,*** uralt, mit der Mächtigkeit und Weisheit von Jahrhunderten, die uns sonst nur in würdigen Kathedralen, bei sehr großen Bäumen und bei Tieren aus der Familie der Wale oder Elefanten entgegentritt. Das waren die Ältesten der Landschaft, silbergrau, wo sie verwittert waren und vor Vitalität strotzend, wo ihr Grün zum Vorschein kam. Ich bestaunte auch die umgefallenen Exemplare, diese nun kahlen und mit ihren Ästen schroff in den blauen Himmel aufragenden Bäume und kletterte in dem Labyrinth der senkrecht stehenden Aststummel bis in den am Boden liegenden Wipfel hinauf. Ein Stückchen von einem wohlriechenden Ast brach ich ab und nahm ihn als Geruchstrophäe mit, als olfaktorischen Beweis für die bedauernswerten im Tal Gebliebenen. Wenn meine Eltern mit mir dann müde das Tal und das Haus meiner Eltern erreichten, roch ich ähnlichen, aber bei weitem nicht so intensiven Wohlgeruch an der Zirbentruhe meiner Großeltern, die sie über viele Jahrzehnte zum Aufbewahren von Mehl verwendet hatten und die jetzt gereinigt, abgeschliffen und neu geölt im Wohnzimmer meiner Eltern stand.

Wetterzirbe: *alte Zirbe, die vor allem im Gebirge an der Baumgrenze vorkommt und aus dem Wechselspiel zwischen kräftigen Witterungseinflüssen wie Wind, Schnee und Sonnenschein und dem unbändigen Baumwachstum entsteht.*

Zirben waren also etwas Ähnliches für mich wie wahrscheinlich Elefanten oder Baobab-Bäume für ein afrikanisches Kind: mächtig, uralt, vielleicht sogar weise, etwas, zu dem man als Kind ehrfürchtig aufschaut und das man als Ältestes der Landschaft respektiert. Dass man im Zirbenholz gut schlafen solle, war mir nicht bekannt und wurde auch in dieser Gegend nicht erwähnt. Zirbenholzstuben waren zwar in manchen Bauernhöfen vorhanden, wurden aber zur Zeit meiner Kindheit nirgends mehr neu eingebaut, sondern höchstens als gemütliches aber altertümliches Relikt einer vergangenen Zeit geduldet.

EIN PROJEKT ERSCHEINT AM HORIZONT

So war es für mich 30 Jahre später als Leiter eines damals gerade drei Jahre alten Hightech-Forschungsinstitutes verwunderlich, als ein junger Forstingenieur der Landwirtschaftskammer Tirol sich bei unserem Institut anmeldete und ein Gespräch zum Thema »Schlafqualität im Zirbenbett« suchte. Er hatte in den Medien von unseren Messungen an österreichischen und russischen Kosmonauten gelesen, die wir in der Raumstation MIR (russisch: »Frieden«) in den 1990er-Jahren durchgeführt hatten. Nun suchte er im Auftrag der Landwirtschaftskammer ein Institut, das Schlafqualität objektiv messen konnte, in der Hoffnung, den wissenschaftlichen Nachweis erbringen zu können, dass man im Zirbenholzbett besser schläft als in einem konventionellen Bett aus dem Möbelhaus. Grund für diese Suche war eine Zukunftskonferenz der Landwirtschaftskammer gewesen, bei der man beschlossen hatte, die aus dem Volksglauben überlieferten Eigenschaften unterschiedlicher Hölzer durch wissenschaftliche Studien untersuchen zu lassen. Zirbenholz, so die Volksmeinung insbesondere in Tirol, sei besonders gut für Betten und Kinderwiegen geeignet, da der Schlaf im Zirbenbett besonders tief und erholsam sein solle. Gleiches galt offensichtlich für Kleinkinder, da Zirbenwiegen den Ruf hatten, dass die Eltern nach der schweren bäuerlichen Tagesarbeit nachts besonders wenig durch wache und schreiende Kinder gestört würden. Später konnte ich mich im Innsbrucker Volkskundemuseum und auch im Museum der Kärntner Nockberge überzeugen, dass offensichtlich wirklich beinahe alle Wiegen der Tiroler und Kärntner Berge aus Zirbenholz gemacht waren; zu diesem Zeitpunkt war mir dies jedoch noch nicht bekannt gewesen.

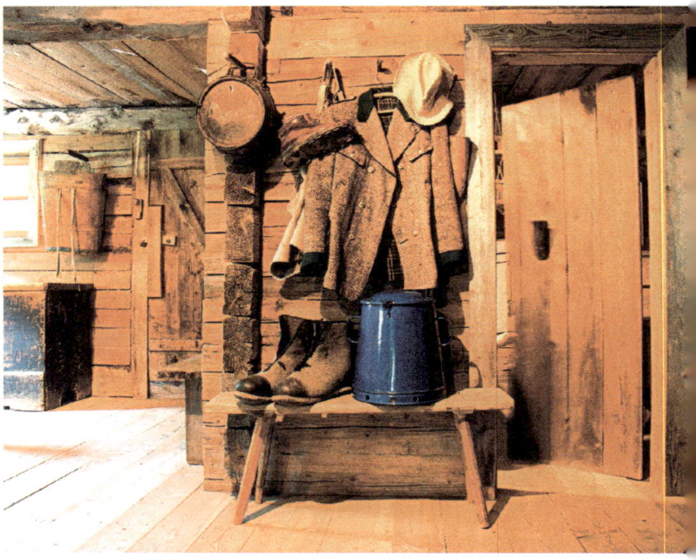

Bäuerliche Stube des 19. Jahrhunderts aus Zirbenholz im Volkskundemuseum Nockberge. Nicht nur Möbel, auch die Geräte wurden vielfach aus Zirbenholz gefertigt.

DER ZWEIFEL DES WISSENSCHAFTLERS

Leider musste ich dem Ursprungsanliegen des Herrn Forstingenieurs zunächst eine Absage erteilen: Wir konnten keinesfalls zusagen, den Nachweis für die Wirkung von Zirbenholzbetten auf den Schlaf zu erbringen. Ich hielt es zwar für möglich, dass eine Verbesserung der Schlafqualität eintreten könnte, doch ist Schlafqualität aus verschiedenen Komponenten zusammengesetzt und die Frage war, ob wir die »richtige« Komponente der Schlafqualität mit unseren Messungen erfassen würden. Auch die Effektstärke, also wie stark sich das Zirbenholz auf den Schlaf auswirkt, war schwer abschätzbar, da noch niemand vor uns ähnliche Studien durchgeführt hatte. Aus diesem Grund verwies ich auf einen der obersten Grundsätze wissenschaftlicher Arbeit: Wir würden die Studie nur dann durchführen können, wenn wir auch ein negatives Ergebnis in Kauf nehmen, wenn also absolute Ergebnisoffenheit besteht. Obwohl dies meinem sympathischen Gegenüber nicht so zu behagen schien — schließlich sind wissenschaftliche Studien aufgrund der vielen Arbeitszeit, die hineinfließt, nicht gerade billig —, versprach er, sich auf die Suche nach einem Geldgeber für die Studie zu machen und sich wieder zu melden, wenn er diesen gefunden hätte.

DAS PROJEKT KOMMT TATSÄCHLICH!

Damit vergaß ich für einige Zeit das Anliegen, bis nach etwa einem Jahr das Telefon läutete und besagter Forstingenieur nachfragte, ob er mich sprechen könne. Er habe nun ein EU-Projekt eingereicht, das bewilligt sei, und wir würden mit den Studien beginnen können. Nun freute ich mich einerseits über die Tatsache, dass ich wieder mit der Zirbe, wenn auch diesmal wissenschaftlich, zu tun haben würde, andererseits meldeten sich Bedenken, was wir im Falle eines negativen Ergebnisses von unseren Auftraggebern zu hören bekommen würden. So setzten sich unsere besten Mitarbeiter an einen Tisch, um ein Forschungsdesign zu entwickeln, das mögliche Effekte von Zirbenholzbetten auf den Schlaf untersuchen sollte. Damit wir nichts übersahen, verwendeten wir außer den an unserem Institut entwickelten hochpräzisen Herzfrequenzmessgeräten zur Untersuchung des vegetativen Nervensystems auch noch Elektroenzephalogramme, die die Gehirntätigkeit im Schlaf auf klassische Weise messen können. Mit Fragebögen wurde außerdem die Befindlichkeit der Versuchsperson am Morgen sowie die Selbsteinschätzung der Schlafqualität untersucht.

Parallel dazu wurde ein zweites Projekt entwickelt, das am Tag die Wirkung eines Zirbenholzumfeldes während geistiger Arbeit, also zum Beispiel einer Fehlersuche in Texten, mit einem neutralen Umfeld, möglichst ähnlich dem, was herkömmliche Einrichter und Möbelhäuser anbieten, vergleichen sollte. Damit wollten wir sowohl den Schlaf als auch den Zustand von geistiger Arbeit erfassen, um einen umfassenden Blick auf die Wirkungen von Zirbenholz zu erhalten.

DER MUTIGE TISCHLER

Parallel zum Aufbau der Wissenschaftsprojekte starteten wir mit der Suche nach einem Tischlereibetrieb, der flexibel genug war, in seinen Räumlichkeiten unterschiedliche Messsituationen aufzubauen und für entsprechende Ruhe zu sorgen, wenn die Messungen vorgenommen wurden. Außerdem sollte er sechs Zirbenholzbetten und, als Placebo und Kontrollgruppe, jeweils sechs Betten mit ähnlicher Optik, aber aus Spanplatte und mit Folienüberzug, tischlern können.

Glücklicherweise fanden wir in einem sehr innovativen Tischler in Weiz unseren virtuosen Forschungspartner. Erich Binder hat in dankenswerter Weise und kostenlos für das Projekt alle unsere Wünsche auf diesem Gebiet erfüllt und etwas ermöglicht, das nicht nur ihm im späteren Verlauf eine langjährige Existenzgrundlage gesichert, sondern auch im ganzen deutschsprachigen Raum das fast zum Aussterben verurteilte altehrwürdige Tischlergewerbe zu neuer Blüte gebracht hat. Zudem haben die Forschungsergebnisse des Zirbenholzprojektes auch andere Massivholzmöbel und den gesamten Holzhausbau ins Rampenlicht gerückt und so neues Interesse an einer Kunsttischlerei abseits von großen industriellen Möbelhäusern erweckt. Auch das respektable »Holz100« Projekt von Erwin Thoma blüht und gedeiht. Es klingt fast wie ein Treppenwitz der Geschichte, dass derzeit die Ergebnisse unserer Holzforschungen besonders in Skandinavien Anklang finden. Auch japanische und kanadische Wissenschaftler haben sich des Themas angenommen und mittlerweile viele unserer Forschungsergebnisse, die in Kapitel 4 beschrieben sind, bestätigt.

In Österreich jedoch ist zum Zeitpunkt der Fertigstellung des Buches kein Forschungsprojekt zur gesundheitlichen Wirkung des Holzes geplant.

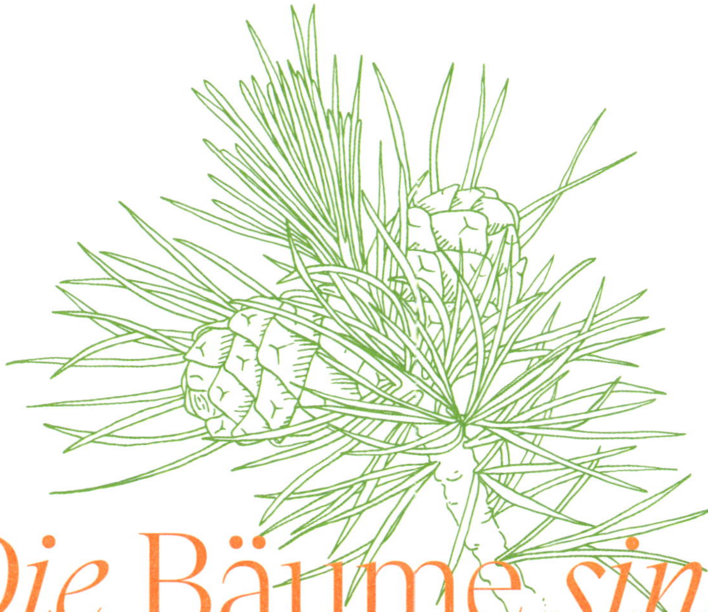

Die Bäume *sind die* Alten *der Landschaft, ehrfürchtig blicken wir auf lebende* Weisheit *und* Erfahrung *von Jahrtausenden.*

Kapitel 1

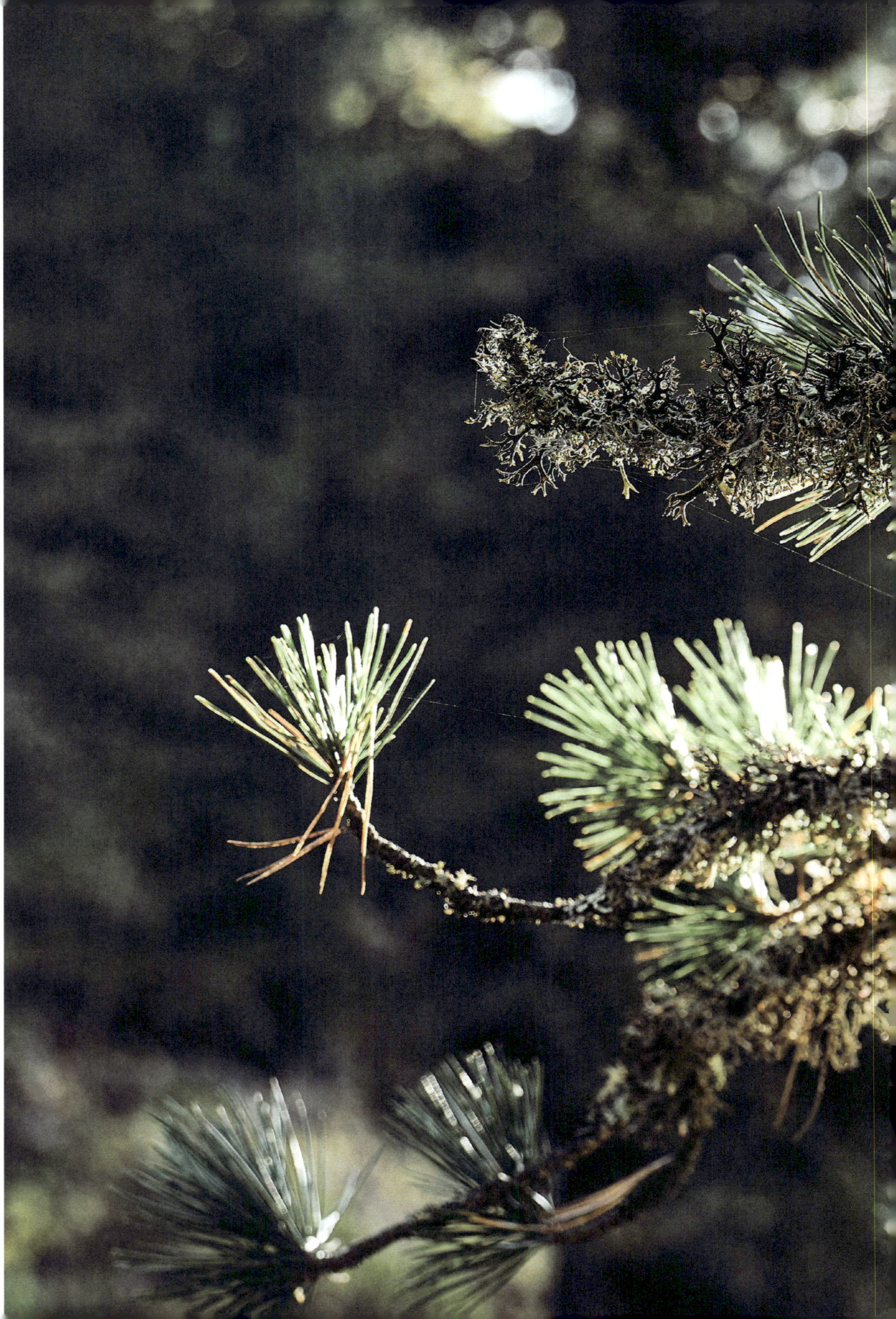

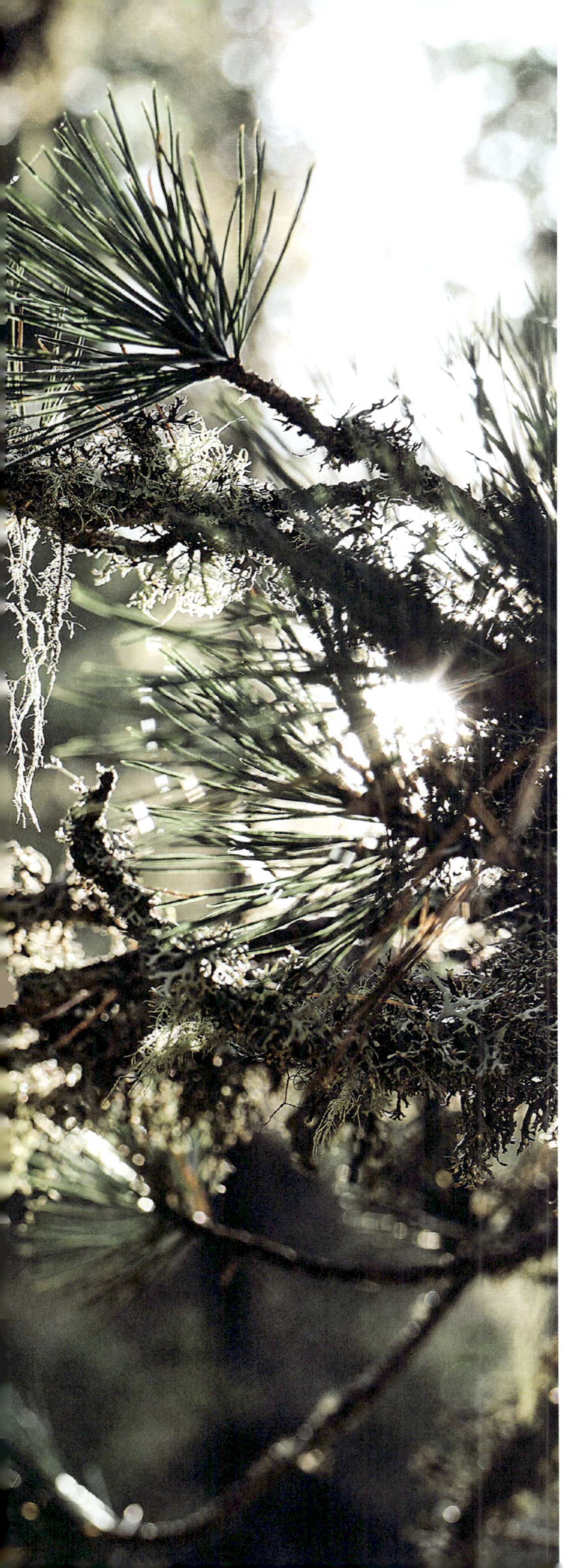

Die Zirbe ist in ein Ökosystem *anderer Lebewesen eingebunden — Flechten, Pilze, Moose und zahlreiche Tierarten leben mit ihr in* Symbiose.

Kapitel 2

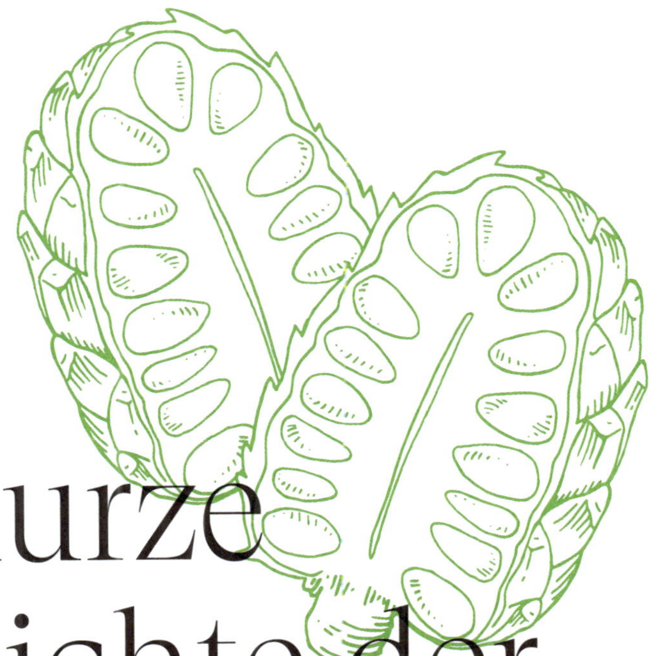

Eine kurze Geschichte der Königin der Alpen

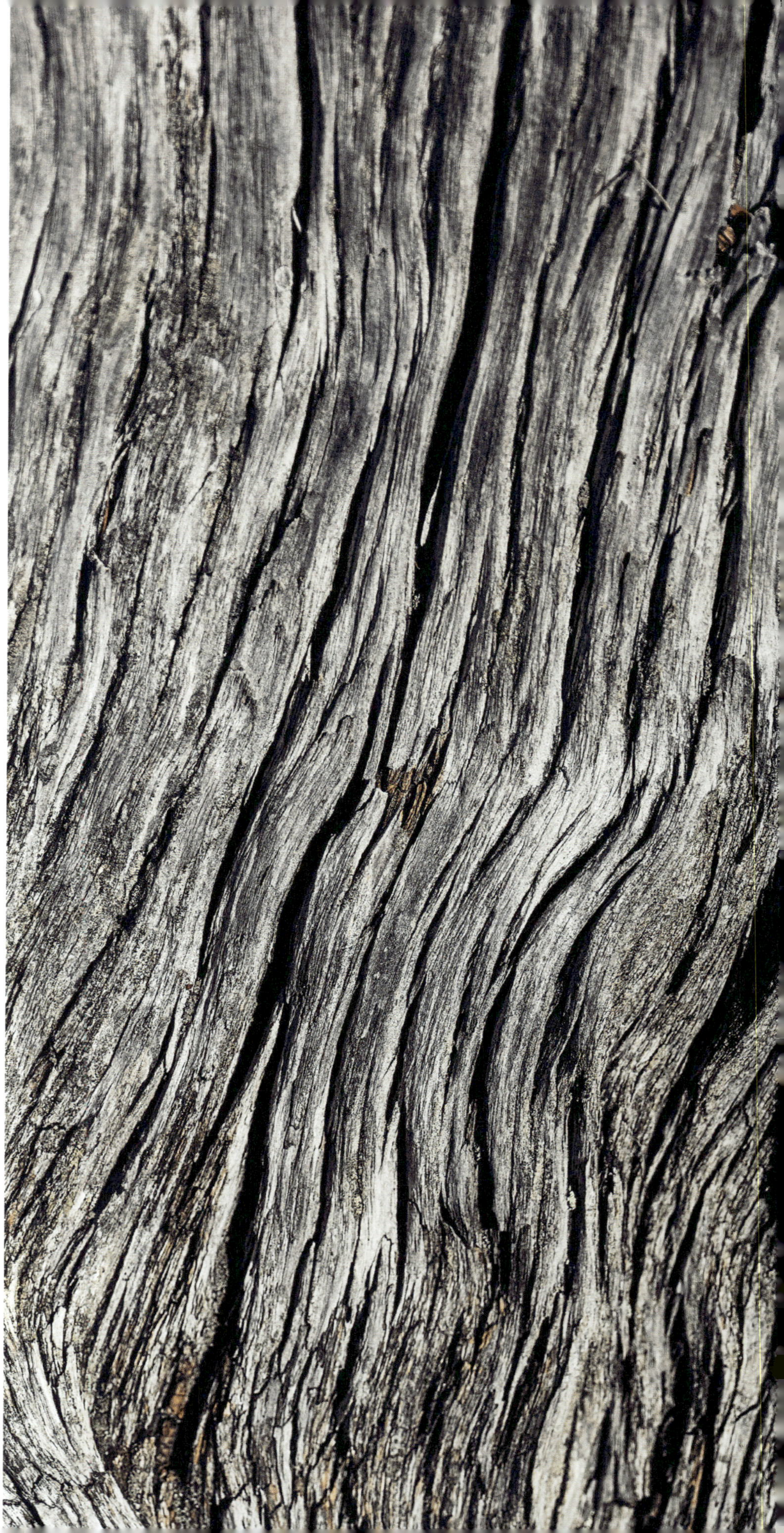

Die Geschichte beginnt vor langer, langer Zeit. Vor etwa 300 Millionen Jahren entstanden die ersten Vorfahren der heutigen Nadelbäume aus der Gruppe der sogenannten ***NACKTSAMER.*** Zu einem Zeitpunkt, als noch fünfmal mehr Kohlendioxid in der Atmosphäre war als heute. Die Temperatur war um 6 °C höher als heute — in dieser für uns Menschen heiß-feuchten Hölle entstanden riesige Wälder, deren Reste wir heute als Steinkohle bewundern können. Über Jahrmillionen haben diese ersten Bäume und Riesenschachtelhalme aus dem Kohlendioxid der Luft und dem Sonnenlicht die enormen Kohlevorräte der Erde aufgebaut — das »Carbon«, das Kohlezeitalter der Erdgeschichte, hat daher seinen Namen.

Nacktsamer: *Die Nacktsamer sind samenbildende Pflanzen, deren Samenanlagen nicht in einem Fruchtknoten eingeschlossen sind. Die Fruchtblätter sind nicht ganz geschlossen.*

Über 100 Millionen Jahre später — die Saurier waren bereits entstanden und in voller Blüte — spross die Gattung Pinus aus dieser Gruppe der Nacktsamer hervor.[2] Pinus entstand auf dem damals rund um den Nordpol gelegenen Kontinent Beringia (nach dem »Kolumbus der Zaren« Vitus Bering benannt) und ist mehr als doppelt so alt wie die ersten Laubbäume. Ungefähr 115 Arten umfasst die Gattung Pinus heute: Arten wie die Fichte, die Tanne, die Kiefer und eben auch die Zirbe, *Pinus cembra.* Pinus-Bäume sind Bewohner der Nordhalbkugel, eine einzige Art hat es auf die Südhalbkugel geschafft. Vor 65 Millionen Jahren starben dann durch den inzwischen bekannten Meteoriten von Yucatan in Mexiko und darauffolgende schwere Vulkanausbrüche am indischen Subkontinent fast alle Dinosaurier aus, mit Ausnahme der Vorfahren der heutigen Vögel, und mit ihnen ein Großteil der Nacktsamer. Die verbliebenen Nacktsamer wurden von den neu entstehenden ***BEDECKTSAMERN,*** zu denen unsere Blumen und auch Sträucher und Laubbäume gehören, arg bedrängt und starben größtenteils aus oder wurden in tropische Regionen verdrängt. Mit einer Ausnahme: Die Gattung Pinus florierte ausgezeichnet.

Bedecktsamer: *samenbildende Pflanzen, deren Samenanlagen in einem Fruchtknoten eingeschlossen sind.*

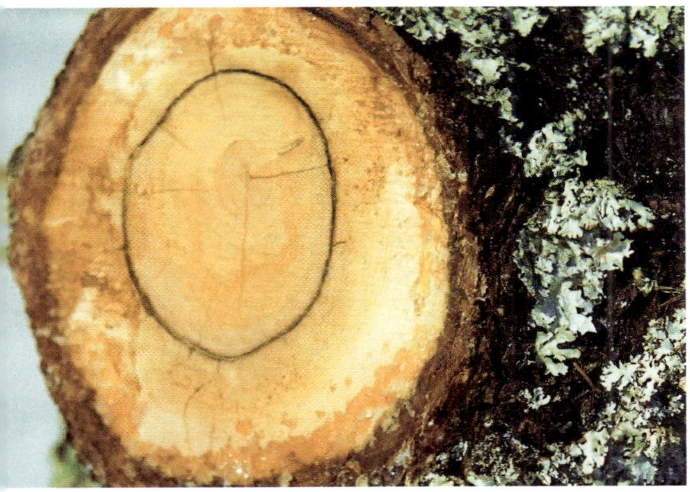

Diese Zirbe hat einen schweren Waldbrand oder einen Blitzschlag (schwarzer Ring) gut überstanden und ist trotz der Brandspuren weitergewachsen, als ob nichts passiert wäre.

AUS FEUER GEBOREN

Als man die Ursachen für diesen Erfolg der Pinus-Gewächse im Vergleich zu den viel moderneren Laubbäumen untersuchte, entdeckte man ganz großartige Eigenschaften, die Pinus heute noch zu einer der verbreitetsten Baumgattungen in den Wäldern der Nordhalbkugel machen. Viele Pinusarten sind feuerresistent, und Feuer spielte eine große Rolle für die Entwicklung der Vegetation vor 200 bis 65 Millionen Jahren. Die Luft war nämlich zu dieser Zeit reich an Sauerstoff, den die ebenso reiche Pflanzenwelt produzierte. 30 % Sauerstoff gegenüber 21 % heute fanden sich in der Atmosphäre der Kreidezeit, der letzten Blütezeit der Dinosaurier. Es gab zwar damals noch keine weggeworfenen Zigarettenstummel, aber bei so hohem Sauerstoffgehalt brennt der Wald lichterloh, wenn ein Blitz einschlägt und nicht heftiger Regen gleichzeitig den Brand löscht. Pinusarten hatten sich eine Reihe von Strategien zugelegt, um gut mit diesen Bränden fertig zu werden.[2]

Viele dieser »Schutzmechanismen« finden wir noch heute bei der Zirbe:

→ eine dicke Rinde, die in der Lage ist, Temperaturen bis zu 400 °C von den empfindlichen Wasserleitungsbahnen unter der Rinde für einige Minuten abzuhalten,

→ lange Nadeln, die zwar gut brennen, aber auch das Keimgewebe darunter schützen, sodass rascher Neuaustrieb nach dem Brand gesichert ist,

→ ein Frühstadium, in dem die ganze Energie des Keimlings und der ersten Nadeln zur intensiven Wurzelbildung genutzt wird,

→ Äste, die die Eigenschaft haben, von selbst abzufallen und zu verrotten, wenn sie dürr sind, und dadurch den Baum weniger anfällig für Brände machen,

→ symbiotische Pilze, die mit den Baumwurzeln eine intensive Verbindung eingehen und den Baum beim Wachstum unterstützen

→ und schließlich Samen, die besser keimen, wenn sie auf verbrannte Erde fallen.

Dazu kam noch, dass die resilienten Pinusarten es im Laufe der Jahrmillionen gelernt hatten, mit so wenig Wasser wie möglich auszukommen und aufgrund der mit Wachs überzogenen Nadeln extrem wassersparend Fotosynthese zu betreiben. Auch Frost bis minus 43 °C kann die Zirbe ohne Schäden ertragen. All diese Eigenschaften gaben den Pinusbäumen einen enormen Vorteil gegenüber anderen Arten wie Laubbäumen und Riesenschachtelhalmen.

Nur die Gräser konnten es mit Pinus aufnehmen und so kam es nach der Entstehung der Gräser vor etwa 30 Millionen Jahren noch einmal zu einer kleinen Konkurrenz zwischen Pinus und den Gräsern, zwischen Nadelwald und Weide. Mit der Entwicklung der Waldnutzung des Menschen wurde auf der Nordhalbkugel insbesondere in den letzten Jahrzehnten der Kampf eindeutig für die Pinusarten entschieden. Nadelwälder, teilweise sogar in natürlicher Monokultur, breiteten sich auf der ganzen Nordhalbkugel aus. Die Zirbe als Steinkiefer ist ein Teil dieser Pinus-Familie und mit den Kiefern eng verwandt.[3] Wann genau sie entstanden ist, können wir heute nicht mehr sagen, mit Sicherheit aber vor der letzten Eiszeit, die vor etwa 1 Million Jahren begann.

DER BAUM IM EIS

Als die letzte Eiszeit ihren Rückzug antrat, war der moderne Mensch bereits seit etwa 60 000 Jahren in Europa. Vor ihm war der Neandertaler hier gewesen und hatte die ersten Kunstwerke Europas geschaffen. Vor etwa 20 000 Jahren, nach dem letzten Höhepunkt dieser Eiszeit, begannen die damals 900 Meter dicken Gletscher über den Alpen zunächst allmählich und dann immer schneller abzuschmelzen und gaben eine vom Eis abgeschliffene, mondartige und vegetationslose Landschaft frei, auf der sich bald die ersten Flechten und Tundrapflanzen ansiedelten. Durch die vom Eis freigegebenen Täler rauschten gewaltige Bäche, die den Schutt der Gletscher weit in die Ebenen hinaustrugen und jene Schotterkegel aufschütteten, aus und auf denen heute viele Städte der Voralpen gebaut sind. Bäume waren damals nur als Zwergformen vertreten, kaum größer als ein kleiner Heidelbeerbusch: Die Zwergbirke *(Betula nana)* und Zwergformen der Erle zeugen jetzt noch in manchen Tälern der Alpen als Relikte der Eiszeit von der Größe oder vielmehr Kleinheit der damaligen Bäumchen.

EIN KRATER BIRGT DIE GESCHICHTE DER NACHEISZEIT

Der ehemalige Vulkankratersee Preluca Tiganului in Nordrumänien ist heute verlandet, ein moosiges Feld auf 700 Meter Seehöhe mitten in den Karpaten. Das Pauline Center für Klimaforschung der Universität Stockholm hat dort eine umfangreiche Studie durchgeführt. Vor einigen Jahren hat man Bohrungen in den Sedimenten des Kratersees gemacht und ist bis zu 16 000 Jahre in die Vergangenheit vorgestoßen.[4] In Seen und Wasserflächen fallen Pollen der regionalen Pflanzen und lagern sich Schicht auf Schicht am Boden des Sees ab. Sie bilden dadurch ein Archiv der Vegetationsgeschichte dieser Landschaft. Pollen haben extrem widerstandsfähige und für jede Pflanzenart typische Hüllen, aus deren Formen man auch nach Jahrtausenden die vorkommenden Pflanzenarten bestimmen kann. Aus der Reihenfolge der Schichten und ihrem durch die ***C14-METHODE*** bestimmten Alter kann die Vegetation der Landschaft rund um den See auch nach vielen Jahrtausenden rekonstruiert werden. Bis vor 14 500 Jahren finden sich dort typische Tundrapflanzen: heiliger

C14-Methode: *Verfahren zur Bestimmung des Alters von organischen Proben, indem man den C14-Anteil am Gesamtkohlenstoff der Probe misst.*

Beifuß, wie ihn heute noch die Schamanen Sibiriens zum Räuchern bei Zeremonien verwenden, Pollen von Birken und Weiden, danach folgen Latschenkiefern und Pappeln. Zirben sind in einem Zeitraum vor etwa 14 250 Jahren nachweisbar. Eine Tundralandschaft also, die allmählich, im Verlauf von 250 Jahren, zu Wald wird — zum Zirbenmischwald.

DAS REFUGIUM DER ZIRBEN UND IHR VOGEL

In den Karpaten im heutigen Rumänien hatten sich Vegetationsinseln erhalten, da das südlichere Klima eisfreie Regionen in den Berggebieten ermöglicht hatte. In diesen Vegetationsinseln hielten sich auch kleine Zirbenbestände, von denen man annimmt, dass sie nicht nur die Vorfahren der Karpatenzirben sind, sondern auch die Stammeltern der heutigen alpinen Zirbe. Man findet heute noch eine höhere genetische Vielfalt in den Zirben im Osten der Alpen als in den westlichen Alpen. Diese genetische Vielfalt deutet auf eine Rückkehr der heutigen Zirbe aus dem Osten Europas hin, wobei einige Exemplare auch südlich der Alpen die Eiszeit überlebt haben könnten. Im Laufe der Jahrtausende bis zum endgültigen Ende der Eiszeit vor etwa 10 000 Jahren arbeitete sich dieser zähe und widerstandsfähige Baum langsam aber sicher durch die Landschaft und die nicht vergletscherten Berggebiete bis in die Region der heutigen Alpen. Dabei half ihm der Tannenhäher, ein munterer Vogel aus der Rabenfamilie, den man heute in den Zirbenwäldern der Alpen hin- und herfliegen sieht. Er hört auf den schönen lateinischen Namen *Nucifraga caryocatactes* und sein Äußeres gleicht dem eines Stars: dunkelgraue Brust mit weißen Sternchen darauf.

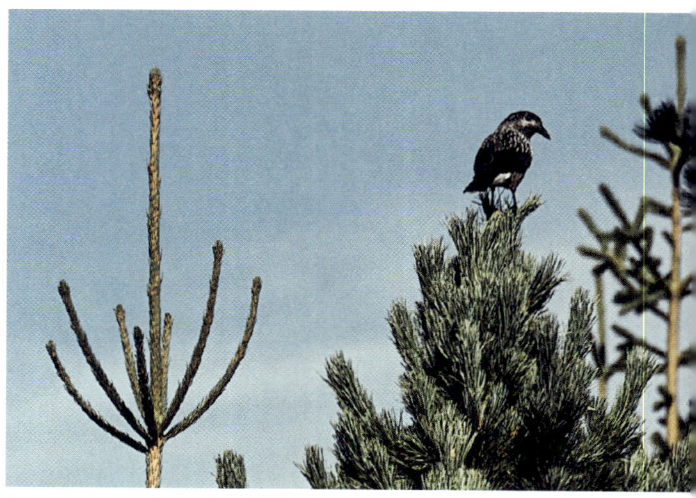

Tannenhäher sind Vögel aus der Rabenfamilie. Ihre Leibspeise sind Zirbennüsse, die sie in bis zu 10 000 Verstecken für den Winter einlagern. 80 % der Verstecke können sie wiederfinden, der Rest hat die Chance, im nächsten Jahr ein Zirbenbäumchen zu werden.

Zirbensamen sind zu schwer, um vom Wind verbreitet zu werden und könnten ohne Hilfe durch Vögel oder Hörnchen nur, der Schwerkraft folgend, talabwärts wandern. Noch dazu sitzen sie, wenn sie reif sind, zu jeweils etwa 90 bis 100 Stück in noch schwereren Zapfen. Aus diesen holt der Tannenhäher die einzelnen Samen mit seinem Schnabel heraus und legt in der Umgebung des Mutterbaumes bis zu 10 000 Verstecke für den Winter an. Davon findet der Tannenhäher bis zu 80 % wieder, das heißt, er kann sich in etwa 8000 Verstecke merken! In einem Jahr frisst eine Tannenhäherfamilie — bestehend aus zwei Altvögeln und zwei Jungen — sagenhafte 50 000 Zirbennüsse. Das ergab eine langjährige Studie in der Schweiz. Zum Glück für die Zirbe und auch für nachfolgende Tannenhähergenerationen merken sich die Tannenhähereltern nicht alle Verstecke. Das nicht ganz perfekte Gedächtnis ist zugleich die Fortpflanzungschance für die Zirbe. Alle nicht gefressenen Zirbennüsse können keimen und neue Zirben werden. Aus diesem Grund findet man in den Alpen oft Zirbenkeimlinge an geradezu unwahrscheinlichen Stellen: im Spalt zwischen zwei Felsen, direkt auf einem Stein oder sogar in der Ritze zwischen zwei Bäumen. Der Tannenhäher legt seine Zirbennussvorräte im Umkreis von bis zu 15 Kilometern und mit Höhenunterschieden bis 600 Meter an. Rechnet man mit einer Fortpflanzungsfähigkeit der Zirbe nach 35 Jahren, so kann sich eine Zirbenpopulation mithilfe des Tannenhähers in 350 Jahren um bis zu 150 Kilometer ausbreiten. In 3500 Jahren wären das dann bis zu 1500 Kilometer, in 5400 Jahren von Rumänien bis nach Frankreich, eine Entfernung von 2300 Kilometern. Da das Verbreitungsgebiet der Zirbe vor einigen Jahrtausenden viel größer war als heute — die Temperaturen in Europa waren damals noch geringer und begünstigten die Zirbe gegenüber Bäumen wie der Fichte oder Laubbäumen — ist es wahrscheinlich, dass es auch am östlichen Teil der Alpen ein Refugium mit Zirben gegeben hat, das dann nach Osten und Westen ausgestrahlt hat. Dass der Tannenhäher so munter und emsig Zirbennüsse frisst und davonträgt, war den Förstern in früheren Zeiten nicht geheuer. In der Schweiz hat man ihn im 19. Jahrhundert sogar verfolgt, im Irrglauben, dass seine Gefräßigkeit an einem Rückgang der Zirben oder Arven, wie sie dort genannt werden, schuld sei. Sogar eine Kopfprämie wurde bis ins 20. Jahrhundert auf diesen Vogel ausgesetzt und viele Exemplare wurden erlegt.[5] Heute ist man sich sicher, dass das ein großer Irrtum war: Ohne den Tannenhäher wäre die Zirbe bereits aus den Alpen verschwunden. Einzelne Inseln mit geringem Zirbenbestand, die ein Fortbestehen einer Tannenhäherpopulation nicht mehr zulassen, sind seit dem 19. Jahrhundert tatsächlich zirbenfrei geworden. Er ist also kein Schädling, sondern ein Nützling, der für die Erhaltung der Zirbe sorgt,[5] auch wenn sein schnarrender Schrei nicht unbedingt als Wohlgesang bezeichnet werden kann. In süd-österreichischer Mundart heißt der Tannenhäher übrigens »Tschankl«, wahrscheinlich nach seinem gaukelnden Flug.

DIE PASTERZENZIRBE

Im Jahr 2015 wurde durch die klimabedingte Gletscherschmelze an der Pasterze, dem längsten österreichischen Gletscher und zugleich längsten Gletscher der Ostalpen, ein ganzer, gut erhaltener Zirbenbaumstamm freigelegt, der von Bergführern am Rande des Gletschers entdeckt worden war. Altersbestimmungen ergaben ein Alter von 6000 Jahren — älter als die ägyptischen Pyramiden und auch älter als Ötzi, der, 700 Jahre später aus dem heutigen Südtirol kommend, die Alpen am Tiesenjoch zu überschreiten versuchte [6] [7] und dabei von einem Verfolger durch einen Steinpfeil niedergestreckt wurde. Ein steinzeitliches Drama, das erst vor wenigen Jahren detailliert entschlüsselt wurde. Die bestens erhaltene Pasterzenzirbe war vor ihrem Umstürzen mindestens 200 Jahre gewachsen und erst später vom Gletscher bedeckt worden. Sie kann heute im kleinen Museum auf der Franz-Josefs-Höhe am Ende der Großglockner Hochalpenstraße in einer großen Glasvitrine besichtigt werden.

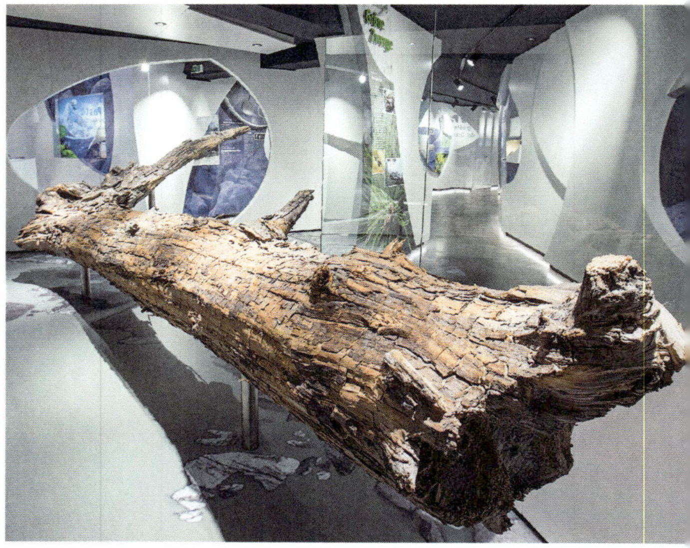

Diese Zirbe wurde 2017 am Rande des abschmelzenden Pasterzengletschers von Bergführern gefunden. Gewachsen ist sie vor 6000 Jahren an der Fundstelle, die damals eine feuchte Almwiese mit Kühen war und sie erreichte ein Alter von ca. 200 Jahren.

Sie ist im heutigen Pasterzenboden gewachsen — vor 6000 Jahren. Zu diesem Zeitpunkt war also, wie heute, eine Warmzeit in Mitteleuropa, die damals einen Zirbenbestand auf einer Seehöhe von 2500 Metern ermöglichte, im Schatten des Großglockners, der heute noch über der Pasterze thront.[8] Aus bodenkundlichen und botanischen Funden wissen wir, dass zu diesem Zeitpunkt am Ort des heutigen Gletschers sogar Vieh in einem lichten Zirbenwald geweidet hat, also eine Art prähistorische Almwirtschaft. Reste von Lagerfeuern und eingetrocknete Waldmoose aus der damaligen Zeit zeugen davon. Danach ist über Jahrtausende der Pasterzengletscher entstanden.

Im Jahr 2002 bin ich mit meinem Sohn über diese Pasterze gewandert. Sie war zu diesem Zeitpunkt doppelt so lang wie der leider etwas ärmliche Rest, der heute noch verblieben ist. Wo wir damals über Eisbäche gesprungen, in wunderbar blaue Eishöhlen gekrochen und 50 Meter tiefes Gletschereis überquert haben, ist heute ein großer, schlammiger, bleigrauer See — durch die globale Erwärmung ist von dem im 19. und auch noch im 20. Jahrhundert stolzen Gletscher kaum noch etwas geblieben. Schon vor einigen Jahren hatte man kleinere Holzstücke im Schmelzwasser der Pasterze gefunden, die sogar auf ein Alter von 7000 Jahren bestimmt wurden. Auch diese Holzstücke bestanden aus Zirbenholz. Hinweise also für eine Warmzeit mit höheren Temperaturen als den heutigen. Was allerdings auch die Bergführer immer wieder betonen: So schnell wie heute hat noch nie in der Geschichte der Umschlag von einer Kalt- zu einer Warmzeit stattgefunden. Während sich der Rückgang der letzten Eiszeit über Jahrtausende erstreckte, sind wir die Generation, die beim Schmelzen der Gletscher buchstäblich zusehen kann.

WO DIE ZIRBE HEUTE STEHT

Heute gibt es allein in Österreich 15 000 ha Zirbenwald, wovon zwei Drittel Schutzwald sind, der nicht geschlagen werden darf. Schutzwälder in alpinen Regionen sind Wälder, die in steilen Hängen stehen und durch ihren Wurzelzusammenhalt und ihre Baumüberdeckung vor Lawinen, Muren und Bodenerosion schützen. Die Ostgrenze der alpinen Zirbe sieht man von den heute kleinen Beständen in den Karpaten ab, liegt in der Obersteiermark, im Naturpark Gesäuse, auf der Wolfbauer Hochalm. In der Schweiz ist die Zirbe ebenso geschätzter Möbelbaum. Auch in Norditalien und Süddeutschland gibt es kleinere Zirbenvorkommen. Die Westgrenze liegt in der französischen Alpen, d. h. der ganze Alpenbogen ist verstreut von Zirben bewachsen, meistens im Gebiet der Baumgrenze in der Kampfzone zwischen Wald und Niedervegetation.

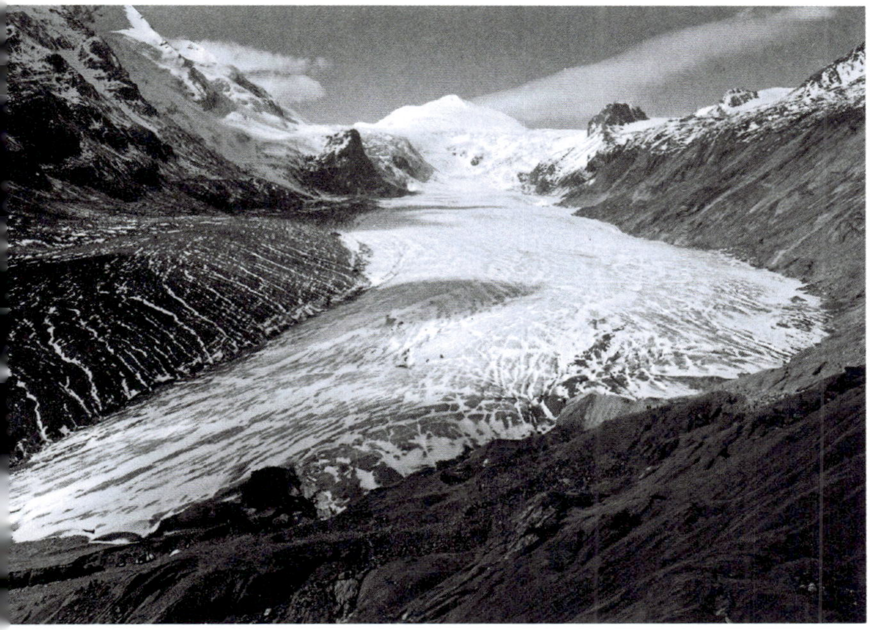

Der Pasterzengletscher im Sommer 2001 von der Anhöhe über ihrem damaligen Ende aus fotografiert.

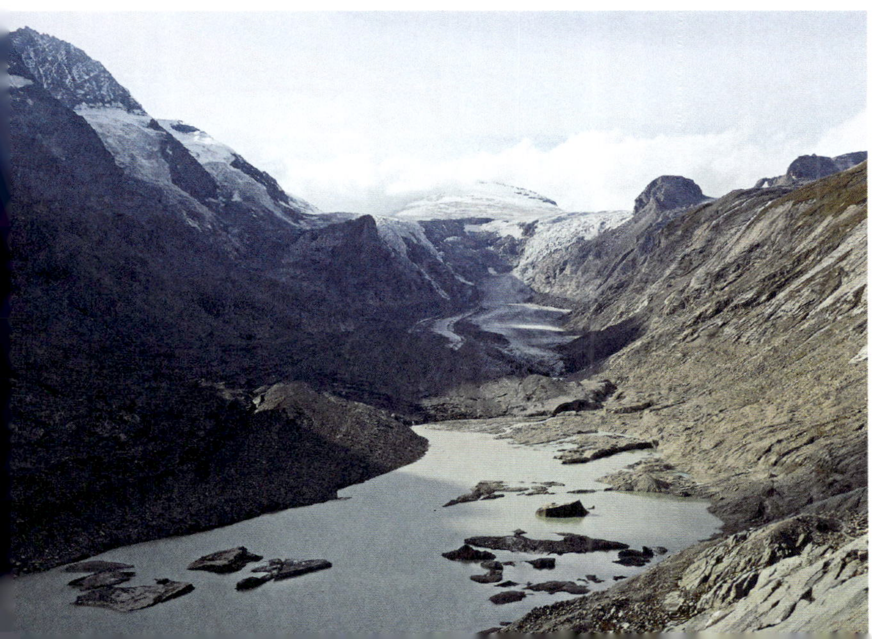

Heute (2019) ist an dieser Stelle ein bleigrauer Schlammsee, der Gletscher ist bereits dramatisch zusammengeschmolzen.
2017 wurde durch das Abschmelzen des Gletschereises eine Zirbe freigelegt, die vor 6000 Jahren hier gewachsen ist.

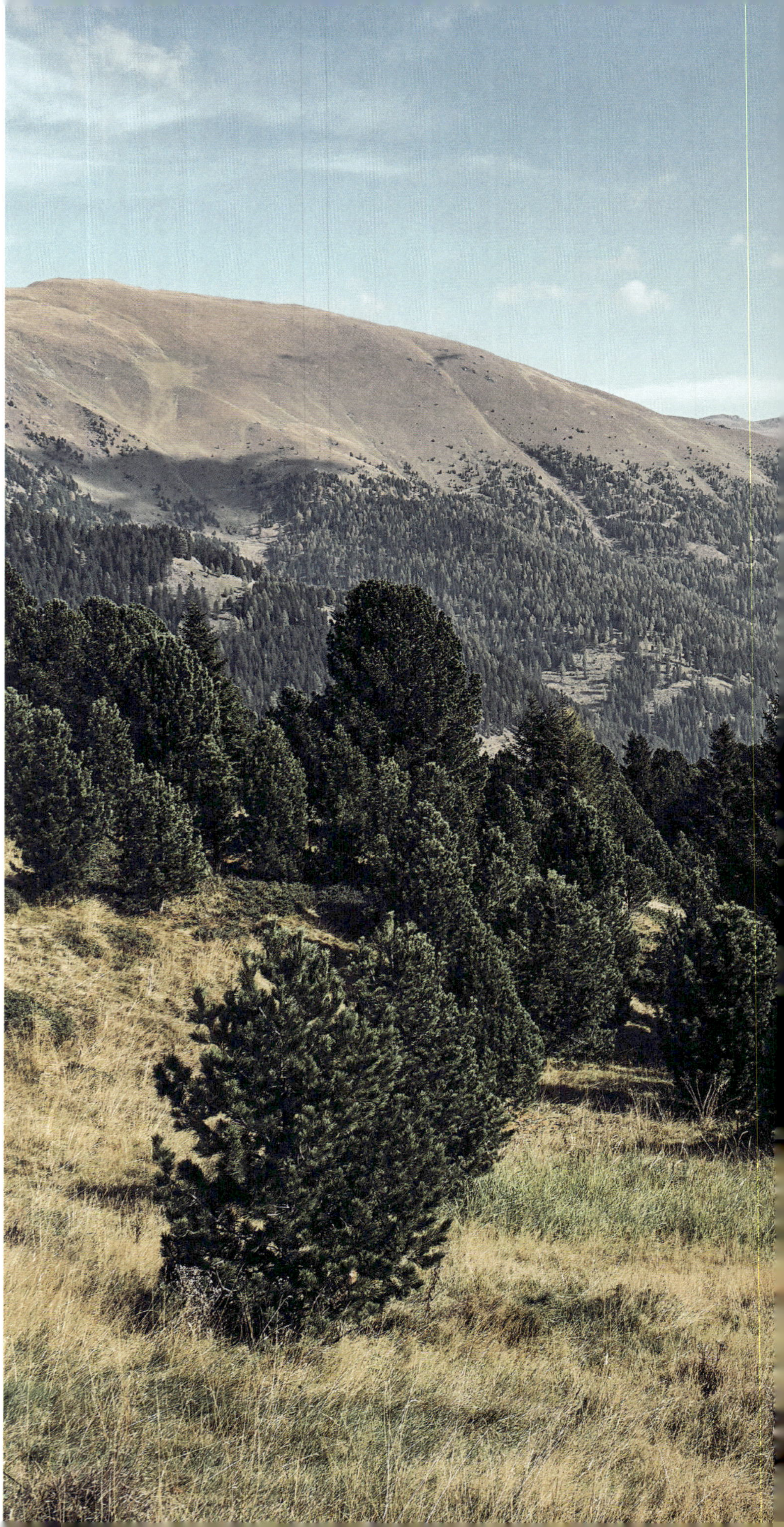

Lichte Zirbenweide in den Kärntner Nockalpen. Unter den Zirben wachsen Latschenkiefern, Alpenrosen und Wacholderbüsche. Diese halb offene Landschaft ist ideal für Birkhuhn und Auerhahn.

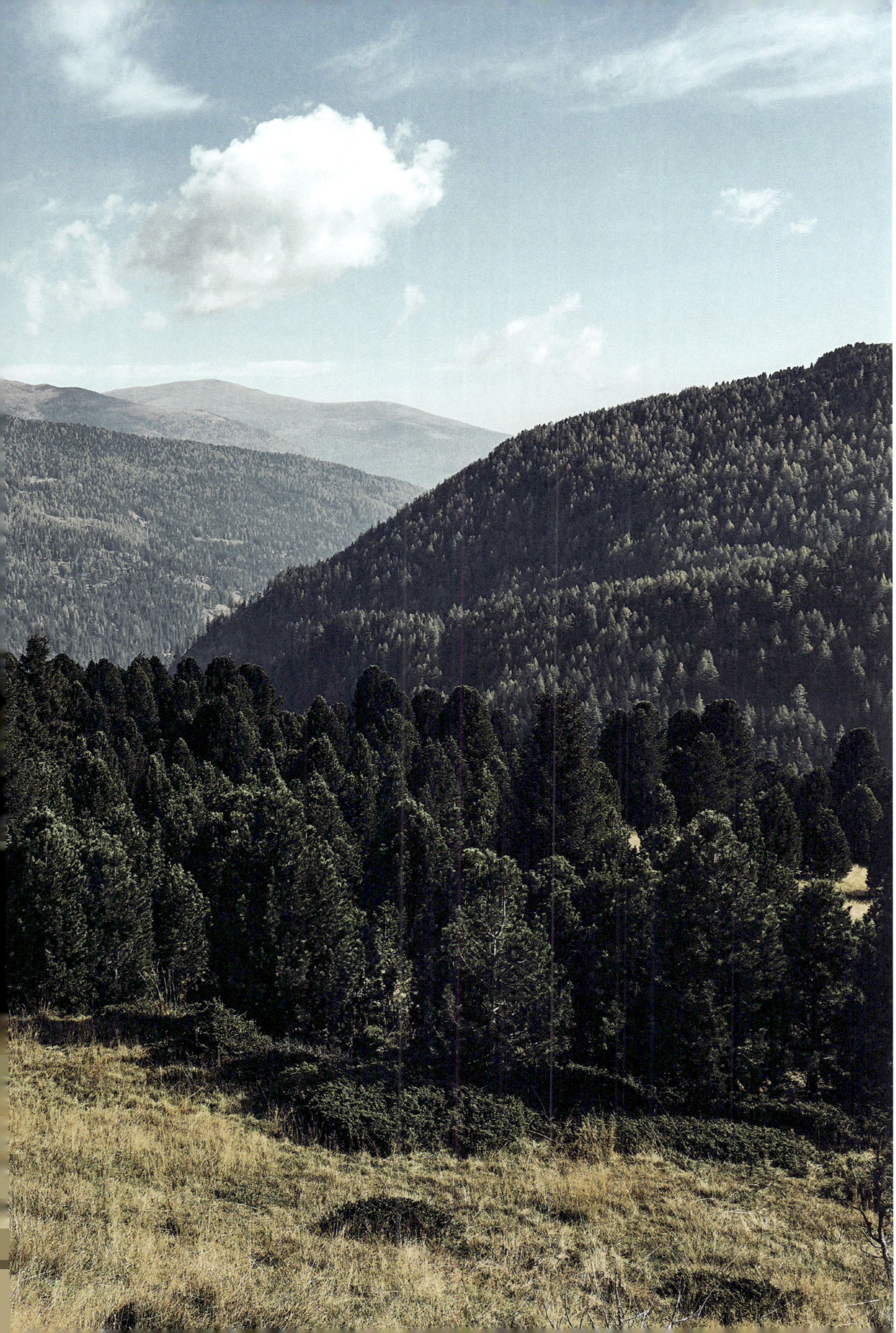

Kapitel 3

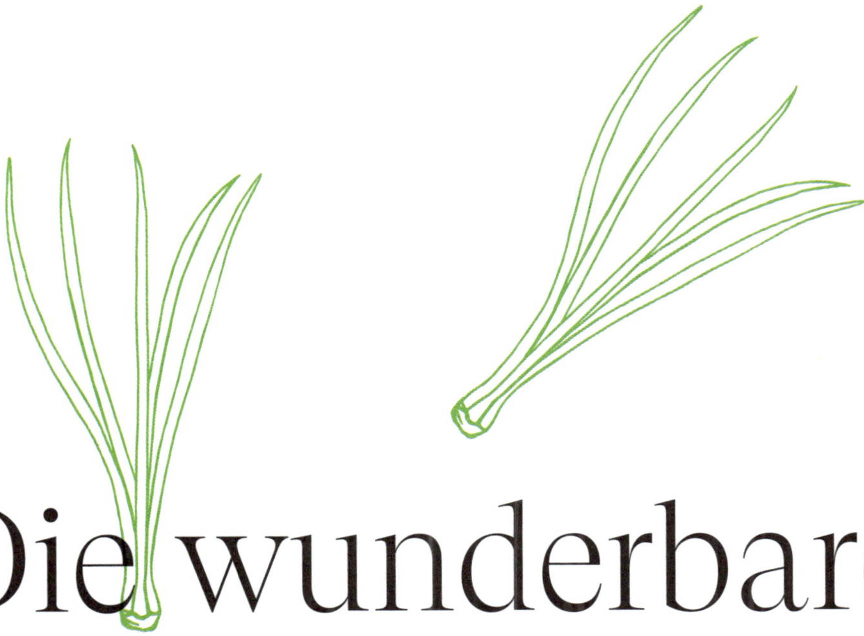

Die wunderbare Welt der Zirbe

Nun sitze ich hier in luftiger Höhe am Balkon des Baumhauses *und betrachte den Wipfel einer* Zirbe *oder — wie sie in einigen Teilen Deutschlands und der Schweiz genannt wird — einer* Arve.

Ich beobachte die weichen, langen, von Chlorophyll dunkelgrün gefärbten, im Querschnitt dreieckigen Nadeln, die bei der Zirbe als einzigem Baum in Europa in Fünfergruppen aus ihrer Hülle kommen, nicht wie bei der Pinie oder Schwarzkiefer in Zweiergruppen. Sie ist ein wirklich besonderer Baum, die Zirbe. Sonne scheint auf ihre Nadeln und ein angenehmer Duft nach Frische und ein bisschen Wehmut beim Gedanken an alte Zirbenstuben und gemütliche Bauernhäuser verbreitet sich in ihrem Umfeld.

Im Frühsommer beginnt sich ein Teil der Zirbennadeln braun zu verfärben, der dann von den Zweigen fällt — ein natürlicher Mauserprozess, bei dem etwa alle elf Jahre alte Nadeln abgestoßen und durch neue ausgetauscht werden. Ein Ästchen ist, wohl durch den Wind, abgebrochen und aus der Bruchstelle quillt goldgelb, in seiner Langsamkeit mit dem freien Auge nicht wahrnehmbar, ein wenig von dem wertvollen Harz, welches das Holz der Zirbe so wohlriechend und wirksam macht. Es enthält hunderte, wahrscheinlich sogar tausende Stoffe, die von den Nadeln der Zirbe aus dem Sonnenlicht erzeugt werden. Viele dieser Stoffe sind wertvolle Wirkstoffe, die in der Medizin und in der Volksheilkunde Anwendung finden. Die von der Zirbe gebildeten Terpene haben, wie wir später sehen werden, nicht nur eine beruhigende Wirkung auf den Menschen, sondern auch auf Bakterien und schädliche Pilze, die sich zu schnell vermehren und dadurch als Krankheitserreger auffällig werden können. Versprühte Zirbenzapfenextrakte werden in der Forstwirtschaft verwendet, um Holz empfindlicherer Baumarten nach dem Schlägern vor Käfer- und Pilzbefall zu schützen,[9] [10] und Zirbenholz schützt, besser als andere Holzarten oder Spanplatten, Lebensmittel vor Getreidemotten.[11]

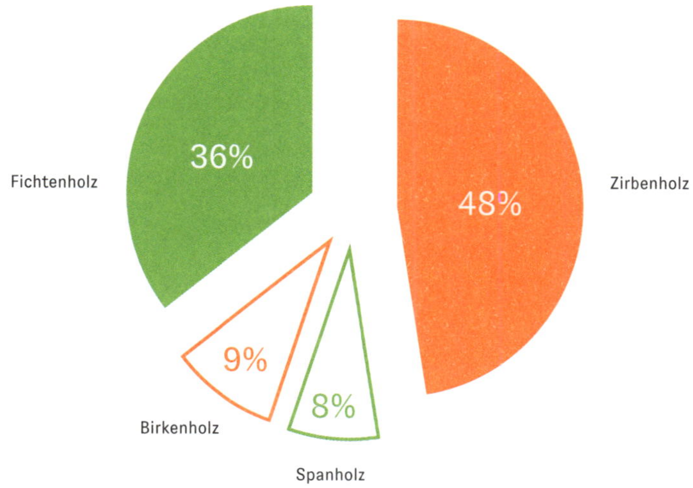

Reduktion der mittleren Insektenzahlen [%]

Reduktion von Getreidemotten in Kästchen in Abhängigkeit vom verwendeten Material. Zirbenholz reduziert die Getreidemottenlarven von allen untersuchten Materialien am stärksten. Eine zusätzliche Behandlung der Zirbenholzkästchen mit Zirbenöl führte zu einer weiteren Verminderung der Larvenzahl um insgesamt 65 %.

VON DER SONNE ZUR ZIRBENNADEL

Sonnenlicht benötigt knappe acht Minuten, um die 150 Millionen Kilometer von seinem Erzeugungsort in der Fotosphäre an der Oberfläche der Sonne bis zur Erde zu gelangen. Ein kleiner Teil davon trifft dann in den Nadeln der Zirbe auf die grünen Zellorganellen, die in der Fachsprache der Botanik Chloroplasten genannt werden. Sie sitzen nicht nur in den Nadeln, sondern in allen dem Licht ausgesetzten Oberflächen der Pflanzen, auch in den Ästen und dem Stamm, darum sollte man zu üppig wachsenden Efeu von alten Bäumen entfernen, da er den Stamm umwuchert und das Licht von der Pflanze fernhält. Sonnenlicht ist ja der wichtigste Energiespender des Pflanzenwachstums, und alle Möglichkeiten, es zu sammeln, werden genutzt. Chloroplasten ermöglichen den Pflanzen, fast jeden Lebensraum der Erde zu besiedeln, ohne von der Substanz anderer Organismen abhängig zu sein. Sie ermöglichen die blitzschnelle Umwandlung von Wasser und Kohlendioxid durch Sonnenlicht in Zucker, den Grundnährstoff aller Zellen, und das mit einem Wirkungsgrad, von dem technische Solarzellen auch heute nur träumen können. Aus diesem durch Licht produzierten Zucker werden dann alle Stoffe erzeugt, die die Pflanzenwelt und auch die Tierwelt aufbauen. Und auch wir Menschen wären ohne Pflanzen in kürzester Zeit verhungert.

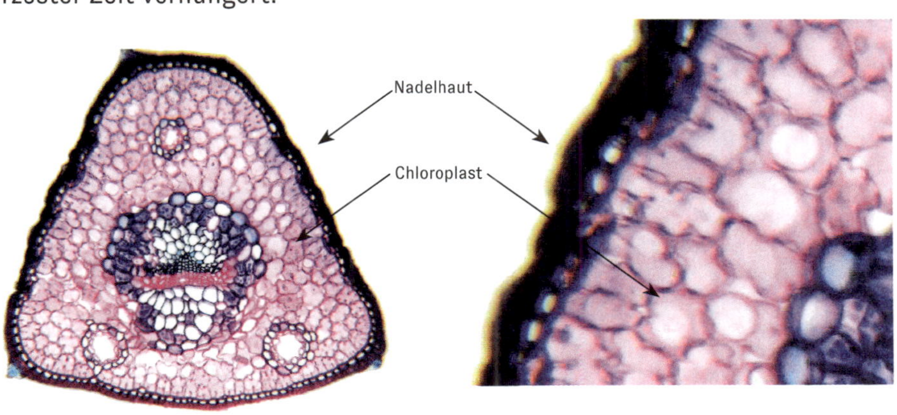

Annähernd dreieckiger Querschnitt einer Zirbennadel im Mikroskop.

Acht Minuten benötigt Sonnenlicht, um von der Sonnenoberfläche zur grünen Zirbennadel zu gelangen. Die farbgebenden Chloroplasten, die das Sonnenlicht nutzen, um Zucker aus Kohlendioxid und Wasser zu erzeugen, befinden sich in dem im Schnitt hellviolett gefärbten Gewebe der Zirbennadel.[12]

Kaum zu glauben, dass die grünen Chloroplasten gar nicht in Pflanzen entstanden sind, sondern dass sie ursprünglich Blaualgen oder — wie es botanisch korrekt heißt — Cyanobakterien waren, die schon lange vor den Pflanzen existierten.[13] [14] Vor mindestens 1 Milliarde Jahren ist eine von ihnen in eine Zelle der Pflanzenvorfahren, die diese Fotosynthese noch nicht kannten, eingewandert, hat sich dort als Chloroplast selbstständig weiter vermehrt und sich schließlich mit dieser Zelle zu einem gemeinsamen Organismus verbunden.[15] Voilà, die erste Pflanze war entstanden! Chloroplasten besitzen auch heute noch eigene Erbinformationen, die sie an ihre Tochterchloroplasten weitergeben. Diese Informationen werden — wie die menschlichen Mitochondrien, die auch einmal Bakterien waren [16] —, nur von der mütterlichen Keimzelle weitergegeben. Chloroplasten lassen sich also durch den gesamten Evolutionsprozess hindurch immer auf die mütterliche Linie zurückführen, sie sind das mütterliche Geschenk an die Pflanzenwelt, so wie die Zellkraftwerke der noch etwas früher in der Evolution des Lebens entstandenen Mitochondrien das mütterliche Geschenk für Pflanzen, Tiere und den Menschen sind. Alles, was wir an Grün in der Landschaft sehen, beruht auf der Farbe dieser Chloroplasten und das griechische Wort für grün *(chloros)* steckt nicht nur in ihrem Namen, sondern auch in dem Namen ihres Farbstoffes: Chlorophyll. Zirben besitzen relativ dunkle Nadeln, die prall mit Chlorophyll gefüllt sind. Sie sind besonders wirkungsvoll im Umwandeln von Licht in chemische Energie und können dies auch am Beginn ihres Lebens im Schatten anderer Bäume wirkungsvoll machen.

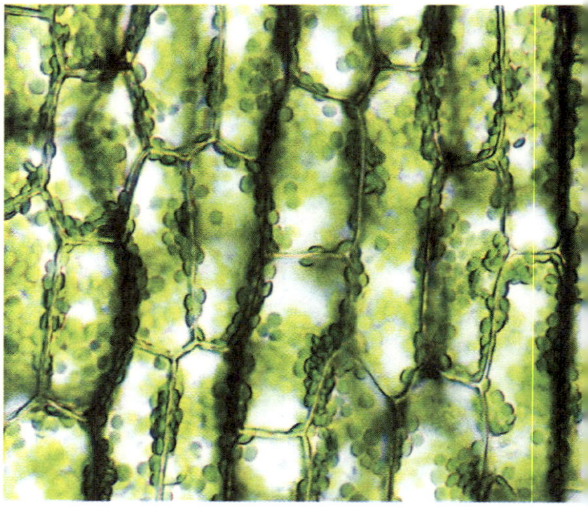

Grüne Chloroplasten, hier in Laubmooszellen, wo sie besonders gut zu sehen sind, waren einmal eigenständige Lebewesen. Vor mindestens einer Milliarde Jahren haben sie sich mit Pflanzenzellen zusammengetan und sind heute in jeder grünen Pflanze der farbgebende Bestandteil. Sie ermöglichen die Fotosynthese, die Grundlage fast allen Lebens auf der Erde.

Erstaunlicherweise ist dieses Chlorophyll chemisch nahe verwandt mit einem Molekül, das den Säugetieren und dem Menschen das Atmen ermöglicht. Es handelt sich dabei um den Blutfarbstoff Hämoglobin, der in der Lage ist, in unserem Blut Sauerstoff so zu binden, dass er in der Lunge aufgenommen und im Körpergewebe wieder abgegeben werden kann. Chlorophyll enthält in der Mitte des komplexen Moleküls das Metall Magnesium als aktives Element und ist deswegen grün gefärbt, weil *Magnesium* in sehr verdünnter Form diese Farbe zeigt. Hämoglobin enthält *Eisen* anstelle des Magnesiums und Eisen erzeugt das kräftige Rot, das die Farbe unseres Blutes charakterisiert. Darum sind die

Blätter der Pflanzen und die Nadeln der Zirbe grün, unser Blut jedoch ist intensiv rot. Rot ist interessanterweise auch die Komplementärfarbe zu grün, sie steht im Farbenkreis der Malerei genau dem Grün gegenüber.

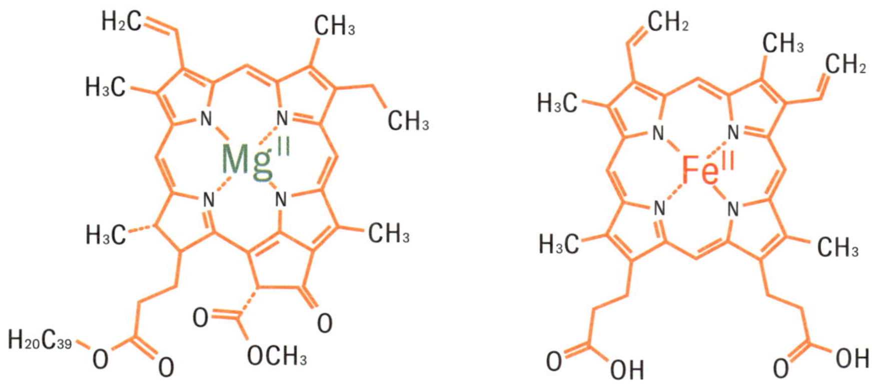

Chlorophyll a, der grüne Farbstoff von Blaualgen und Pflanzen, kann durch Licht Wasser und Kohlendioxid in Zucker umwandeln und besitzt im Zentrum Magnesium (Mg) als aktives Metall (links). Chemisch beinahe identisch ist das rote Häm des Bluthämoglobins, dessen aktives Zentrum Eisen (Fe) ist. Hämoglobin ermöglicht Säugetieren und Menschen, in der Lunge Sauerstoff an das Blut zu binden und diesen in den Körperorganen an die Zellen wieder abzugeben. Diese beiden Moleküle verbinden Pflanzen wie die Zirbe mit dem Menschen.

Über diese beiden Stoffe, das Chlorophyll und das Hämoglobin, sind Mensch und Pflanze, also auch Mensch und Zirbe, in ihrem ganzen Leben intensiv miteinander verbunden.

VON DER ZIRBE ZUM MENSCHEN

Wenn Sonnenlicht auf das Chlorophyll fällt, entsteht eine chemische Anregung, die es der Pflanze erlaubt, über zahlreiche Zwischenschritte zunächst Kohlendioxid und Wasser aus der Umgebungsluft zu spalten und Sauerstoff abzugeben sowie aus dem verbleibenden Kohlenstoff und Wasserstoff Zucker zu produzieren. Sie macht dies so effizient, dass kaum Energie in Form von Wärme verloren geht.[17] Es wird praktisch die gesamte Energie zum Aufbau des Zuckers genutzt, die Pflanze erwärmt sich kaum messbar. Wie aber schafft es die Pflanze bzw. schaffen es die Cyanobakterien, die als Chloroplasten in all diesen Pflanzenzellen arbeiten, das Sonnenlicht so wirkungsvoll zu nutzen?

Man hat in den letzten Jahren herausgefunden, dass die erst vor Kurzem entdeckte ***QUANTENVERSCHRÄNKUNG*** für die effiziente Umwandlung der Lichtenergie verantwortlich sein könnte.[18] [19] Das Chlorophyllmolekül ist nämlich ziemlich groß, hat aber nur eine sehr kleine fotosynthetisch aktive Stelle, d. h. eine Stelle, an der die eigentliche Umwandlung der Sonnenenergie stattfindet. Photonen von der Sonne treffen aber mit gleicher Wahrscheinlichkeit an allen Stellen des Chlorophyllmoleküls auf, sodass eigentlich aus den meisten Photonen beim Auftreffen auf das Blatt einfach Wärme anstelle von chemischer Energie entstehen müsste. Es muss also irgendeinen Vorgang geben, der die Photonen vom Ort des Auftreffens zur aktiven Stelle eines Chlorophyllmoleküls leitet und sie dann chemisch wirksam macht. Die Verschränkung der Lichtquanten mit dem Chlorophyllmolekül wäre eine mögliche Erklärung für den beobachteten hohen Wirkungsgrad der Lichtumwandlung, der sonst eigentlich mit unserem heutigen Wissen nicht verständlich ist.

Quantenverschränkung: *ein Begriff der Quantenphysik, der den Zustand eines Systems von 2 oder mehr Teilchen beschreibt, die ein miteinander verknüpftes Verhalten aufweisen, auch wenn sie durch große Entfernungen voneinander getrennt sind.*

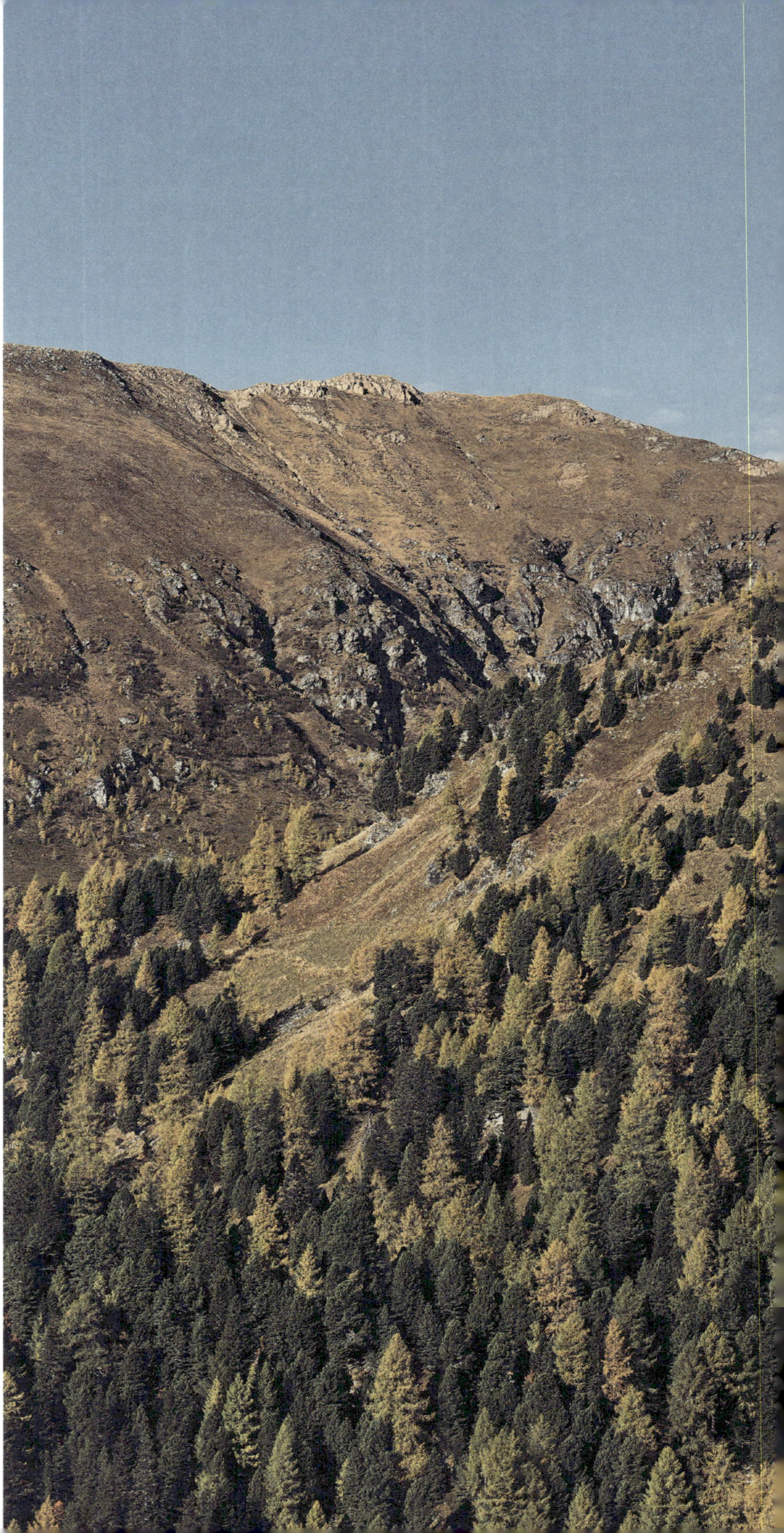

Ein Zirbenmischwald im Nationalpark Nockberge, Ausdruck einer kräftigen und resilienten Waldgemeinschaft.

VOM MENSCHEN ZUR ZIRBE

Auch in umgekehrter Richtung, vom Menschen zur Pflanze, wird der Kreislauf geschlossen. Die menschliche Zelle erhält über den Atem und die Lunge den Sauerstoff, den die Pflanzen bei der Fotosynthese ausgeschieden haben und über die Nahrung und die Verdauungsorgane den Kohlenstoff in Form pflanzlicher und tierischer Ernährung. Über den Blutkreislauf wird beides zu allen Körperzellen gebracht, wo die Energie für den Stoffwechsel und die Lebensvorgänge benötigt wird. Dort wird in den Mitochondrien (von denen wir gehört haben, dass sie, wie die Chloroplasten, ebenfalls aus der Welt der Bakterien stammen) der Kohlenstoff der Nahrung mithilfe des Sauerstoffs der Atmung wieder verbrannt. Diese Verbrennung findet nicht rasch statt wie bei einem Feuer, sondern langsam und wieder mit extrem hohem Wirkungsgrad. Unser Körper gewinnt daraus Energie für Bewegung und Bluttransport, stellt Hormone, Nervenüberträgerstoffe, Energiestoffe, Eiweiße und Fette her und ermöglicht die Arbeit unseres Nervensystems, wodurch wir letztlich denken, fühlen und wollen können.

Damit sind wir, wenn wir durch einen Zirbenwald wandern, mit all diesen Zirben verbunden, über unsere Atmung und den Sauerstoff, den sie uns geben und den wir zur Verbrennung von Nährstoffen nutzen. Wenn wir Zirbennüsse, junge Zirbennadeln oder Zirbenblüten essen, wird diese Verbindung auch noch über den Kohlenstoffkreislauf geschlossen. Die Mitochondrien in unseren Körperzellen erzeugen dann Energie aus Nahrungskohlenstoff und Atmungssauerstoff. Als kleinen Dank atmen wir mit jedem Atemzug ein wenig Kohlendioxid aus und geben es als Blattdünger zurück an die Zirben und die sonstigen Pflanzen, die uns umgeben. Dieser Kreislauf von Geben und Nehmen hat viele Jahrmillionen lang ein gedeihliches Zusammenleben von Pflanzen und Tieren ermöglicht, ohne dass Plastikmüllberge entstanden sind oder die Temperaturregulation der Erde zusammengebrochen wäre. Die einzigen Erinnerungen an das Zusammenspiel von Tier- und Pflanzenwelt vergangener Zeiten sind unsere heutige sauerstoffreiche Erdatmosphäre und die Gebirge und Gesteinsvorkommen, in denen überschüssiges Kohlendioxid als Kalk am damaligen Meeresboden abgelagert wurde.

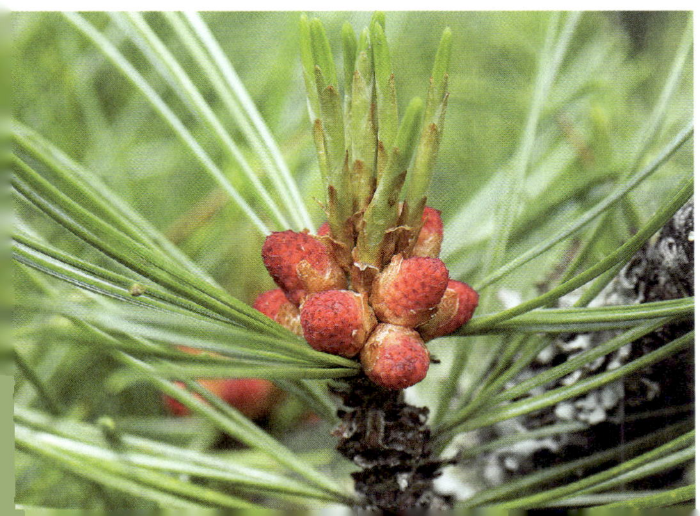

Männliche Zirbenblüten und Zirbennadeln, die in Fünfergruppen am Zweig stehen. Die rote Farbe der Blüten weist auf den Gehalt an gesunden Polyphenolen hin.

ZURÜCK ZU DEN WURZELN

Auch im Wurzelbereich ist die Zirbe ein Lebenskünstler. Ihr englischer Name »Swiss Stone Pine — Schweizer Steinkiefer« deutet bereits an, dass dieser Baum in extrem steinigen Lagen im Hochgebirge noch überleben kann. Und er macht dies sogar mit Freude: Bis 2500 Meter Seehöhe, das ist etwa 700 Meter höher als bei Fichten, gedeiht die alpine Zirbe auf unseren Bergen prächtig. Mit ihren Haltewurzeln verankert sich die Zirbe schon als Baumbaby an den Steinen, zwischen denen ihre Nüsschen zum Keimen kommen. Die feinen Wurzeln, das ist schon länger bekannt, bildet die Zirbe wie viele andere Bäume gar nicht selbst, diese Arbeit überlässt sie Pilzen. Pilze bilden im Boden ein feines und dichtes Netz aus, das Wasser und Nährstoffe aus der Walderde aufnimmt und zu den dickeren Wurzeln der Nadelbäume bringt.

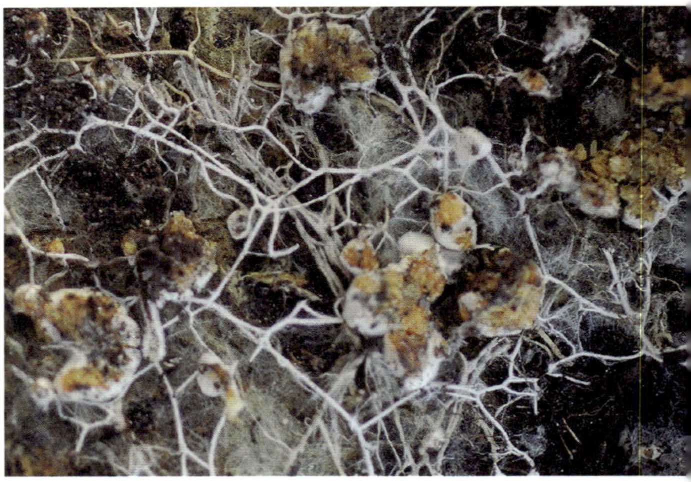

Pilze im Boden gehen eine Symbiose mit der Zirbe ein und bilden ein dichtes Flechtwerk aus Pilzfäden, die Wasser für den Baum aus dem Boden filtern und dafür Zucker vom Baum erhalten: Symbiose und Kooperation prägen das Leben der Bäume und Pilze.

Je gesünder der Baum, desto dichter und artenreicher ist der Pilzbewuchs der Wurzeln.[20] [21] Dafür bekommen die Pilze vom Baum Zucker, den sie dringend benötigen, da sie über keine eigene Möglichkeit verfügen, diesen Zucker mithilfe von Licht herzustellen. Pilze besitzen ja keine ***CHLOROPLASTEN,*** weshalb ihnen die grüne Farbe der Pflanzen fehlt. Sie sind auch eigene Lebensformen, weder Tiere noch Pflanzen. So ein Zusammenwirken zweier Organismen — eigentlich sind es ja schon vier, wenn man die eigentliche Pflanze, die Chloroplasten, die ***MITOCHONDRIEN*** und die Pilze zusammenzählt — nennt man Symbiose, aus dem Griechischen für *syn* (zusammen) und *bios* (Leben). Tatsächlich kann sich eine solche Symbiose zwischen der Zirbe und zahlreichen Pilzen ausbilden: dem Fliegenpilz, dem rotbraunen Milchling, dem Zirben- und auch dem Elfenbeinröhrling, um nur einige zu nennen.[22]

Es ist in diesem Zusammenhang faszinierend, welche Bedeutung lange Zeit in der Biologie »dem Kampf ums Überleben« beigemessen wurde, der von den Anhängern Darwins und insbesondere Dawkins' [23] im 19. und 20. Jahrhundert immer und immer wieder als einzige Grundlage aller Evolution gepredigt wurde. In den letzten 10 bis 20 Jahren hat sich das erfreulicherweise in die Wahrnehmung der Kooperation und ***SYMBIOSE,*** die in vielen Bereichen der Natur

Chloroplasten: *kleine Zellorgane in Pflanzenzellen und Algen, die in der Lage sind, aus Wasser und Kohlendioxid mithilfe von Licht Zucker zu bilden.*

Mitochondrien: *winzig kleine Zellorganellen, die den Zellen höherer Lebewesen, also Pflanzen und Tieren, die zum Leben notwendige Energie liefern.*

Symbiose: *Zusammenwirken verschiedener Lebensformen zum gemeinsamen Wohl beider Teile.*

herrscht, gewandelt.[24] [25] Diese frühere, biologistische Sicht der Natur hat auch versucht, die sehr egoistischen Verhaltensweisen des modernen Menschen zu rechtfertigen, wie sie im wirtschaftlichen Kapitalismus üblich sind. Laut dieser Sichtweise soll das egoistische Interesse der menschlichen Art bzw. einzelner Individuen dieser Art die wichtigste Triebkraft allen Handelns sein. Einige konservative Wissenschaftler sind noch immer der Meinung, dass Egoismus und Kampf die einzigen Triebkräfte sind, welche die Evolution voranbringen, aber die genaue Beobachtung zeigt anderes. Kooperation und Zusammenarbeit sind mindestens ebenso wichtig für die Weiterentwicklung und den Bestand einer Art, wie die Nabelschau auf die eigenen Vorteile. In der modernen Welt kann man eigentlich sagen, dass eine Zusammenarbeit mit der Natur anstelle eines Kampfs des Menschen gegen sie die einzige Garantie ist, das Überleben der menschlichen Art überhaupt zu ermöglichen. Es ist also ein wunderbares Beispiel, dass ein Baum wie die Zirbe ohne übertriebenen Egoismus über viele Jahrtausende und wahrscheinlich sogar Jahrmillionen in Symbiose mit Bodenpilzen leben konnte, während manche Menschen den eigenen Egoismus über Eigenschaften, die sie der Natur andichten, zu rechtfertigen versuchen.

Bodenpilze schützen sogar die empfindlichen Wurzeln ihrer Symbiosepartner vor giftigen Schwermetallen, mit denen die Bäume sehr schlecht umgehen können. Pilze binden die Schwermetalle an ***CHITIN,*** einen Stoff, der sonst vor allem als Hautmaterial der Insekten bekannt ist und den sie anstelle von ***ZELLULOSE*** als Baustoff für ihr Gerüst erzeugen können. Diese Schwermetalle, die im Boden oder durch Umweltverschmutzung vorkommen können, müssen sie dann irgendwie wieder loswerden. Das machen sie, wenn sie ihre Fruchtkörper ausbilden. Der rot leuchtende Fliegenpilz oder der appetitliche Maronenröhrling sind dann die Endlagerstätte der Schwermetalle. Als 1986 in Tschernobyl ein Reaktor des Atomkraftwerks explodierte, konnten wir bereits wenige Tage und leider auch noch viele Jahre später hohe Konzentrationen an radioaktiven Schwermetallen in den Fruchtkörpern der Pilze auf der steirischen Koralpe messen, von denen die Pilze offensichtlich hofften, dass sie von Menschen oder Tieren gefressen und damit woanders hingetragen würden. Schwermetalle, die sonst im Boden geblieben wären und den Wurzeln der Bäume Ärger gemacht hätten.

Chitin: *Stoff, aus dem die Stützgewebe der Insekten, Krebse, Weichtiere und Pilze aufgebaut sind.*

Zellulose: *Grundbaustoff der Pflanzen, aus dem der Pflanzenkörper aufgebaut ist und der ihm Festigkeit verleiht.*

Tipp:

WENN SIE NUN KEINE PILZE MEHR ESSEN WOLLEN, OBWOHL BEKANNT IST, DASS IHR KONSUM SEHR GESUND IST, KANN ICH SIE BERUHIGEN: GLÜCKLICHERWEISE GIBT ES UNTERSUCHUNGEN, DASS DIE BINDUNG DER SCHWERMETALLE AN DAS CHITIN DER PILZFRUCHTKÖRPER SO STABIL IST, DASS IN DER MENSCHLICHEN VERDAUUNG KEINE GEFAHR BESTEHT, DASS WESENTLICHE MENGEN AN SCHWERMETALLEN AUS DEM PILZRAGOUT HERAUSGELÖST WERDEN. DIE SCHWERMETALLE VERLASSEN UNS ALSO MIT DEN RESTEN DER PILZFRUCHT AUF NATÜRLICHEM WEG. OB DIE PILZE AUCH AN UNS MENSCHEN GEDACHT HABEN, ALS SIE DIESE EINRICHTUNG SO VORGENOMMEN HABEN?

DAS WWW DER ZIRBEN

Ein besonders faszinierendes Kapitel der Zusammenarbeit zwischen Bäumen und Pilzen ist das WWW. Nein, nicht das allgemein bekannte! Nicht das, in dem Bundesnachrichtendienst und NSA unseren geheimen Eigenschaften und Fehlern wie auch Firmengeheimnissen und Patenten nachspionieren. Gemeint ist ein rundum nützliches Wood Wide Web, also ein waldweites Netz, das unterirdisch die Bäume eines Waldbestandes durch Pilzfäden verbindet und über das Informationen ausgetauscht, Gefahren gemeldet und Nährstoffe zu schwächeren Mitgliedern des Waldbestandes transportiert werden. Der Wald selbst verhält sich nämlich wie ein großer Organismus, und die Pilze scheinen so etwas wie ein Nervensystem dieses Organismus zu sein,[26] wie ein Film mit Suzanne Simard und Peter Wohlleben zeigt.

Wenn die Bodenpilze in der Erde fehlen, wächst der Baum wesentlich langsamer und ist auch anfälliger für Schwermetalle im Boden, Krankheitserreger und Trockenheit.[27] Vielleicht ist das einer der Gründe, warum Zirben nur einen begrenzten Ausbreitungsbereich haben und wenn man im eigenen Garten eine Zirbe keimen lassen will, tut man gut daran, ein Häufchen Erde aus einem Zirbenwald mitzubringen und gut gereiften Kompost zuzumischen, um dem Baum seinen Symbiosepartner zu geben.[28]

DIE RETTUNG DER ZIRBEN

Im Gebirge an der Waldgrenze können Sie die schönsten Zirben beobachten. Als Wetterzirbe formt diesen Baum die Gewalt des Windes, der Kälte und des Wetters in malerischen Formen — ein natürlicher Riesenbonsai mit wunderbarem Charakter. Diese Wetterzirben, vom Alter und den Stürmen geprägt und ausgeformt, sind bei Wanderern besonders beliebte Fotoobjekte und prägen das Bild der zentralalpinen Baumflora und Landschaft. Glücklicherweise ist ihr Holz so krumm und vom Widerstand gegen die Witterung harzig, dass die Waldbauern, die diese Almen bewirtschaftet haben, keinerlei Notwendigkeit sahen, diese wunderlichen Bäume zur Holzgewinnung zu fällen. Weder für Möbelbau noch zum Heizen wären diese alpinen Baumriesen zu brauchen. Aus diesem Grund konnten sich zahlreiche solcher Wetterzirben im Laufe der Jahrhunderte nicht nur herausbilden, sondern auch weitgehend vom Menschen ungestört entwickeln. Sie erfreuen uns heute, wenn wir durch bestimmte Alpenregionen und Höhenlagen wandern, durch ihr pittoreskes Aussehen ebenso wie durch ihren Duft.

Auch die Zirben, die wichtigen Dienst als Schutzwälder an den steilen Hängen leisten, an denen im Winter Lawinen und im Sommer Muren mit fürchterlicher Gewalt ins Tal fahren könnten, sind vor dem Fällen geschützt: Hier sorgen strenge Lawinenschutzgesetze dafür, dass diese Schutzwälder nicht angetastet werden dürfen. Trotzdem war es lange Zeit unsicher, ob die Zirbe im Bestand erhalten bleibt oder immer mehr aus unseren — vor allem

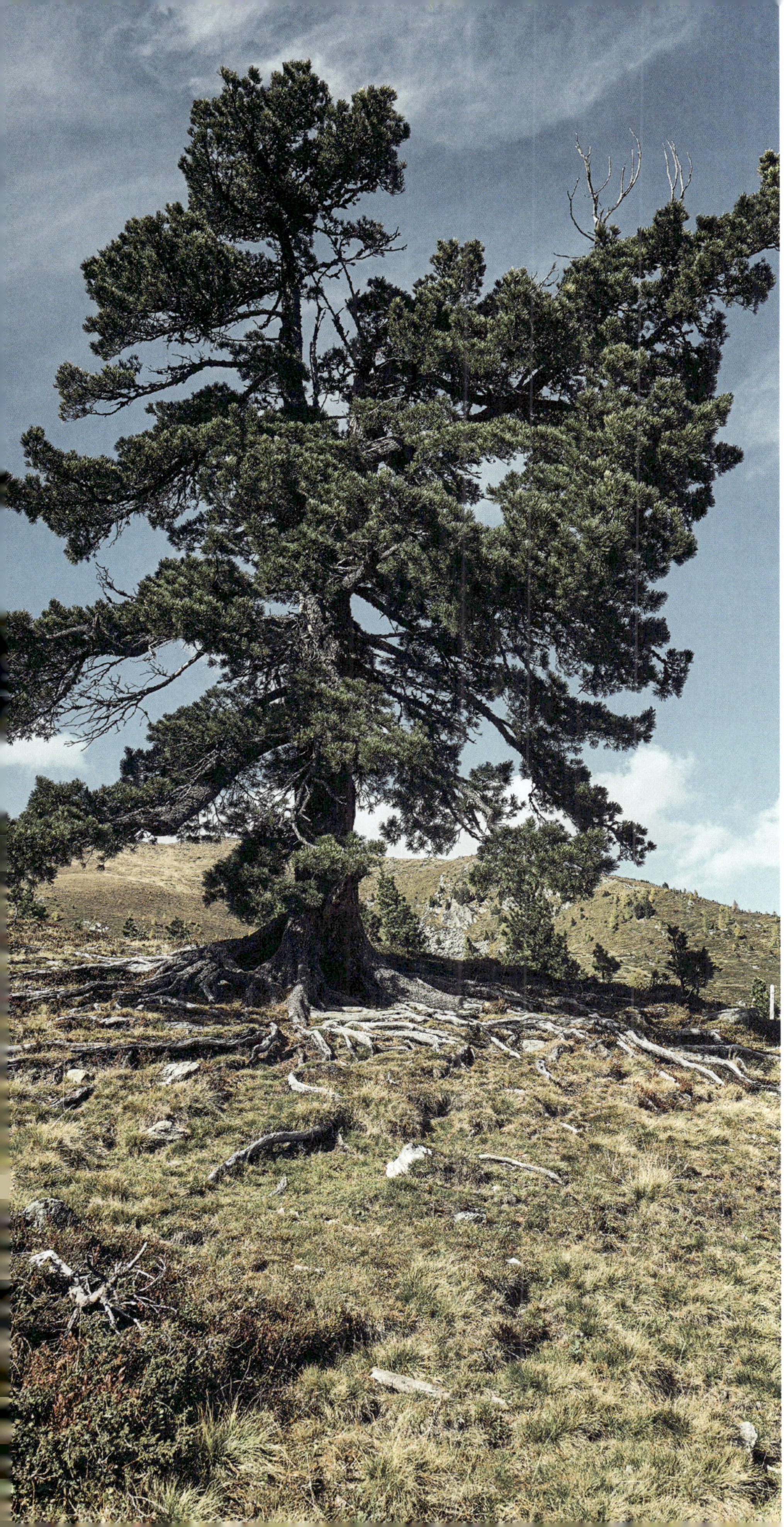

Kapitel 3

Die Geschichte eines Baumlebens ist in die Gestalt einer Wetterzirbe eingeschrieben: Die wildesten Stürme, die grimmigsten Winter, die trockensten Sommer haben ihre Spuren hinterlassen — die Zirbe steht trotz allem und ist an ihrem Schicksal gereift.

nach wirtschaftlichen Gesichtspunkten betreuten Wäldern — verschwindet. Erfreulicherweise hat unser Zirbenholzprojekt dazu geführt, dass die Zirbe heute in den Alpen nicht mehr bedroht ist und sogar von der ***ROTEN LISTE BEDROHTER TIER- UND PFLANZENARTEN*** (iucnredlist.org) gestrichen wurde. Sie zählt jetzt zu den »am wenigsten gefährdeten Baumarten«. In falsch verstandenem Naturschutz und im Glauben an eine mögliche Bedrohung der Zirbenbestände wurde der Zirbenboom in den letzten Jahren von verschiedenen »Besorgnisträgern« in Tageszeitungen angegriffen.

Rote Liste gefährdeter Tier- und Pflanzenarten: *Listen vom Aussterben bedrohter Tier- und Pflanzenarten (www.iucnredlist.org).*

Tatsächlich war die Zirbe im Jahre 2002, bevor wir unser Forschungsprojekt durchgeführt haben, für viele Waldbauern ein geradezu unerwünschter Baum. Das lebhaft gefärbte Zirbenholz verkaufte sich nicht mehr, da helle und astlose Holzarten zu diesem Zeitpunkt bei Architekten und Endkunden beliebt waren. Diese passten besser in »moderne« Wohnungen und in das einfärbige und eintönige Umfeld von Spanplatten. Junge Zirben wurden daher auf den Almen entfernt und in niedrigeren Lagen durch Fichten, den »Brotbaum« der Bauern, ersetzt. Trotz der ökologischen Problematik der Fichtenmonokulturen ließen sich Fichtenstämme problemlos verkaufen und wuchsen auch wesentlich rascher als die langsamwüchsige Zirbe. Erst durch den steigenden Preis von Zirbenholz, der sich in den letzten Jahren durch den erhöhten Bedarf vervierfacht hat, werden nun Zirben wieder forstwirtschaftlich angebaut und von den Bauern bewusst dort gesetzt, wo sie wesentlich besser wachsen als die Fichten — im Bereich der natürlichen Baumgrenze der Fichten. Auch den touristischen Wert der Wetterzirben hat die Forstwirtschaft nun erkannt und hegt Gebiete mit vielen Wetterzirben als Zirbenregionen mit hohem Attraktionswert für naturnahen Tourismus. So konnte durch die Ergebnisse unseres Forschungsprojektes ein wertschätzender Umgang mit einem großartigen Baum erreicht werden. Eine sinnvolle Nutzung von Naturressourcen führt offensichtlich keineswegs zur Ausrottung, sondern kann sogar die Ausbreitung wertvoller Baumarten fördern, ein Lernschritt, den wir in vielen anderen Bereichen auch machen sollten. Man kann sagen, dass dies eine wichtige kulturelle Leistung des Menschen ist — durch sinnvolle Nutzung wertvolle Natur zu pflegen und zu bewahren.

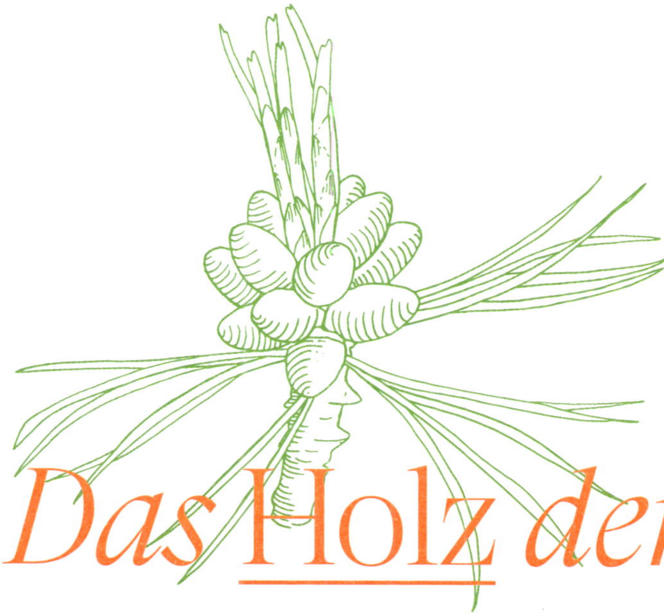

Das Holz *der Bäume hat eine tausendmal* längere Erfolgsgeschichte als *die ältesten Werke der* Technik.

Kapitel 3

Kapitel 4

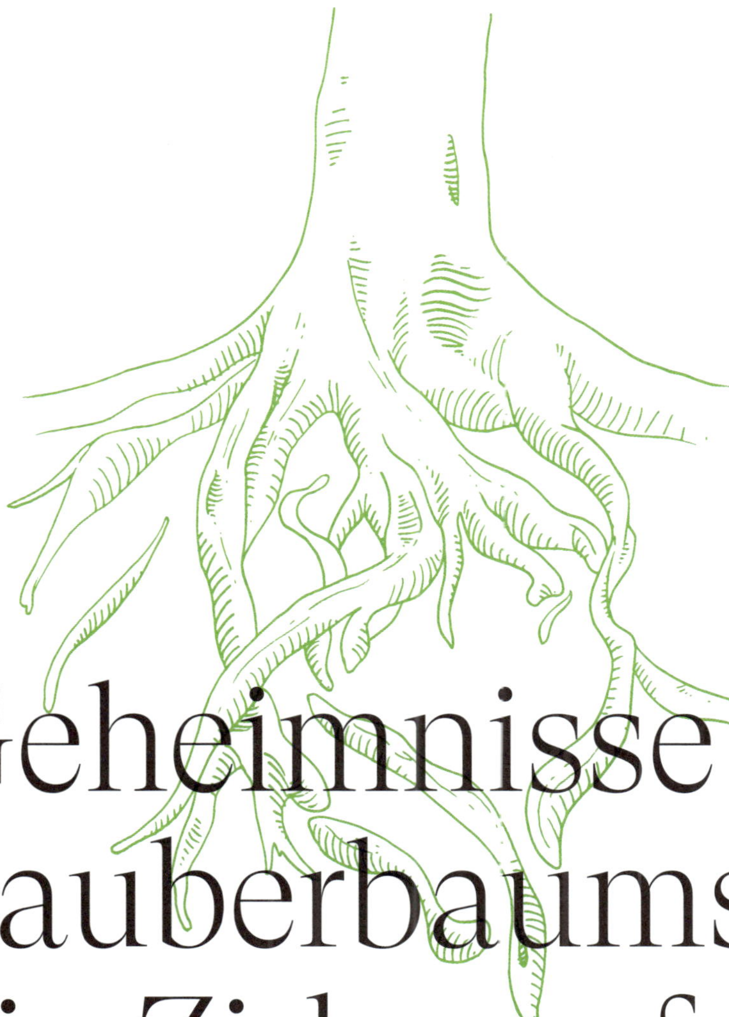

Geheimnisse eines Zauberbaums: wie die Zirbe auf den Menschen wirkt

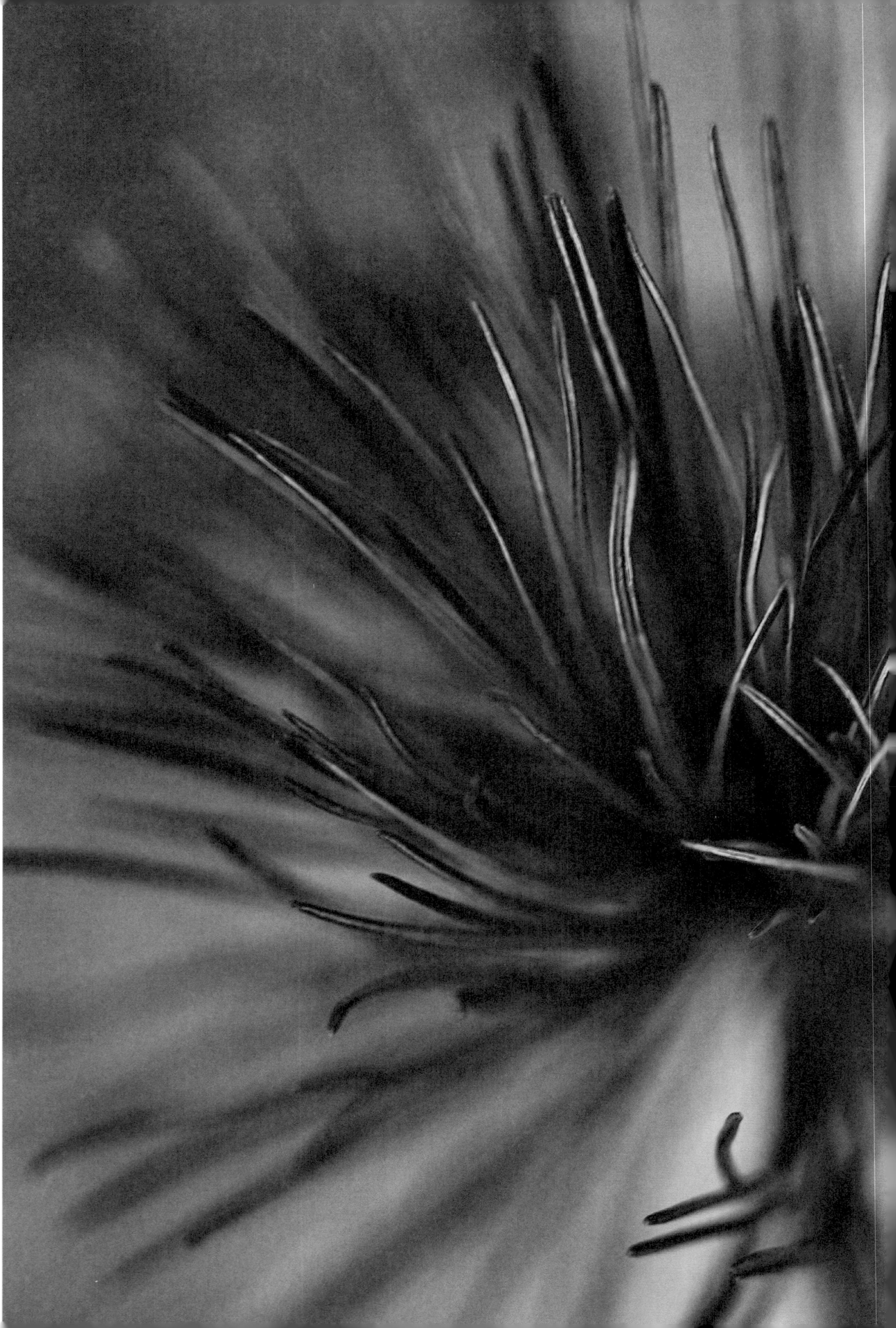

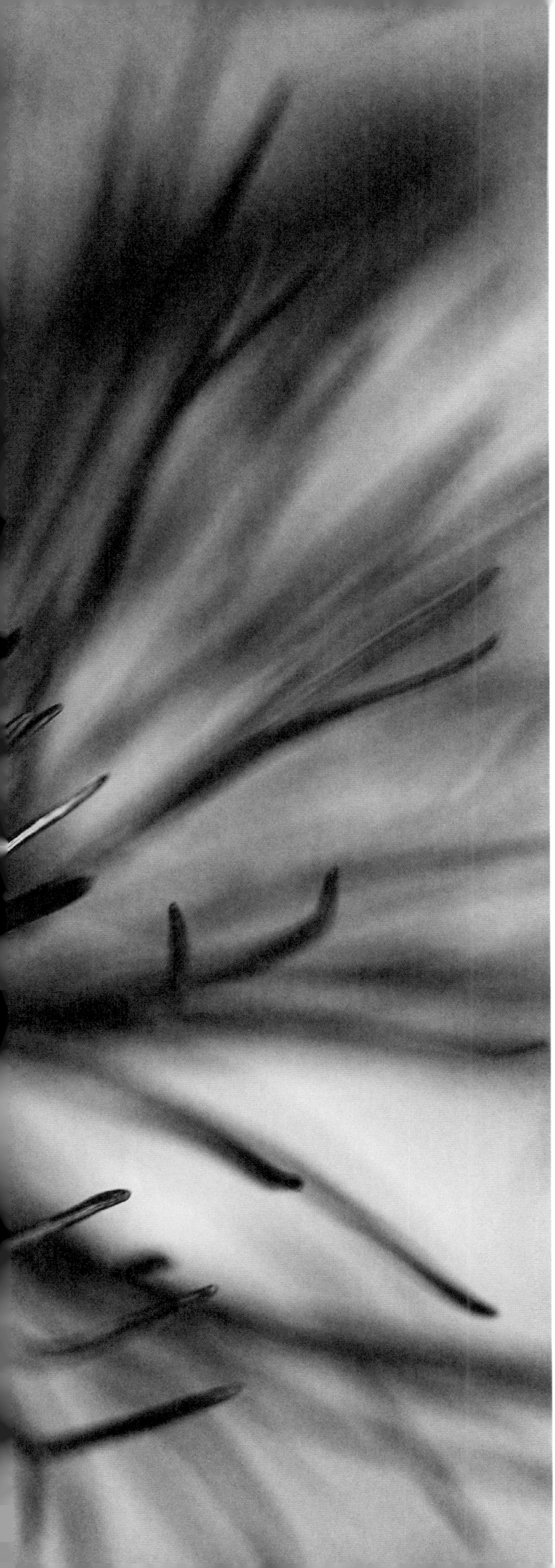

Es gibt eine Kraft aus der Ewigkeit, und diese ist grün.

Hildegard von Bingen

Kapitel 4

Die moderne Medizin weiß sehr viel über Krankheiten, *aber erstaunlich wenig über* Gesundheit. *Eine Spitzenmedizin der Zukunft wird sich vor allem mit* Prävention *beschäftigen, also mit der* Erhaltung *der menschlichen Gesundheit.*

EIN KURZER AUSFLUG IN DAS LAND DER GESUNDHEIT

Wir glauben heute, ein hochmodernes Gesundheitssystem zu haben, das uns in fast allen Situationen retten kann. Für akute Erkrankungen und nach Unfällen mag das tatsächlich stimmen. Hier ist die moderne Medizin wirklich hilfreich. Aber ist sie ein »Gesundheitssystem«? Die Medizin hat sich heute bedauernswerterweise darauf spezialisiert, Krankheiten zu suchen und zu klassifizieren und nicht, Gesundheit zu fördern. Das kann bei chronischen Erkrankungen zu einem großen Problem werden. Das resultierende Krankheitssystem mit Krankenkassen, die vor allem Diagnose und Therapie von schon eingetretenen Erkrankungen bezahlen und keine sinnvolle Prävention, kostet ein Vermögen, mit jährlich stark steigender Tendenz. Derzeit geben wir im deutschsprachigen Raum etwa gleich viel für Krankheiten aus wie für unsere Lebensmittel, jeweils 10 % unseres Einkommens. In den USA ist das Essen billiger, dafür werden 9 % ausgegeben, für Krankheiten hingegen 18 %. Italiener essen gern gut, daher ist es in Italien umgekehrt: 12 % des Einkommens fürs Essen, 9 % fürs Kranksein. Sie verstehen: Je hochwertiger unsere Nahrung, desto gesünder bleiben wir! Die amerikanische Gesellschaft für klinische Onkologie (ASCO) hat vor Kurzem darauf hingewiesen, dass durch rechtzeitige Prävention wesentlich mehr Krebserkrankungen verhindert werden können, als durch Chemotherapie geheilt werden. Eine neue Studie an fast 70 000 Menschen in Frankreich zeigt, dass das Krebsrisiko um 25 % sinkt, wenn Menschen sich vorwiegend biologisch ernähren.[29]

Wenn heute von »Spitzenmedizin« gesprochen wird, so meint man zum Beispiel meist gentechnische Fortschritte oder solche der Organtransplantation. Aber ist das wirklich Spitzenmedizin, also das Beste, was die Medizin leisten kann? Prävention wird die Medizin der Zukunft sein, die wirkliche Spitzenmedizin. Wir sollten alles daransetzen, um von diesem Krankheitssystem wegzukommen, hin zu einem präventiv wirksamen, echten Gesundheitssystem! Die

Zirbe kann uns dabei möglicherweise helfen, da sie in erstaunlicher Weise unser wichtigstes, natürliches Gesundheitssystem fördert: den Schlaf. Denn das Holz der Zirbe kann unser Herz schonen und Entzündungen hemmen.

Bevor wir aber zu diesem spannenden Thema kommen, möchte ich Sie kurz zu einem Ausflug in die Welt der Gesundheit einladen.

Stellen Sie sich dafür zu Beginn folgendes Bild vor: Wenn Sie Ihr Auto in die Garage stellen und am nächsten Tag wieder herausholen, ist es ein bisschen rostiger, der Lack, die Gummis und Dichtungen sind ein wenig älter geworden und der Wert des Autos hat abgenommen.

Wenn Sie jedoch selbst am Abend schlafen gehen und gut schlafen, sind Sie am nächsten Morgen im Vergleich zum Vorabend biologisch etwas jünger geworden — Ihr »Wert« hat zugenommen: Das Gehirn wurde gereinigt, die Gedächtnisinhalte geordnet, das Immunsystem hat Großputz gemacht, kaputte Zellen wurden durch gesunde, frische ersetzt, die inneren Organe sind nun besser aufeinander abgestimmt und überhaupt sind Sie wesentlich fitter als am Abend. Tagsüber altern wir, nachts werden wir wieder ein bisschen jünger. Leider meist nicht ganz so jung wie am Morgen davor, darum altern wir insgesamt.

Das Jüngerwerden in der Nacht ist zwar zum Glück nicht der einzige Unterschied zwischen Ihrem Automobil und Ihrem Körper, aber doch ein wesentlicher. Tagsüber verbrauchen wir unsere Energie, verletzen mit jeder körperlichen Anstrengung ein paar Muskelfasern, verbrauchen Vitamine, Hormone und Mineralstoffe, bauen Abfallprodukte in den Zellen auf und sind am Abend nach einem langen Tag reichlich müde und fühlen uns ziemlich alt. In der Nacht jedoch werken Heinzelmännchen unseres Immun-, Hormon- und Kreislaufsystems unermüdlich bis in die frühen Morgenstunden an unserer Gesundheit. Darum ist guter Schlaf so enorm wichtig.

Tipp:

NUN WERDEN SIE VIELLEICHT SAGEN, »DANN SCHLAF ICH HALT ZWÖLF STUNDEN AM TAG UND BLEIBE EWIG JUNG!«. LEIDER IST ES NICHT SO EINFACH: AUCH ZU LANGER SCHLAF, LÄNGER ALS NEUN STUNDEN TÄGLICH, VERRINGERT DIE LEBENSERWARTUNG. DAS HABEN ZWEI METAANALYSEN MIT JEWEILS MEHR ALS 1 MILLION TEILNEHMER GEZEIGT.[30] [31] DIE OPTIMALE SCHLAFDAUER FÜR ERWACHSENE LIEGT BEI SIEBENEINHALB BIS ACHT STUNDEN, DAS SIND FÜNF NORMALE SCHLAFZYKLEN VON EINEINHALB STUNDEN DAUER. ÜBER NEUN UND UNTER FÜNFEINHALB STUNDEN SCHLAF PRO NACHT SINKT UNSERE LEBENSERWARTUNG DEUTLICH AB, SO DAS ERGEBNIS DIESER STUDIEN. FRAUEN REAGIEREN DABEI EMPFINDLICHER AUF ZU KURZEN SCHLAF ALS MÄNNER.

Eine ganz neue Studie hat an 10 000 Versuchspersonen die optimale Schlafdauer auch in Bezug auf unsere kognitiven Fähigkeiten bestätigt: Schläft man wesentlich kürzer oder länger als siebeneinhalb Stunden, so ist die kognitive Leistungsfähigkeit eingeschränkt. Sieben bis acht Stunden Schlaf haben sich auch in dieser Studie als optimal für unsere Gehirnfunktionen herausgestellt.[32]

Yang und Yin — Sympathikus und Vagus

Nun hängt die Rhythmik des Schlafs mit einem zweiten System zusammen, das für unsere Gesundheit eine wesentliche Rolle spielt: dem sogenannten vegetativen Nervensystem. Dieses vegetative Nervensystem hat zwei Pole, wie Yang und Yin in der taoistischen Philosophie. Der eine Pol, Yang, steht dabei für den Sympathikus, das ist unser Leistungsnerv, der uns in die Lage versetzt, ordentlich Leistung zu erbringen, ohne Rücksicht auf sonstige Verluste. Dieser Nerv war in der Frühzeit der Menschheit von größter Bedeutung und hat unseren Vorfahren mit Sicherheit oft das Leben gerettet, etwa wenn der Bär, der Löwe oder der Tiger um die Ecke kamen und auf Leben oder Tod gekämpft oder geflüchtet werden musste. Einen kleinen Nachteil gibt es allerdings: Dieser Nerv arbeitet ohne Rücksicht auf Verluste! Für die beschriebenen Situationen ist das eine unabdingbare Notwendigkeit, ungünstig wirkt es sich aber aus, wenn derselbe Nerv im Büromenschen von heute dauernd aktiviert wird: Statt dem Löwen biegt nun der Chef um die Ecke und ist urgrantig, der Aktienkurs bewegt sich nach unten, die Kollegen haben schon wieder einen Fehler gemacht, den ich ausbügeln muss und im Bad bin ich heute Morgen auf der Seife ausgerutscht. Alle diese Vorgänge aktivieren unseren Sympathikus und lassen uns selbst unausgeglichen, wütend und konfliktfreudig werden. Das dient nicht zu unserem Besten und ist ganz sicher nicht günstig für unsere Gesundheit und unser Wohlbefinden.

__Sympathische Aktivität:__ bewirkt eine Beschleunigung der Herzschlagfrequenz, die häufig von langsamen rhythmischen Schwingungen begleitet ist. Der Sympathikus ist unser Leistungsnerv. Seine Aktivität zeigt an, ob wir gestresst oder im Entspannungsmodus sind.

In der Urzeit hatten wir zum Ausgleich Bewegung während der Nahrungssuche, sodass die ***SYMPATHISCHE AKTIVIERUNG*** abgearbeitet werden konnte, wenn keine Gefahrensituation mehr drohte. Heute fehlt diese Bewegung oft und aus diesem Grund ist körperliche Betätigung in schöner Umgebung, am besten in der freien Natur in der Nähe eines Waldes, auch noch immer eine der wichtigsten Gesundheitspräventionsmaßnahmen, die die meisten von uns machen können. Starke sympathische Aktivierung wird subjektiv als sehr unangenehm empfunden — es ist das, was Sie vielleicht als Gefühl im Bauch kennen, wenn Sie stark gestresst sind. Im Sympathikus haben wir also eine abbauende Kraft, die unsere Lebensenergie gnadenlos verheizt, weil der Nerv dafür gebaut wurde, uns in Notfallsituationen das Leben zu retten und genügend Energie auch im Ernstfall bereitzustellen.

Wie das Yin dem Yang in der chinesischen Philosophie gegenübersteht, so ist der Parasympathikus oder Vagusnerv das Gegenstück zum Sympathikus. Vagus ist der »Umherwandernde«, der Vagabund, der an verschiedenen Stellen unseres Körpers wichtige Steuerungs- und Regenerationsarbeit leistet. Der Vagus kommt in den Bereichen zum Einsatz, in denen der Sympathikus davor »Schaden« angerichtet hat, weil er beispielsweise das Herz ganz schnell schlagen hat lassen, die Nierengefäße verengt hat, sodass die Niere fast kein Blut mehr bekam oder kalte Hände erzeugt hat, weil er alles Blut in die Muskulatur verlagert hat. Der Vagus bremst das Herz gewissermaßen und führt es in den Erholungszustand über, er schützt auch vor Herzinfarkten und vor dem gefürchteten Herzkammerflimmern, das beim Herzinfarkt auftreten und zum

Herzstillstand führen kann. Er gibt auch dem Herz selbst wieder mehr Blutversorgung, was dieses dringend benötigt, um seine Sauerstoff- und Energiereserven aufzufüllen. Der Vagus fördert die Sekretion von Verdauungsenzymen und beruhigt das Immunsystem, wenn wir zu starke Immunreaktionen zeigen, wie etwa bei Autoimmunerkrankungen.

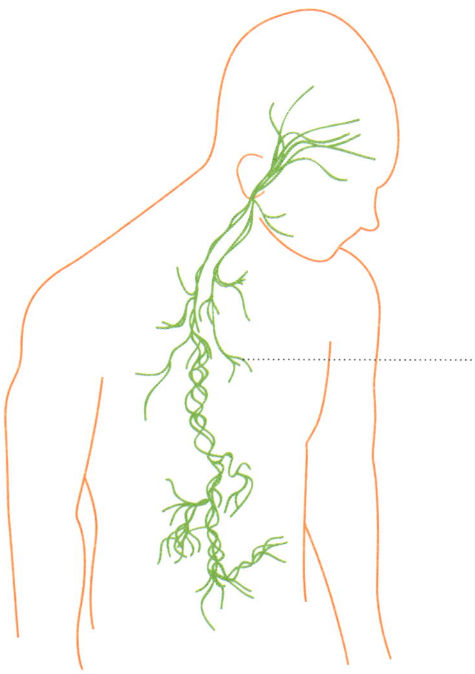

Dieses Bild zeigt den Teil des Vagusnervs (grün), der direkt mit unserer Verdauung zu tun hat. Er verbindet nach neuesten Erkenntnissen das Mikrobiom des Darms (die Summe der Darmbakterien) mit dem Gehirn und meldet letzterem den Zustand der Verdauungsorgane. Umgekehrt steuert er auch die Verdauungsvorgänge, ohne dass wir uns persönlich darum kümmern müssten.

In den USA ist derzeit die elektrische Vagusstimulation der letzte Schrei in der klinischen Medizin.[33] Erstaunliche Verbesserungen haben sich bei Patienten mit allen möglichen Beschwerden eingestellt, wenn der Vagus stimuliert wurde: bei Epilepsie, degenerativen Gelenkserkrankungen,[34] verschiedenen Entzündungen im Körper[35] und nicht verheilenden Wunden, zum Beispiel bei Diabetes. Bei Diabetikern ist der gemessene ***VAGUSTONUS,*** wie auch bei vielen an Krebs erkrankten Menschen, ohnehin sehr gering.[36]

Vagustonus, Vagusaktivität: *der Vagusnerv ist Teil des parasympathischen Systems, Erhöhung der Vagusaktivität bewirkt Verlangsamung der Herzschlagfrequenz.*

Invasiv: *bezeichnet Eingriffe in den Körper, die mit einer Verletzung der Körperoberfläche verbunden sind, wie zum Beispiel Blutabnahme.*

Ein Ergebnis unserer Forschungen zur Wirkung von Zirbenholz war immer wieder der Anstieg des Vagustonus, und das ganz ohne ***INVASIVE*** elektrische Stimulation. Tatsächlich kontrolliert der Vagus die sogenannte »Silent Inflammation«, jene Entzündungsherde im Organismus, die sich nicht und nicht beruhigen wollen und für die meisten chronischen Erkrankungen verantwortlich sein dürften.[37] Früher sprach man in der Neuraltherapie von »Herden«, die im Organismus schlummern, als Ursache von chronischen Krankheiten, aber dies wurde von der damaligen Schulmedizin als Unfug abgetan. Heute schreiben die besten medizinischen Zeitschriften über diese »neu entdeckte« stille Entzündung.[38]

Wenn wir nun schauen, wann im Laufe des Tages der Vagus besonders stark aktiviert ist, so schließt sich der Kreis zum Beginn dieses Kapitels: im Schlaf. Fassen wir also zusammen: Was benötigt unser Organismus, um gesund zu werden und zu bleiben? Erstens guten und ausreichenden Schlaf, zweitens kräftige Körperrhythmen und eine hohe Vagusaktivität, um den Zustand der Silent Inflammation zu vermeiden oder zu überwinden, drittens hochwertige Ernährung als Basis für den Aufbau gesunder Zellen und insbesondere gesunder Zellmembranen und viertens ausreichende Bewegung in heiler Natur. Wie wir sehen werden, kann die Zirbe in allen genannten Bereichen einen positiven Beitrag leisten.

WAS FÜR DIE ZIRBE RESILIENZ BEDEUTET

Resilienz: *Widerstandsfähigkeit gegenüber äußeren Faktoren wie Hitze, Trockenheit oder Kälte.*

Als ***RESILIENZ*** bezeichnet man die Fähigkeit, mit widrigen Umständen fertig zu werden.[39] Pflanzen, die an schwierigen Standorten wachsen, entwickeln solche Fähigkeiten. Der Standort der Zirbe auf bis zu 2500 Metern Seehöhe ist extremen Witterungsverhältnissen ausgesetzt: Trockenheit im Sommer, karger Boden, klirrende Kälte im Winter, späte Fröste — also so ziemlich alles, was man sich als zarte Pflanze *nicht* wünscht. Die Bedingungen auf den Gipfeln der Alpen sind dabei denen in der Tundra Nordsibiriens oder Lapplands sehr ähnlich. Wenn wir beim Bergwandern höher steigen, bewegen wir uns eigentlich klimatisch nach Norden, bis wir in etwa 3500 Metern Seehöhe die klimatische Arktis mit ewigem Eis erreichen.

Die Zirbe nimmt diese klimatischen Widrigkeiten mit erstaunlicher Gelassenheit hin. Sie wächst langsam, aber stetig, hat Methoden entwickelt, mit denen sie selbst im Schatten Fotosynthese betreiben und damit Zucker aus Licht gewinnen kann, verschließt ihre dunkelgrünen Nadeln mit einem Wachs gegen die Austrocknung und lagert eine besonders wirkungsvolle Komposition von verschiedenen ätherischen Ölen und Harzen in ihr Holz ein, um sich vor fressenden Insekten wie auch vor Schimmelpilzen und Bakterien [40] zu schützen. Auch die kurze Vegetationszeit im alpinen Sommer kann sie gut nutzen, da die langen grünen Nadeln im Gegensatz zu Laubbäumen im Herbst nicht abgeworfen, sondern bis zu elf Jahre lang behalten werden. Das verschafft ihr einen Startvorteil gegenüber allen winterkahlen Gewächsen, da im Frühjahr keine neuen Blätter ausgebildet, sondern jede Minute Sonne und jedes Quäntchen Licht für Fotosynthese genutzt werden kann. Da in großen Höhenlagen die Sonne intensiver scheint und das in ihr enthaltene ultraviolette Licht aus dem Luftsauerstoff Sauerstoffradikale erzeugt, die einen starken Stress für Pflanzenzellen darstellen könnten, hat sie zusätzlich eine Reihe von ***ANTIOXIDANTIEN*** in der Rinde, den Ästen und den Nadeln sowie insbesondere in den Zapfen eingelagert. Antioxidantien sind Stoffe, die radikalen Sauerstoff wie zum Beispiel ***OZON*** abbauen können. Die schöne gelbe Farbe des Zirbenholzes und insbesondere die rötliche Farbe der Astansätze, die beim Anschneiden des Holzes sichtbar werden, sind eine angenehme ästhetische Begleiterscheinung dieser Inhaltsstoffe. Auch in unseren Körperzellen spielen Antioxidantien eine große Rolle, da sie die Zellen vor vorzeitiger Alterung schützen. Gerade im menschlichen Gehirn hat man auch körpereigene Farbstoffe in besonders empfindlichen Arealen entdeckt, die antioxidativ wirken. Sie sind beim Menschen wesentlich

Antioxidantien: *Stoffe, die in der Lage sind, freien radikalen Sauerstoff im Körpergewebe zu binden und für den Organismus unschädlich zu machen.*

Ozon: *ein aus 3 Sauerstoffatomen bestehendes Molekül (O_3), das meist durch das ultraviolette Licht der Sonne entsteht, aber innerhalb einiger Tage wieder in ein normales Sauerstoffmolekül (O_2) sowie in ein Sauerstoffradikal (O+) zerfällt.*

stärker konzentriert als bei Primaten und schützen unser Gehirn vor vorzeitiger Alterung.

Dann kommen noch die wertvollen fetten Öle dazu, die die Zirbe in ihren Samen einlagert — einfach ungesättigte Fettsäuren wie im Olivenöl, die nicht nur dem Tannenhäher eine gute Kreislaufgesundheit bescheren, sondern in der Vergangenheit, und in manchen Ländern noch heute, auch für den Menschen genutzt wurden. 22 000 Tonnen Zirbensamen werden jährlich von der sibirischen Variante der Zirbe in Russland geerntet, die vom Altaigebirge bis Nordsibirien heimisch ist. Das daraus gepresste sibirische Zirbenkernöl ist auch bei uns in Bioläden erhältlich. Wissenschaftliche Studien haben gezeigt, dass es nicht nur hochwertige Nahrungsergänzung zur Prävention von Herz-Kreislauf-Erkrankungen ist, sondern sogar bei Gastritis hilfreich sein kann.[41] Hochwertige fette Öle sind ja für die ***MEMBRANEN UNSERER ZELLEN*** und insbesondere für unser Nervensystem von größter Bedeutung. Im Gegensatz zum Automobil geht es hier nicht um gute Schmierung, sondern um den Aufbau von Grenzflächen. Hochwertige Fettsäuren bilden nämlich die Grundlage für stabile und elektrisch gut isolierende Zellwände — ein Grundrequisit für stabile Nervenaktivität und Gesundheit der Zellen. Insbesondere bei den Fetten sollten wir in der Ernährung keine Kosten scheuen und nur die hochwertigsten Öle zu uns nehmen, die wir erhalten können.[42] Fettes Zirbenkernöl gehört wie Olivenöl und Walnusskernöl zu diesen hochwertigen Fetten. Auch im Zirbenkernöl sind Antioxidantien enthalten, die den Samen vor dem Schlechtwerden, also wieder vor dem Altern, schützen.

Membranen der Zellen: *Jede Körperzelle ist von einer Membran umgeben, die sie nach außen hin abschließt und ein eigenes chemisches Milieu der Zelle ermöglicht.*

Bei uns in Mitteleuropa ist das Sammeln der Zirbensamen auf einige Waldbauern eingeschränkt und aufgrund der mühevollen und arbeitsintensiven Aufbereitung derzeit nicht wirtschaftlich. Dazu kommt, dass die Zirbe, wie auch viele Obst- und Nadelbäume, nicht jedes Jahr Früchte trägt. Mastjahre mit reichlichem Zapfenbesatz wechseln sich mit Leerjahren ab, in denen sich kaum ein Zapfen zeigt. In diesen Jahren müssen die Tannenhäher auf frühere Verstecke zurückgreifen oder auf anderes Futter wie Insekten, die Eier anderer Vögel oder kleine Säugetiere ausweichen.

Japan ist naturverbunden

Während in Europa bisher kaum Forschungen auf dem Gebiet der gesundheitlichen Wirkung von Natur finanziert werden, gibt es in Japan schon seit den neunziger Jahren Untersuchungen zur Auswirkung von Wald und Holz auf den menschlichen Organismus. Meist waren diese Arbeiten in japanischer Sprache erschienen, sodass man im Westen wenig Notiz davon nahm. Durch internationale Datenbanken sind die Ergebnisse nun aber auch in Europa gut zugänglich. Inzwischen existieren auch einige gute Zusammenfassungen der japanischen Forschungsergebnisse auf Englisch. Was man da herausgefunden hat, ist geradezu sensationell und bei uns noch viel zu wenig bekannt.

In Japan ist ein ganzer Präventions- und Therapiebereich rund um »Shinrin-yoku« entstanden.[43] [44] Der Begriff wurde bereits 1982 geprägt und bedeutet »Baden in der Atmosphäre des Waldes«. Zahlreiche Studien haben inzwischen gezeigt, dass im Verhältnis zu einem vergleichbaren Vorstadtspaziergang gesundheitlich wesentlich günstigere physiologische Veränderungen beim Gang durch ein Waldstück zu verzeichnen sind:[45] [46] Die Herzschlagfrequenz sinkt beim Waldspaziergang ab, ebenso der ***SYSTOLISCHE UND DIASTOLISCHE BLUTDRUCK,*** Stresshormone werden reduziert, der Vagustonus nimmt zu, Hirnareale, deren Aktivität mit unangenehmen Gedanken verbunden sind, beruhigen sich und auch subjektiv wird der Waldspaziergang als wesentlich angenehmer empfunden als der Gang durch die Vorstadt. Auch das Immunsystem wird durch den Waldspaziergang gestärkt. Diabetiker mit leichten oder frühen Formen der Erkrankung zeigten eine deutliche Verbesserung des Blutzuckerspiegels nach dem Waldspaziergang. Diese Veränderungen konnten nicht nur kurzfristig beobachtet werden, sondern stabilisierten sich auch bei mehrmaliger Wiederholung der Waldspaziergänge im Alltagsleben. Für den Gesundheitstourismus in waldreichen Regionen tun sich damit auch bei uns erstaunliche Möglichkeiten auf, einen Beitrag für die Volksgesundheit und für die Prävention wie auch Therapie chronischer Erkrankungen zu leisten. Leider gibt es dazu noch keine Studien, die konkret die Zirbe betreffen, aber ihre Eigenschaften in der Landschaft und die Zusammensetzung ihrer ätherischen Öle entsprechen in vielen Bereichen den Baumarten, die in japanischen Studien verwendet wurden.

Blutdruck, systolischer und diastolischer: *Das Blut wird von unserem Herzen rhythmisch in den Körper befördert, wodurch Pulse erzeugt werden. Der höchste Druck während eines solchen Pulses wird als systolischer Druck bezeichnet, der niedrigste als diastolischer.*

Die Bedeutung eines normalen Blutdrucks

Um die Bedeutung der Blutdrucksenkung durch die Wirkung bestimmter Holzarten richtig einschätzen zu können, muss man wissen, dass Bluthochdruck in den meisten industrialisierten Ländern eine große Anzahl von Menschen ab einem Alter von etwa 40 Jahren betrifft. Die Ausbildung von Bluthochdruck und der weitere Erkrankungsverlauf läuft für die meisten Menschen lange Zeit unbemerkt ab, weil die Symptome nicht unmittelbar mit Schmerzen oder Beschwerden verbunden sind. Bluthochdruck ist, ebenso wie eine erhöhte Herzschlagfrequenz und ein verringerter Vagustonus, ein Indikator für dauernden Stress. Weltweit gehört hoher Blutdruck heute zu den häufigsten Todesursachen, da eine ganze Reihe von Organen von den Folgen des Bluthochdrucks betroffen sind: Das Gefäßsystem und das Herz werden langfristig überbeansprucht und dadurch entsteht eine erhöhte Gefahr von Herzinfarkten und Herzmuskelschwächen. Die Versorgung der Netzhaut der Augen ist durch die verengten Gefäße gefährdet, was zu Erblinden führen kann, ebenso kann Nierenversagen die Folge sein, nicht zuletzt steigt die Schlaganfallneigung mit all ihren bekannten Langzeitfolgen wie Lähmungen und Sprachverlust. Jede Intervention, die in der Lage ist, ohne unangenehme Nebenwirkungen den Blutdruck zu senken, ist in unserer Gesellschaft daher für die meisten Menschen ein Segen.

Wärme und Geruch

Weitere Untersuchungen in Japan haben sich mit einzelnen Eigenschaften von Hölzern befasst. So wurden die uns inzwischen bekannten »Verdächtigen« wie Herzfrequenz, Blutdruck und Vagustonus beim kontrollierten Berühren von verschieden kalten Materialien untersucht. Es wurden Plastik, Holz und Metall, wie zum Beispiel Aluminium oder Edelstahl, miteinander verglichen. Während bei künstlich erwärmten Platten aus verschiedenen Materialien der Unterschied zwischen den Materialien nicht allzu groß war, zeigten zimmerkalte Stoffe deutliche Unterschiede zwischen Holz und den anderen verwendeten Materialien. Plastik und Metall verursachten dabei einen deutlichen Anstieg des Blutdrucks und der Herzfrequenz beim Berühren, bei Massivholzplatten war dies nicht der Fall. Der Blutdruck sank dort sogar ab.[47]

Auch die Wirkung von ätherischen Holzextrakten wurde von den japanischen Forschern untersucht.[48] Hierbei wurden japanische Nadelhölzer verwendet, die im Geruch der Zirbe ähnlich sind, was auf eine ähnliche Zusammensetzung der ätherischen Öle schließen lässt: japanische Zypresse und Zeder. Die Versuchspersonen saßen in einer künstlichen Klimakammer mit festgelegter Temperatur, Luftfeuchtigkeit und Beleuchtung, um störende Einflüsse auszuschalten. Die Intensität der Belüftung wurde so festgelegt, dass ein leichter Geruch wahrnehmbar war. Wieder verringerte sich der systolische Blutdruck sowie die Aktivität der Gehirnareale, die mit unangenehmen Gedanken verbunden sind. In einer ähnlichen Studie wurde die Auswirkung von Extrakten der japanischen Zeder unter Belastungsbedingungen — die Versuchspersonen mussten mathematische Aufgaben lösen — auf Stresshormone im Speichel untersucht.[49] Bei Anwendung des ätherischen Zedernholzöls war der Anstieg der Stresshormone deutlich geringer als ohne Zedernholz. Diese Verringerung der Belastung durch die Wirkung von Holzinhaltsstoffen haben wir auch in unseren Studien mit Zirbenholz gefunden, was ich Ihnen im Laufe dieses Kapitels darstellen werde. Auch mit dem ätherischen Öl von näheren Verwandten der Zirbe haben japanische Wissenschaftler Studien durchgeführt. Das ätherische Öl der Sibirischen Tanne *(Abies sibirica)* wurde bei längerfristigen Bildschirmaufgaben an Studenten überprüft. Auch hier wurde eine Verringerung der Herzfrequenz und der Aktivität der oben genannten Gehirnareale beobachtet, wieder mit dem Ergebnis, dass das ätherische Baumöl die Belastung der Versuchspersonen vermindert und ihnen bei der Bewältigung der Aufgabe hilft.[50] Auch einzelne Inhaltsstoffe von Baumölen wie zum Beispiel Alpha-Pinen und Limonen, beides im ätherischen Zirbenöl vorhanden, wurden in Japan untersucht.[51] Bereits nach wenigen Sekunden konnte eine Abnahme des systolischen Blutdrucks beobachtet werden sowie eine erhöhte Aktivität des Vagus und eine verringerte Herzrate. Diese japanischen Untersuchungen [52] wurden in den Jahren zwischen 2008 und 2017 durchgeführt, beginnend also fünf Jahre nach unserer Zirbenstudie, und sie bestätigen in eindrucksvoller Weise die Messergebnisse, die wir bereits 2003 gewonnen haben.

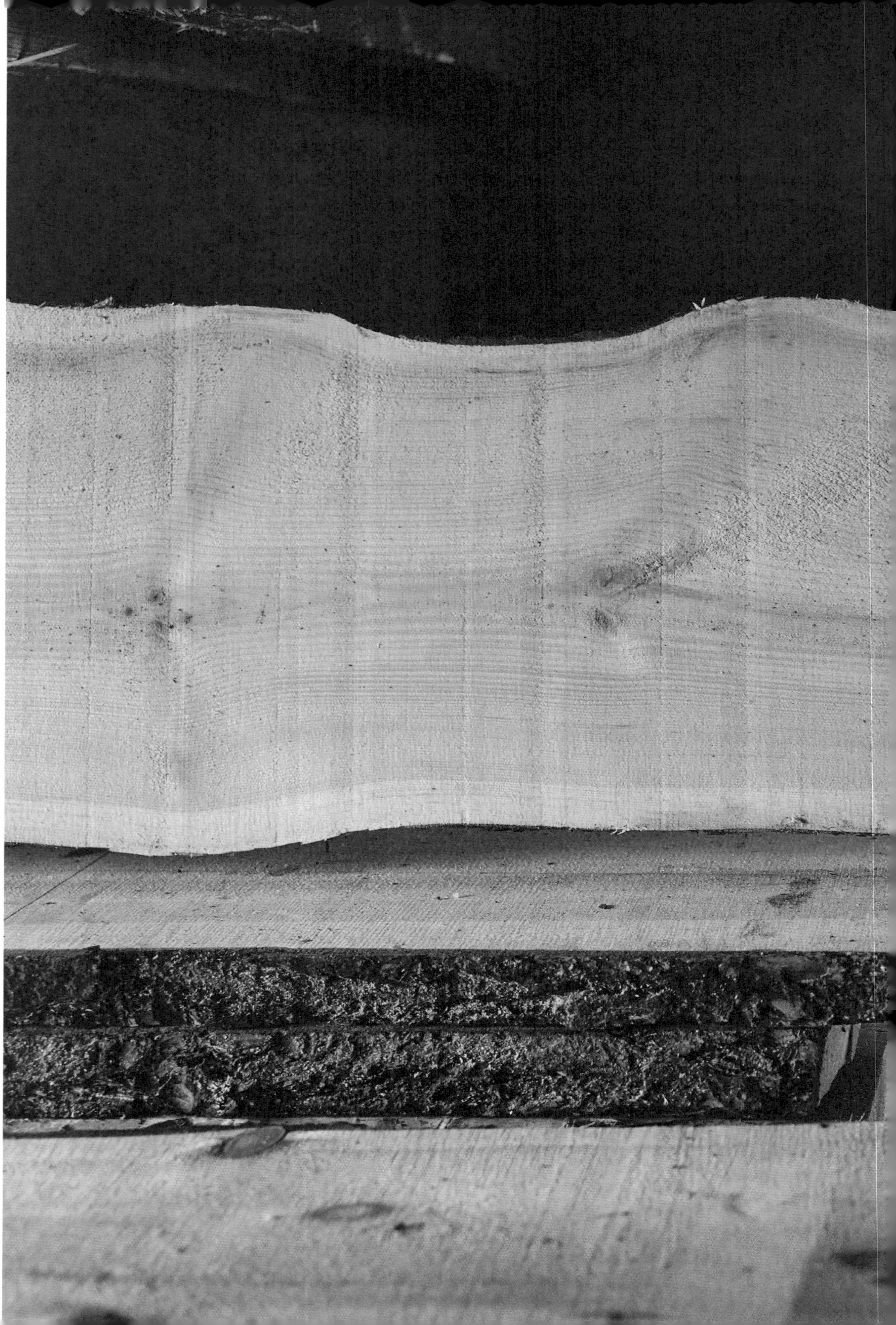

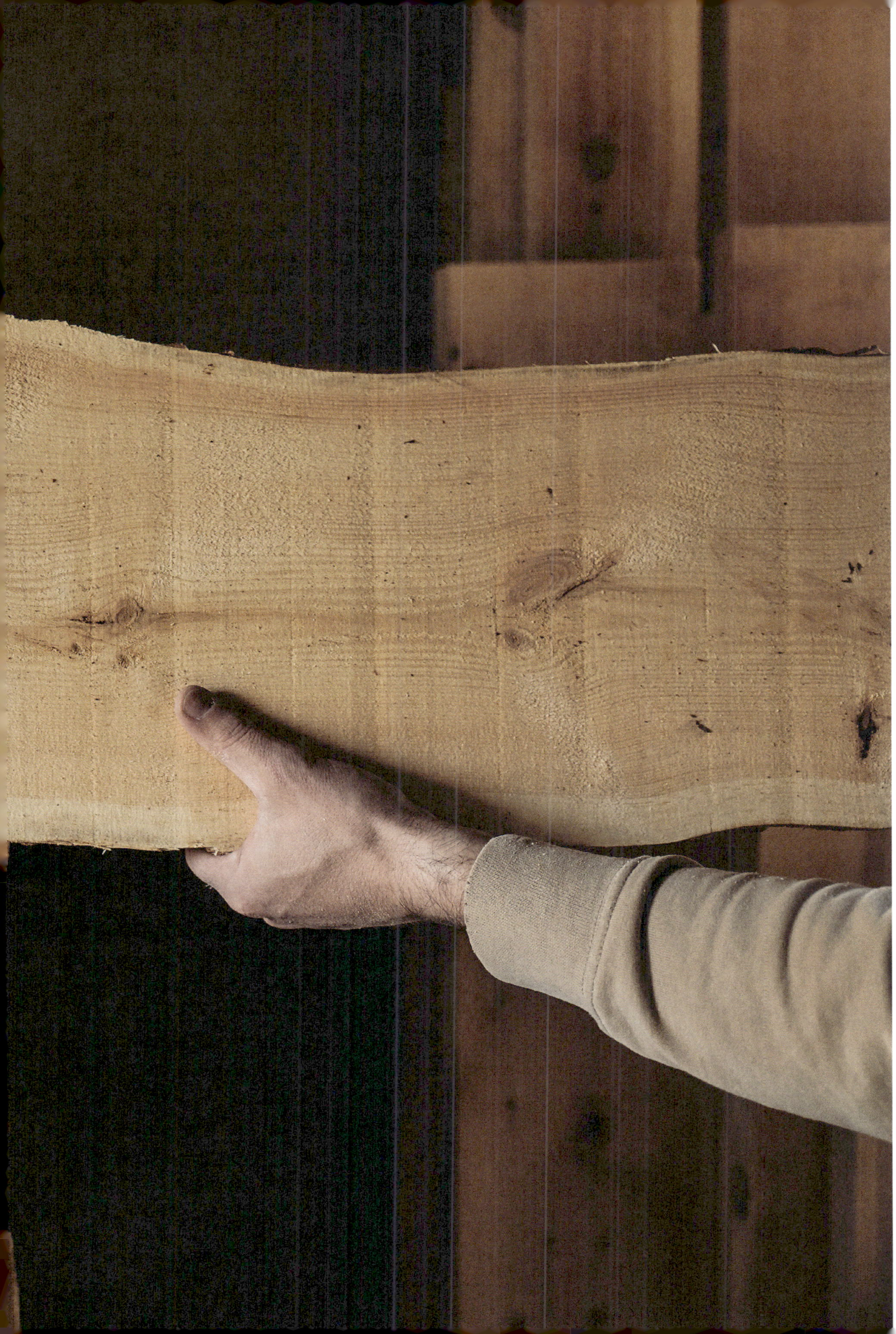

Vom richtigen Maß des Holzes

Vielleicht fragen Sie sich nun bereits, nach dem Lesen über all diese wunderbaren Eigenschaften von Holz, wieviel davon Sie in Ihrem Wohnzimmer demnächst einbauen sollen? Auch dazu gibt es Studien: Hierzu wurden Zimmer ohne Holz, mit verschiedenen Anteilen von Holzverkleidungen und mit 100 % Holz ausgestattet. Die Versuchspersonen wurden dann in den jeweiligen Raum gebeten und es wurden physiologische Daten ebenso wie subjektive Urteile während des Sitzens oder Liegens im Raum abgefragt. Es stellte sich heraus, dass auch zu viel Holz im Raum unangenehm sein kann. Die besten Urteile und die günstigsten physiologischen Daten wurden bei einem Holzanteil zwischen 30 und 45 % der Raumoberfläche erzielt,[53] [54] mit ähnlichen Ergebnissen auch in Bezug auf Patientenzimmer in Krankenhäusern, die in einer norwegischen Studie untersucht wurden.[55] Das entspricht — wenig überraschend — dem traditionell üblichen Anteil von Holz in japanischen Innenräumen. Holz kann mit vielen verschiedenen Materialien, am besten mit Naturmaterialien, kombiniert werden. Stein, Lehm und Ziegel verbinden sich optisch wunderbar mit Holzelementen und bieten sich hier an. Naturstein und Lehm sind wahrscheinlich die schönsten Varianten im Zusammenspiel mit Holz. Lehmverputz hat zudem extrem günstige baubiologische Eigenschaften und ist relativ preiswert. Falls Sie Ziegel nehmen wollen, lassen Sie sich vom Hersteller bestätigen, dass kein Klärschlamm in das Ziegelmaterial gemischt wurde. In der letzten Zeit hat es sich leider eingebürgert, dass bis zu 40 % Klärschlamm, der mit Schwermetallen belastet sein kann, in den Ziegeleien zum Naturlehm gemischt wird und die entstehende Masse dann zu Ziegeln gebrannt wird. Sie wohnen dann statt im erhofften gesunden Ziegelhaus in einer schwermetallbelasteten Klärschlammbude. Eine schriftliche Bestätigung vom Hersteller der Ziegel, am besten mit eidesstattlicher Erklärung, dass keinerlei Klärschlamm bei der Ziegelherstellung verwendet wurde, schafft hier Klarheit.

DER SCHLAF IM ZIRBENBETT

Nun kommen wir zu der Studie, die uns in so enge Verbindung mit dem Zirbenholz gebracht hat: die Schlafstudie. Ich muss dazu ein bisschen ausholen und Sie auf die Insel der Schlafforschung entführen, damit Sie die Bedeutung unserer Ergebnisse besser nachvollziehen können.

Schlaf, das haben wir schon ergründet, ist ein hochkomplexer Prozess. Nach dem Einschlafen tritt zunächst eine erste Tiefschlafphase auf, die unsere Großeltern als »Schlaf vor Mitternacht« bezeichnet haben und für besonders wertvoll hielten. Tatsächlich findet die Schlafforschung in dieser ersten Schlafphase beim Gesunden besonders tiefe Schlafstadien. Als Schlafstadium bezeichnet die Schlafforschung die verschiedenen Abschnitte des Schlafs, die sich durch unterschiedliche Bewusstseins- und Körperzustände unterscheiden. Sie sind von unterschiedlichen Gehirnwellen, man könnte auch sagen, von unterschiedlicher Körpermusik begleitet.[56]

Zwei dieser Schlafstadien sind für unsere Erkenntnisse besonders wichtig: der tiefe Schlaf, in der Fachwelt **NON-REM-SCHLAF** genannt, und der sogenannte **REM-SCHLAF.** Der REM-Schlaf ist nach den schnellen Augenbewegungen benannt, die man während dieser Phase in der Regel beobachten kann. REM ist vom englischen Begriff Rapid Eye Movement abgeleitet, was nichts anderes als »schnelle Augenbewegungen« heißt. Im REM-Schlaf werden unsere Tagesereignisse aufgearbeitet und die Gedächtnisinhalte neu geordnet. Der erste REM-Schlaf findet gewöhnlich nach dem ersten tiefen Schlaf statt.

***REM-Schlaf:** auch paradoxer Schlaf genannt; Phasen mit stark erhöhter Augenbewegung (Rapid Eye Movement = REM) und gleichzeitig Entspannung der Gliedmaßenmuskulatur.*

***Non-REM-Schlaf:** Schlafstadien, in denen wir meist tief entspannt und ohne Bewusstsein schlafen.*

Dieser erste Schlaf vor Mitternacht, der heute vielfach erst nach Mitternacht stattfindet, ist die Zeit, in der das Gehirn nach neuesten Erkenntnissen chemisch gereinigt wird und das Immunsystem seine Tätigkeit vorbereitet. Am Ende des ersten Tiefschlafes sind die Körpertemperatur, der Blutdruck und die Herzfrequenz in der Nähe ihrer Tiefpunkte, was ein Zeichen ganz tiefer Entspannung ist, und das Immunsystem sowie die Wachstums- und Regenerationsvorgänge arbeiten auf Hochtouren. Neue Studien bestätigen, dass Bluthochdruck am Tag wesentlich weniger schlimm ist als während der Nacht. Somit ist das Risiko eines Herzinfarkts bei Patienten mit nächtlichem Bluthochdruck dreimal höher als bei Menschen, die nur tagsüber einen hohen Blutdruck aufweisen. Man bezeichnet Menschen, die in der Nacht den Blutdruck absenken können, als **DIPPER** und jene, die das nicht können, als **NON-DIPPER.** Eine Studie der Mayo Klinik von 2005 hat sogar gezeigt, dass Bluthochdruckpatienten in der Regel weniger schlafen als Menschen mit normalem Blutdruck.[57] Bei Frauen hat eine Studie aus dem Jahr 2018 gezeigt, dass dieser Zusammenhang mit erhöhtem Blutdruck bereits bei leichten Schlafproblemen, verlängerten Einschlafzeiten und schlechter Schlafqualität besteht.[58] Die Forschergruppe nimmt an, dass durch die verringerte Schlafqualität verursachte Entzündungen der Gefäßwände für diesen Zusammenhang verantwortlich sind. Schlechter Schlaf und Blutdruckerhöhung scheinen daher in verschiedenster Weise miteinander verknüpft zu sein.

***Dipper und Non-Dipper beim Blutdruck:** Es gibt Menschen, bei denen nachts der Blutdruck absinkt (»Dipper«) und solche, bei denen er das kaum oder nicht tut (»Non-Dipper«).*

Zu später Stunde ist der Organismus während der ersten Tiefschlafphase am besten geschützt vor ultraviolettem Licht, wie es im Sonnenlicht vorkommt. Dieses Licht, wie jedes Licht mit hohem Anteil an ultravioletter Strahlung, stellt eine potenzielle Gefahr für Schäden an Chromosomen während der Zellteilung dar, weshalb die zellteilungsreichen Vorgänge von Wachstum, Regeneration und Immunfunktionen wahrscheinlich genau in diesem dunkelsten Teil des Tagesablaufs stattfinden. Im vegetativen Nervensystem wechseln sich im Lauf der Nacht der Vagus und der Sympathikus wie die Pendelschläge einer Uhr, wie Yin und Yang ab. Während in den Tiefschlafphasen der Vagus dominiert, kann der Sympathikus in den REM-Schlafphasen stärker werden. Sie kennen das vom Träumen, wenn Sie einen aufregenden Traum haben, so wird der Sympathikus in dieser Zeit stärker aktiviert. Dieses Wechselspiel von Vagusaktivität (Tiefschlafphase) und Sympathikusaktivität (REM-Schlafphase) wiederholt sich in jeder Nacht vier- bis fünfmal. Beim gesunden Schlaf sollte am Anfang besonders viel Vagusaktivität vorhanden sein, die dann gegen Morgen abnimmt.

Oft kann man beobachten, dass Menschen den Schlaf mit geringer Vagusaktivität beginnen und dann erst gegen Morgen immer tiefer in die Vagusaktivität hineinkommen. Bei diesen Menschen ist dann der Vagus am Morgen sehr aktiv und sie haben dadurch Schwierigkeiten, aus den Federn zu kommen, was vom Gefühl geringer Schlaferholung begleitet wird.

Das Human Research Institut im österreichischen Weiz hat im Laufe der Jahre mathematische Methoden entwickelt, mit denen wir dieses komplexe Wechselspiel, dieses Pendeln zwischen Vagus und Sympathikus, in einem Bild ganz einfach darstellen können.[36] [59] Dazu nutzen wir die Variabilität des Herzschlages, die sogenannte Herzrhythmusflexibilität. Sie ist ein Zeichen von Gesundheit und ist bei zehn- bis elfjährigen Kindern am stärksten ausgeprägt, mit der Pubertät und mit fortschreitendem Lebensalter nimmt sie üblicherweise ab. Im Tagesverlauf (siehe Abbildung unten, rechts und links) zeigt die Herzrhythmusflexibilität tagsüber eher chaotische Züge ohne spezielle Vorzugsfrequenzen, die als waagrechte Linien im Diagramm zu sehen wären. In der Nacht beim gesunden Schlaf ist sie hoch geordnet und bildet den Wechsel zwischen Vagus und Sympathikus, also zwischen Tief- und REM-Schlaf ab (Abbildung unten, Mitte). Auch der starke Einfluss des Atems auf die Herzfrequenz (waagrechte Linie in der Mitte des Diagramms) ist gut zu erkennen, es ist ein Zeichen für die Aktivität des Vagusnervs, dessen Tonus mit der Atemtätigkeit eng verbunden ist.

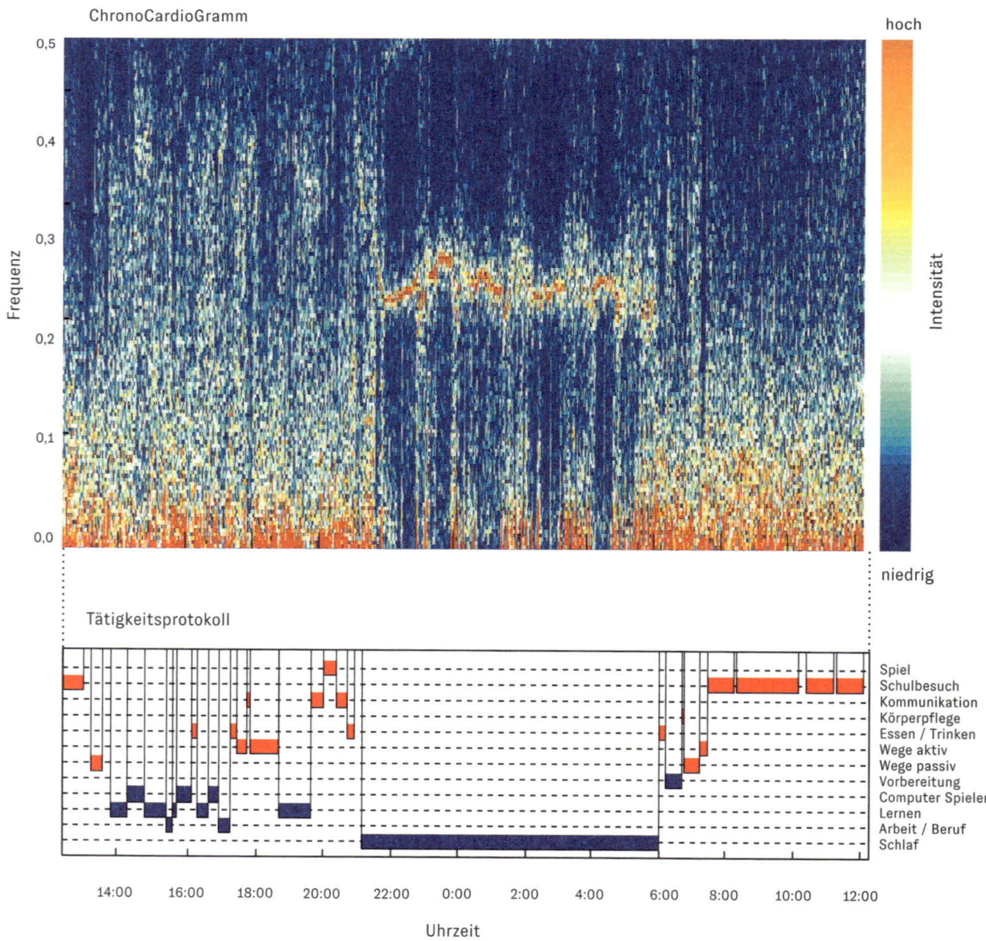

Ein Bild der Herzrhythmusflexibilität im Verlauf des Tages und der Nacht. Gemessen wurde ein elfjähriger gesunder Schüler mit ausgeprägter Rhythmik. Das Bild zeigt links den Nachmittag, in der Mitte die Nacht und rechts den Vormittag. Man erkennt erstens die Veränderungen der Herzrhythmusflexibilität durch die Nacht am Unterschied zwischen Nachmittag und Vormittag. Zweitens ist ersichtlich, dass die beiden Tagesanteile des Bildes (links der Nachmittag, rechts der Vormittag des nächsten Tages) deutlich weniger geordnet sind als der hochgeordnete Nachtanteil, der die sogenannte Schlafarchitektur, also den Wechsel zwischen Tiefschlaf und REM-Schlaf, zeigt (Bildmitte).

Interessant wird die Sache nun, wenn man bei einer Versuchsperson guten und schlechten Schlaf vergleicht:

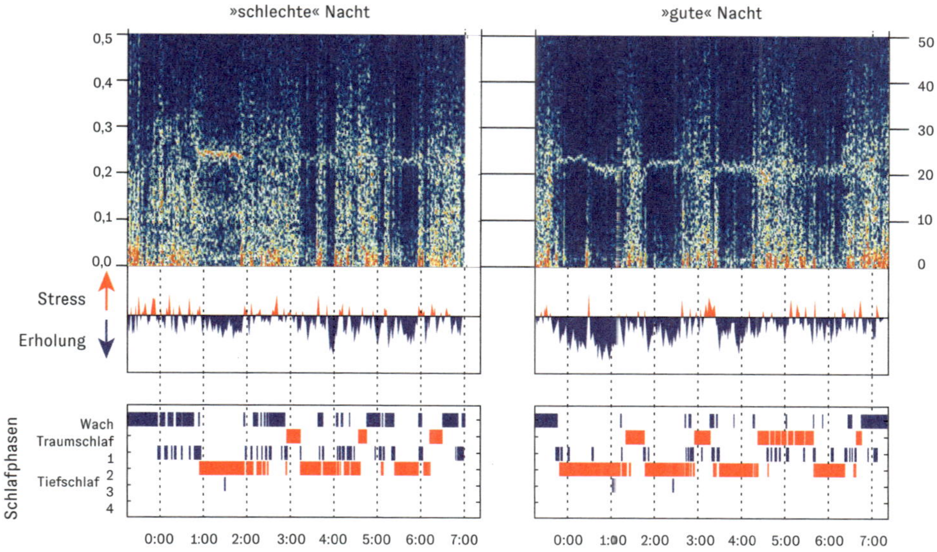

Schlechter und guter Schlaf bei der gleichen Versuchsperson, in sogenannten Chronocardiogrammen dargestellt. Im oberen Teil des Bildes sind die verschiedenen Schwingungsmuster des Herzschlags im Zeitverlauf dargestellt. Im rechten Bild ist der Wechsel von Ruhigschlafphasen (blau, mit einer Linie im oberen Bereich) und REM-Schlafphasen (senkrechte helle Linien in verschiedenen Frequenzbereichen) sehr gut geordnet. Man spricht von einer schönen Schlafarchitektur, die ein Charakteristikum für guten Schlaf ist. Im linken Teil des oberen Bildes herrscht Chaos vor: charakteristisch für schlechten Schlaf. Gemessen wurde an der gleichen Versuchsperson die erste (links) und zweite Nacht (rechts) im Schlaflabor der Universitätsklinik Freiburg.

In den Abbildungen »gute Nacht« und »schlechte Nacht« ist so ein Vergleich dargestellt. Die gleiche Versuchsperson, ein etwa 25 Jahre alter gesunder Mann, hat einmal schlecht und einmal gut geschlafen, bei sonst identischer Umgebung. In diesem Fall sind nur die beiden Nächte dargestellt, während in der Abbildung auf der linken Seite Tag *und* Nacht gezeigt wurden. Es zeigt sich, dass die schlechte Nacht wesentlich chaotischer als die gute Nacht aussieht. Die sogenannte **SCHLAFARCHITEKTUR**, der regelmäßige Wechsel zwischen den Tiefschlaf- und den REM-Phasen ist bei der schlechten Nacht etwas durcheinandergekommen. Bei der guten Nacht ist eine deutliche Ordnung im Wechsel dieser Phasen zu beobachten. Insgesamt war die Versuchsperson in der guten Nacht (Abbildung oben, rechts) viermal in der Tiefschlaf- und viermal in der REM-Phase. Wie wir schon gehört haben, dient die Tiefschlafphase dazu, das Gehirn durchzuspülen und chemisch zu reinigen, während die REM-Phase für die Einordnung der Tagesereignisse und die Abspeicherung unserer Gedächtnisinhalte sorgt. Wie schon erwähnt, sind die Kennzeichen der guten Nacht die deutlich rhythmisch gegliederte Schlafarchitektur, eine niedrige Herzfrequenz sowie ein starker Vagustonus, was in der Abbildung oben an der blauen Farbe des mittleren Diagramms zu erkennen ist. Der Vagustonus ist hier rechts im Bild wesentlich stärker als in der Nacht links im Bild.

Schlafarchitektur: *beim gesunden, gut Schlafenden regelhafte Abfolge verschiedener Schlafstadien.*

Nach diesem Ausflug in die Schlafmedizin schauen wir uns die Ergebnisse des Zirbenprojektes in Bezug auf den Schlaf im eigenen Bett, im Holzdekorbett und im Zirbenbett detailliert an. Für die Schlafstudie haben wir zunächst von unserem Tischler je sechs Betten aus je zwei Materialien anfertigen lassen: einerseits aus massivem Zirbenholz, andererseits aus sogenanntem »Holzdekor«, das sind Spanplatten, die mit einer Fotografie von Kiefernholz überzogen wurden. Letztere Ausführung entspricht dem, was in üblichen Möbelmärkten als Schlafzimmereinrichtung angeboten wird.

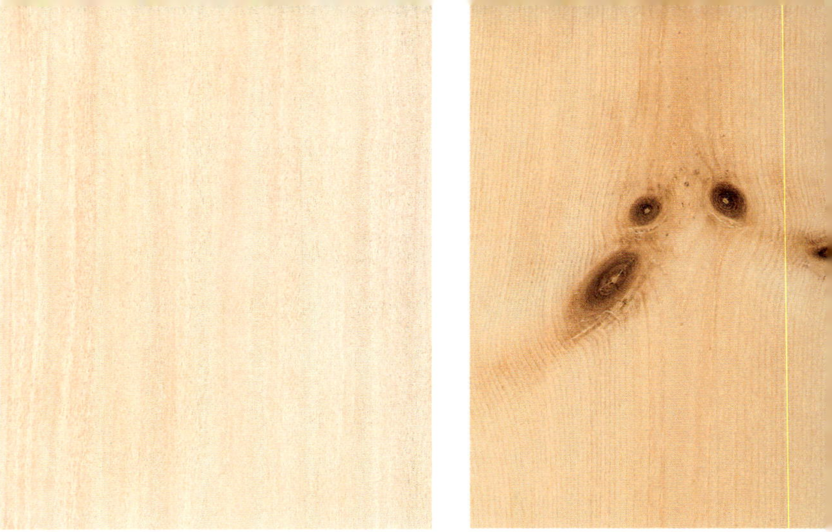

Material der Betten aus Holzdekor (Spanplatte mit Holzfoto-Folienüberzug) und aus massivem Zirbenholz.

Für den Laien war die Optik der beiden Betten sehr ähnlich, sodass wir die Holzdekorbetten als Kontrolle für die Zirbenholzbetten verwenden konnten. Als zweite Kontrolle wollten wir das eigene Bett der Versuchsperson nutzen, um damit zu gewährleisten, dass auch das gewohnte Bett in die Untersuchung miteinbezogen wird. Die eigenen Betten bestanden zum Teil aus lackiertem Holz, zum Teil aus Spanplatte (Holzdekor) und zum Teil aus Metall.

Um einen Placeboeffekt weitgehend auszuschalten, wurde den Versuchspersonen, die in einem Teil Österreichs lebten, wo zu diesem Zeitpunkt kaum Zirbenbetten in Verwendung waren, die physiologische Messung der Unterschiede zwischen dem eigenen Bett und einem fremden Bett als Ziel der Studie mitgeteilt. Danach wurden alle Versuchspersonen zweimal im eigenen Bett gemessen. Die Messung umfasste einerseits ***HERZRHYTHMUSFLEXIBILITÄT,*** Vagustonus, Herzfrequenz und Fragebögen zum Befinden im Schlaf und danach, andererseits Gehirnstrommessungen mit einem kleinen, dafür geeigneten Messgerät (Quisi®) zur Bestimmung der Schlaftiefe in klassischer Weise. In einem ***GEKREUZTEN DESIGN*** wurde dann die erste Hälfte der Versuchspersonenschlafzimmer mit Zirbenbetten ausgestattet, die zweite mit Holzdekorbetten und drei Wochen lang jeweils zwei Nächte pro Woche während des Schlafs gemessen. Nach zwei bis vier Wochen wieder im eigenen Bett erfolgte dann der Tausch zwischen den Gruppen und die Gruppe, die zuerst das Zirbenbett erhalten hatte, erhielt nun das Holzdekorbett und umgekehrt.

__Herzrhythmusflexibilität:__ Anpassungsfähigkeit des Herzschlages an andere Organfunktionen wie Atmung und periphere Durchblutung und Kennzeichen eines jugendlichen und gesunden Herz-Kreislaufsystems.

__Gekreuztes Design:__ bezeichnet ein Forschungsdesign zum Vergleich zweier Behandlungsmethoden oder Interventionen. Beim gekreuzten Design werden die Versuchspersonen abwechselnd mit oder ohne den vermuteten Wirkungsträger behandelt, wobei der Zufall entscheidet, welche Behandlungsform zuerst gewählt wird.

Bei der Auswertung beobachteten wir zunächst einmal die Daten der einzelnen Versuchspersonen. Bereits hier zeigten sich deutliche Unterschiede im Ablauf des Schlafs. In der Grafik auf Seite 69 sieht man von oben nach unten die beiden Nächte im eigenen Bett, die sechs Nächte im Holzdekorbett, zwei Nächte wieder im eigenen Bett, dann sechs Nächte im Zirbenholzbett und dann noch eine Nacht im eigenen Bett. Die Versuchsperson schläft zunächst im eigenen Bett mit mittlerer Schlafqualität, was an den mittelgroßen grünen Bereichen der Kurven zu erkennen ist. Im Holzdekorbett verschlechtert sich dann die Schlafqualität, erkennbar an der Verringerung der grünen Erholungsphasen sowie an der Verflachung der Schlafarchitektur, also des Wechsels zwischen REM- und Non-REM-Phasen. Danach gibt es guten Schlaf im eigenen

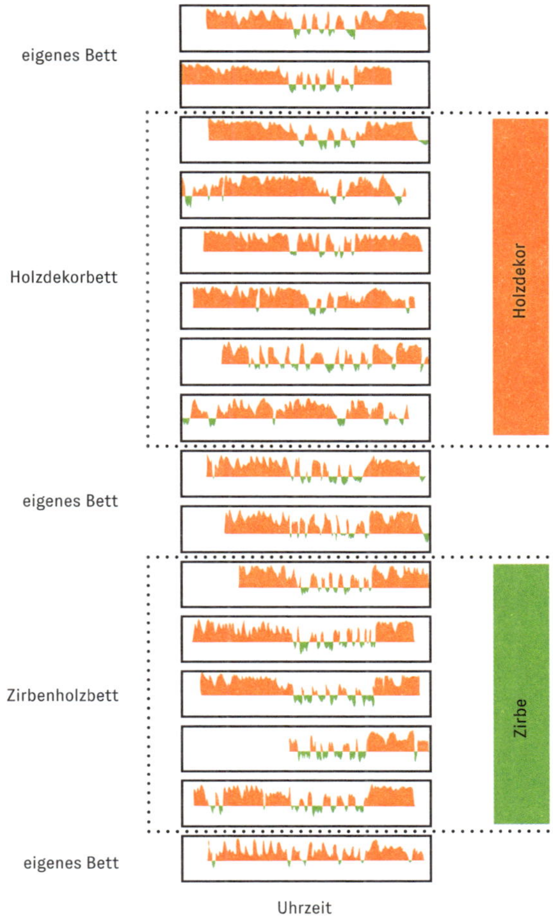

Schlafverlauf einer Versuchsperson in der Zirben-Schlafstudie anhand der vegetativen Balance von Sympathikus und Vagus. Belastung (orange) und Erholung (grün) im eigenen Bett (oben, Mitte, unten), im Bett aus Holzdekor (Spanplatte mit Folienüberzug) und aus massivem Zirbenholz während 12 Versuchswochen mit jeweils ein bis zwei Messtagen. Man erkennt, dass in der Nacht zwischen 22:00 Uhr und 7:00 Uhr früh am häufigsten blaue Erholungsphasen stattfinden. Diese sind am stärksten im Zirbenholzbett zu beobachten, am schwächsten im Holzdekorbett. Der Schlaf im eigenen Bett ist besonders gut nach Umstieg vom Holzdekorbett, besonders schlecht nach Umstieg vom Zirbenholzbett.

Bett, wahrscheinlich durch die angesammelte Ermüdung durch sechs Wochen schlechten Schlaf. Im Zirbenbett schläft die Versuchsperson dann besonders gut. In der letzten Aufzeichnung unten schläft sie noch einmal im eigenen Bett, diesmal ganz schlecht, möglicherweise ist der Kontrast zum Zirbenholzbett nun spürbar.

Als wir die Herzfrequenzwerte der Nächte im Verlauf mittelten, stellte sich heraus, dass während der gesamten Nacht das Zirbenholzbett sowohl dem eigenen als auch dem Holzdekorbett deutlich überlegen ist. Verglichen wurden hierbei jeweils 75 bis 90 verschiedene Schlafnächte, also 75 im eigenen, 90 im Zirbenholzbett und 90 im Holzdekorbett. Pro Nacht fanden etwa 28 000 Herzschläge pro Versuchsperson statt. Insgesamt wurden in dieser Studie also über 2 Millionen Herzschläge für jedes Bett miteinander verglichen. Die Ergebnisse waren hochsignifikant und überzeugend: Pro Nacht wurden im Zirbenholzbett, verglichen mit dem Holzdekorbett, etwa 3500 von 28 000 Herzschlägen bei jeder Versuchsperson eingespart, das entspricht etwa 1 Stunde Herzschlag.

Nun wurde von uns untersucht, was die Ursache dieser Herzschlagverringerung sein könnte. Es stellte sich heraus, dass parallel zum Absinken der Herzschlagfrequenz auch ein Ansteigen des Vagustonus zu beobachten war. Sie erinnern sich: Das ist jener Nerv des vegetativen Nervensystems, der Erholung ermöglicht, das Herz entspannt und den ganzen Organismus vor Entzündungen schützt! Der Vagus hat auch einen starken Einfluss auf die Herzfrequenz. Das weiß man spätestens seit dem Ostersamstag 1921, als der Pharmakologe Otto Loewi nach der zweiten Nacht, in der er aufeinanderfolgend den Ablauf des notwendigen Experiments träumte, den Vagus-Stoff, später als Acetylcholin identifiziert, entdeckte. Für diese wichtige Entdeckung erhielt er 1936 den Nobelpreis für Medizin oder Physiologie.

Otto Loewi arbeitete von 1909 bis 1938 an der Universität Graz, im gleichen Gebäude, in dem ich Biologie studierte, und es ist eine erfreuliche Fügung, dass seit Mai 2018 ein Forschungszentrum an der Medizinischen Universität Graz nach ihm benannt ist, in dem ich jetzt auch arbeite. Sein Nobelpreis wurde 1938 von den Nationalsozialisten geraubt, Otto Loewi konnte gerade noch und ohne Vermögen über Zwischenstationen in Brüssel und Oxford in die USA fliehen, wo er danach noch einige wissenschaftliche Entdeckungen machte. Seine Enkelin hat uns 2018, anlässlich der Einweihung des Otto Loewi Forschungszentrums in Graz, von seiner Traumgeschichte erzählt. Als Kind hatte sie diese Geschichte oft von ihm gehört und der klare Traum hat Loewi letztlich den Nobelpreis eingebracht.

DIE WICHTIGE ERSTE SCHLAFPHASE

Die Untersuchung der Gehirnströme zeigte dann ein weiteres interessantes Ergebnis. Das verwendete Messgerät analysiert automatisch die verschiedenen Schlafstadien und ermöglichte dadurch die Analyse der einzelnen Schlafzyklen. Dabei zeigte sich, dass der erste ***SCHLAFZYKLUS*** (also tiefer Erholungsschlaf) im Zirbenholzbett deutlich länger als im Holzdekorbett dauerte. Zur Erinnerung: Der erste Schlafzyklus ist der wichtigste, in ihm findet die stärkste Erholung statt, die Immuntätigkeit wird angekurbelt und es findet eine Durchspülung und Reinigung des Gehirns durch das sogenannte ***»GLYMPHATISCHE SYSTEM«***, ein spezielles Lymphsystem des Gehirns, statt.[60] [61] Gerade diese Schlafphase wurde also im Zirbenholzbett verlängert und dauerte im Schnitt um 20 Minuten länger als im Holzdekorbett, was mehr Zeit für intensive Erholung gibt.

Schlafzyklus: *Gesunder Schlaf ist in fünf sogenannte Schlafzyklen gegliedert mit einer Dauer von jeweils eineinhalb bis zwei Stunden.*

Glymphatisches System: *Gefäßsystem im Gehirn, das im Schlaf für eine »chemische Reinigung« des Gehirns sorgt.*

DIE VORTEILE DES SCHLAFS IM ZIRBENBETT

Fassen wir zusammen: Schlafen im Zirbenbett spart im Schnitt 3500 Herzschläge pro Nacht und erhöht den Vagustonus, schützt damit also das Herz und beugt Entzündungen vor. Zusätzlich fand unser Team von Wissenschaftlern heraus, dass sich die vegetative Schlafqualität und der seelische Gleichgewichtszustand verbesserten. Die Versuchspersonen fühlten sich am Morgen besser, wenn sie im Zirbenholzbett schliefen. Da wir 24-Stunden-Messungen der Herzrhythmusflexibilität machten, konnten wir genau beobachten, wann der Effekt im Verlauf des Tages am stärksten war. Dabei stellte sich heraus, dass die Verringerung der Herzfrequenz und die Erhöhung des Vagustonus etwa am Abend um 20:00 Uhr begannen und bis Mittag des nächsten Tages anhielten. Das entsprach im Mittel den Zeiten, an denen die Versuchspersonen am Abend ihr

Schlafzimmer betraten. Die Wirkung hielt dann offensichtlich bis Mittag des nächsten Tages an.

DIE ZIRBENBÜRO-STUDIE

Von manchen Medien, die über unsere Studie berichten, wurde angekreidet, dass nur zwölf Versuchspersonen die gesamte Studie absolvierten und nur eine Studie durchgeführt wurde. Diese Kritik relativiert sich stark, wenn man weiß, dass jede dieser Versuchspersonen jeweils sechs Nächte in jedem Bett geschlafen hat. Sie relativiert sich noch stärker, wenn man weiß, dass die Kritik, es sei nur eine Studie gewesen, gar nicht stimmt! Wir haben in einer weiteren Studie auch ein mit Zirbe ausgestattetes Büro mit einem Büro in Holzdekor verglichen. Die beiden Zimmer lagen direkt nebeneinander in einem ruhigen Teil des Gebäudes unserer »Labortischlerei«. Auch hier konnten wir, diesmal an 31 Versuchspersonen, feststellen, dass sich die Herzfrequenz binnen weniger Minuten deutlich absenkte, wenn die Versuchspersonen das Zirbenzimmer betraten. Beim Holzdekorzimmer war dies nicht der Fall. Solche parallele Studienergebnisse stützen die wissenschaftlichen Aussagen beträchtlich. Aber es geht noch weiter und zwar in der Schule:

DIE SCHULSTUDIE

Eine weitere Studie wurde in einer Schule in Haus im Ennstal durchgeführt. Diesmal waren die Versuchspersonen Schüler von ersten und zweiten Klassen der Hauptschule des Ortes. Der Bürgermeister hatte davor von unserem Zirbenbettprojekt gehört und sich in den Kopf gesetzt, an seiner Schule eine Studie zum Thema Holz im Klassenzimmer zu machen. Wir hatten das Glück, dass in der Schule gerade mehrere Klassenzimmer neu ausgestattet wurden. Zwei Klassenzimmer statteten die Architekten ganz getreu unseren Vorschlägen mit verschiedenen Holzarten aus: Die Wände waren aus massiver Fichte und Tanne, die Decke aus Tanne. An der Rückwand der Holzklassen war ein großer Zirbenkasten angebracht, in dem die Schüler ihre Hausschuhe und Utensilien unterbringen konnten. Zum Schluss äußerten wir noch den Wunsch, einen Massivholzfußboden einzubauen. Obwohl dies mit großen Mühen verbunden war, da der Estrich unter dem vorhandenen Fußboden entfernt werden musste, waren die Gemeinde und der Architekt bereit, diese Herausforderung anzunehmen, um zwei optimale Massivholzklassen entstehen zu lassen. Außerdem wurden die Beleuchtungskörper noch mit dünnen Zirbenholzbrettern verkleidet, um das kalte Licht der Leuchtstoffröhren schöner zu gestalten.

Als wir nach Ende der Studie ein Jahr später mit interessierten Besuchern die Klassenräume besichtigten, betraten wir zunächst eine der Kontrollklassen und dann eine der Massivholzklassen. Da es ein trüber Tag war, war in beiden Klassen die Deckenbeleuchtung eingeschaltet: in der Kontrollklasse das normale Leuchtstoffröhrenlicht, in der Massivholzklasse das vom Zirbenholz modellierte Licht. Einer der Besucher, ein Forstingenieur, blickte in der Massivholzklasse nach oben und bemerkte: »Das ist ja unwahrscheinlich, in der anderen Klasse war das Licht einfach da, aber in dieser Klasse strahlt es mit einer unheimlichen Schönheit.« Er hatte den Effekt der Zirbenholzlamellen an den Beleuchtungskörpern erkannt.

Zwei andere Klassen wurden als sogenannte »Kontrollklassen« mit Materialien ausgestattet, wie sie im heutigen Wohnbau verwendet werden: Gipskartonplatten als Wände, Linoleumböden, ein Spanplattenkasten mit Holzdekor — alles das also, was auch im sozialen Wohnbau oder in Bauträgerbauten normalerweise verwendet wird.

Die Versuchsreihe begann bereits in den Ferien: Schüler von jeweils zwei zukünftigen ersten und zweiten Hauptschulklassen wurden in den Ferien angeschrieben, bei Einverständnis ihrer Eltern und der Schüler mit unseren Messgeräten versehen und jeweils zweimal über 24 Stunden gemessen. Die gewonnenen Werte dienten als Referenz, und wir nahmen ursprünglich an, dass dies die entspanntesten Messwerte des Schuljahres würden. Unsere Arbeitshypothese lautete, dass im Laufe des Schuljahres der Stress in den Klassen immer mehr zunehmen würde. In den letzten Schulwochen im Juni des darauffolgenden Jahres müsste er dann am größten sein und damit ebenso die Herzschlagfrequenz. Der Vagustonus würde in dieser Zeit absinken, so die Annahme. Diese Arbeitshypothesen trafen tatsächlich zu — allerdings nur in den Kontrollklassen, wo die Herzschlagfrequenz als Folge der Stressbelastung im Laufe des Schuljahres kontinuierlich anstieg und im Juni am größten war, deutlich größer als in den Ferien. In den beiden Klassen mit Massivholzausstattung begann die Herzfrequenz schon nach wenigen Wochen abzusinken und am Schuljahresende im Juni war sie geringer als in den Ferien!

Umgekehrt war die Tendenz beim Vagustonus. Während der Vagustonus in den Kontrollklassen schon nach kurzer Zeit hypothesenkonform zu sinken begann und im Mai/Juni des darauffolgenden Jahres, also zu Ende des Schuljahres, die niedrigsten Werte anzeigte, stieg der Vagustonus in den Kontrollklassen während des Schuljahres kontinuierlich an und war just in den letzten Schuljahreswochen am höchsten, höher als in den Ferien. Ein Zeichen von unerwarteter Entspannung in den Holzklassenzimmern, während die Kontrollklassen deutlichen Stress zeigten.

Wieder untersuchten wir — wie schon bei der Schlafstudie — unsere 24-Stunden-Messungen daraufhin, wann der Unterschied zwischen Massivholzklassen und Kontrollklassen im Tagesverlauf am größten war. Hier war es nicht die Nacht, die den Unterschied machte, wie zuvor in der Zirbenbettstudie, sondern mit dem Betreten der Schulklassen drifteten die Schüler auseinander, je nachdem, ob sie in einer Kontrollklasse oder in einer Massivholzklasse saßen.

WIE MAN IN DEN WALD RUFT

Noch ein weiterer überraschender Effekt, der mich persönlich sehr freute, war in der Schulstudie zu beobachten. Wir hatten am Beginn der Studie lange überlegt, ob wir den Fußboden und die Wände streichen sollten oder ob er naturbelassen bleiben sollte. Streichen hat den großen Nachteil, dass die Holzoberfläche abgeschlossen wird und die Vorteile des Holzes nicht so gut zum Vorschein kommen wie beim offenporigen Holz. Andererseits gingen wir davon aus, dass Schüler ihre Klassen in der Regel mit irgendwelchen Zeichnungen oder Kritzeleien »schmücken«, die in den Ferien besser entfernt werden können, wenn die Holzoberfläche behandelt ist. Schließlich entschlossen wir uns mit gemischten Gefühlen, die Holzoberfläche für die Studie offen zu lassen und nicht zu behandeln, um die Auswirkungen des Holzes möglichst deutlich beobachten zu können. Beim Eichenfußboden wählten wir als Kompromiss eine Öl-Behandlung, die zwar einen bestimmten Schutz für das Holz darstellt, aber dennoch die Oberfläche nicht völlig abschließt. Geöltes Holz hat übrigens auch einen wunderbaren »Griff«, d. h. es fühlt sich sehr angenehm an und das Ölen erzeugt eine schöne Tiefenwirkung in der Holzmaserung.

Nach einem Jahr besuchten wir gemeinsam mit dem Österreichischen Rundfunk die Schule und die Holzklassen, da die Wissenschaftsredaktion über unsere Studie berichten wollte. Ich ging davon aus, dass die schönen Holzklassen nach einem Jahr der Nutzung durch pubertierende Schüler relativ lädiert sein würden und betrat etwas zögernd die erste Holzklasse. Ich traute meinen Augen nicht: Alles war in bester Ordnung, der Fußboden matt glänzend und keinesfalls beschädigt, keine einzige Beschriftung an der Wand — ein Zustand fast schöner als am ersten Tag. Die Schüler fühlten sich in der Klasse offensichtlich sehr wohl. Ich fragte dann vorsichtig nach, warum sie denn so gut auf die Klasse aufgepasst hätten. Die Schüler antworteten mir, dass ihnen das Holz so gut gefallen hätte und sie deswegen keine Ausschmückung notwendig gefunden hätten. Später las ich in einer soziologischen Studie, dass Jugendzentren, die mit hochwertigen Materialien gebaut wurden, nicht dem üblichen Vandalismus anheimfallen, den man von hässlichen Plattenbauten gewohnt ist. Ich dachte mir: »Wie man in den Wald hineinruft, so tönt es wieder heraus.« Ein wenig schämte ich mich für unsere Gesellschaft, die für unsere Jugendlichen, die Generation, die später unsere Aufgaben übernehmen soll, oft nur hässliche und letztklassige Quartiere übrighat. Und auch für mich selbst schämte ich mich, dass ich den Jugendlichen nicht zugetraut hatte, mit den ihnen anvertrauten schönen Räumen und Dingen sorgfältig umzugehen.

ES GIBT IHN DOCH — DEN KLEINEN UNTERSCHIED!

Einen deutlichen, hochinteressanten Unterschied haben wir bei der Zirbenbürostudie zwischen Männern und Frauen — ebenso wie zwischen Knaben und Mädchen in den Holzklassen — feststellen können: Mädchen und Frauen sind etwa doppelt so empfindlich auf die Wirkung von Holz wie Knaben und Männer! Und dies nicht aufgrund von Einbildung, wie das manchmal von etwas arroganten Zeitgenossen behauptet wird, sondern vielmehr, weil sie physiologisch nachweisbar doppelt so stark mit Herzschlag und Vagustonus reagieren — ihr Organismus ist also empfindlicher für Umwelteinflüsse.

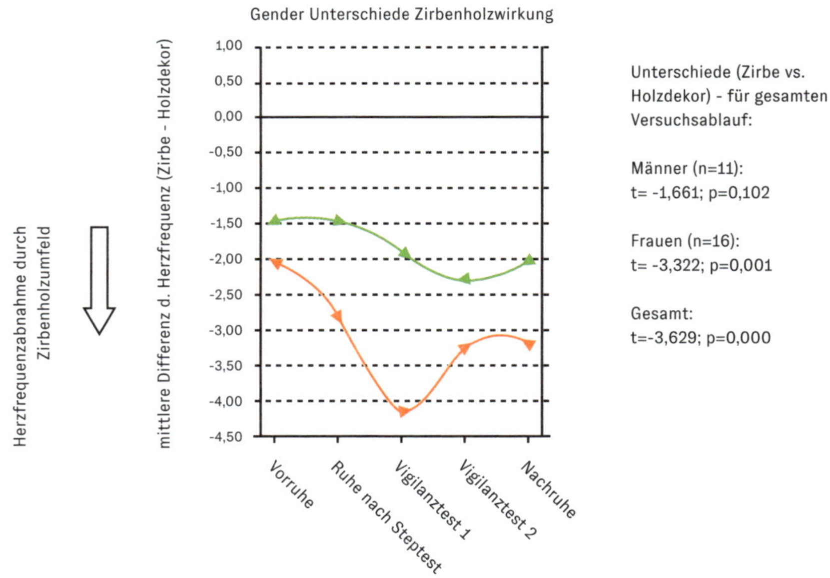

Auswirkungen einer Zirbenholzverkleidung im Büroumfeld auf die Herzschlagfrequenz von Frauen (orange) und Männern (grün) im Vergleich zum Holzdekorbüro (Nullinie). Die Abnahme der Herzfrequenz ist bei Frauen doppelt so stark wie bei Männern, sie reagieren auf diesen Umwelteinfluss deutlich empfindlicher.

Wahrscheinlich lässt sich aus dieser Beobachtung ein Ratschlag ableiten für alle angehenden Bauherren: Horcht auf eure Frauen, wenn es um die Auswahl von behaglichen Baumaterialien geht! Sie sind wesentlich sensibler auf die Wirkung von Materialien, als dies Männer sind. Ich vergleiche das gern mit der Suche nach Trüffeln: Wenn man erfolgreich Trüffel finden will, braucht man eine gute Nase. Es hat keinen Sinn, einen Trüffelhund mit Schnupfen suchen zu lassen. Der Förster, Bauunternehmer und Schriftsteller Erwin Thoma hat mir auch erzählt, dass, wenn Familien in seine Firma kommen, um sich Vollholzhäuser anzusehen, meist die Frauen das Holz wollen. Männern scheint das Holz zu weich zu sein, sie ziehen Baumaterialien wie Ziegel oder Beton vor. Es wäre günstig, wenn sich in diesem Bereich die Frauen öfter durchsetzen könnten.

WETTERFÜHLIGKEIT ADE

Bei den Messungen der Wirkung des Zirbenholzbüros im Vergleich zum Holzdekorbüro hatten wir, ähnlich der Zirbenbettstudie, ein gekreuztes Design verwendet. Die Versuchspersonen wurden also abwechselnd entweder in das eine oder in das andere Büro geführt, wo sie die gleichen psychologischen Tests und Aufgaben lösen mussten. Dabei startete die eine Hälfte der Versuchspersonen im Zirbenholzbüro, die andere im Holzdekorbüro. Dann wechselten die Personen. Eine solche Art der gekreuzten Versuchsdurchführung vermeidet normalerweise den Einfluss sich zufällig ändernder Außenfaktoren, wie zum Beispiel Luftdruck oder Wetter, auf das Versuchsergebnis.

Um ganz sicher auszuschließen, dass uns nicht das Wetter einen Streich bei unseren Auswertungen gespielt hatte, ließ ich noch die gemessenen Herzfrequenzen während der Messungen der einzelnen Versuchspersonen gegen den jeweiligen Luftdruck als wichtigsten Wetterindikator auftragen, um festzustellen, ob es einen möglichen Wettereinfluss auf die Daten gegeben hatte. Dies war tatsächlich der Fall, allerdings nur bei der Gruppe, die jeweils im Holzdekorbüro gearbeitet hatte. Je niedriger der Luftdruck, je schlechter also das Wetter, desto höher war die Herzfrequenz. Im Holzdekorbüro stellte sich das jeweilige Wetter als Belastungsfaktor dar — die Versuchspersonen waren wetterfühlig. Im Gegensatz dazu zeigten die Versuchspersonen, die im Zirbenholzraum gearbeitet hatten, keine Abhängigkeit der Herzfrequenz vom Luftdruck. Sie waren offensichtlich vor der Wetterfühligkeit geschützt. Damit hatten wir eine weitere positive Eigenschaft von Zirbenholz entdeckt, die meines Wissens sonst noch nie beschrieben wurde und nicht einmal aus dem Volkswissen überliefert ist.

Gesprächigkeit im Zirbenzimmer

Als Folge des Aufenthalts in den Zirbenholzräumen zeigte sich außerdem ein psychologisches Phänomen. Unsere Psychologen beobachteten bei einem Persönlichkeitsfragebogen (Neo FFI), der untersuchte, ob Menschen eher extravertiert oder introvertiert sind, dass sich dieser Wert nach Aufenthalt im Zirbenholzzimmer deutlich in Richtung Extravertiertheit verschob. Konkret bezeichneten sich die Versuchspersonen als lebendiger, ausgeglichener, vitaler und kontaktfreudiger. Die gleiche Veränderung war nach dem Schlaf im Zirbenholzbett zu beobachten. Interessanterweise wurden früher viele Gaststuben mit Zirbenholz verkleidet, das Mobiliar bestand ebenfalls aus diesem Holz. Hatten die Menschen ein Bewusstsein von der Wirkung des Holzes, das vielleicht für Gaststuben besonders geeignet ist, weil es die Menschen offener, lebendiger und gesprächiger macht?

Ein Ereignis aus meinem Heimatland Kärnten, dessen Erinnerung mich heute noch zum Lachen bringt, darf ich Ihnen nicht vorenthalten: Beim Spaziergang auf einer Alm näherte ich mich vor einigen Jahren einer Scheune, die mit Zirbenbrettern verkleidet war und in der sich eine provisorische Gaststätte befand. Aus dem Gebäude, das nicht besonders schalldicht war, hörte man eine große Menschenmenge, die sich lebhaft unterhielt und offensichtlich großen Spaß und »eine Mordsgaudi« hatte. Ich war schon gespannt, was hier los sei und öffnete vorsichtig die Tür der Scheune in der Erwartung, mindestens 30 bis 40 Menschen anzutreffen, die hier fröhliche Gespräche führten. Den Anblick, der mich erwartete, konnte ich kaum glauben: Sagenhafte vier Personen saßen um einen Tisch herum, gestikulierten und unterhielten sich offensichtlich alle gleichzeitig, wobei mir nicht klar war, ob auch jemand von ihnen zuhörte. Das war Extraversion pur. Ob diese Redefreudigkeit allerdings der Zirbenverkleidung oder doch dem ausgeschenkten Zirbenschnaps zu verdanken war, konnte ich nicht mit letzter Sicherheit klären.

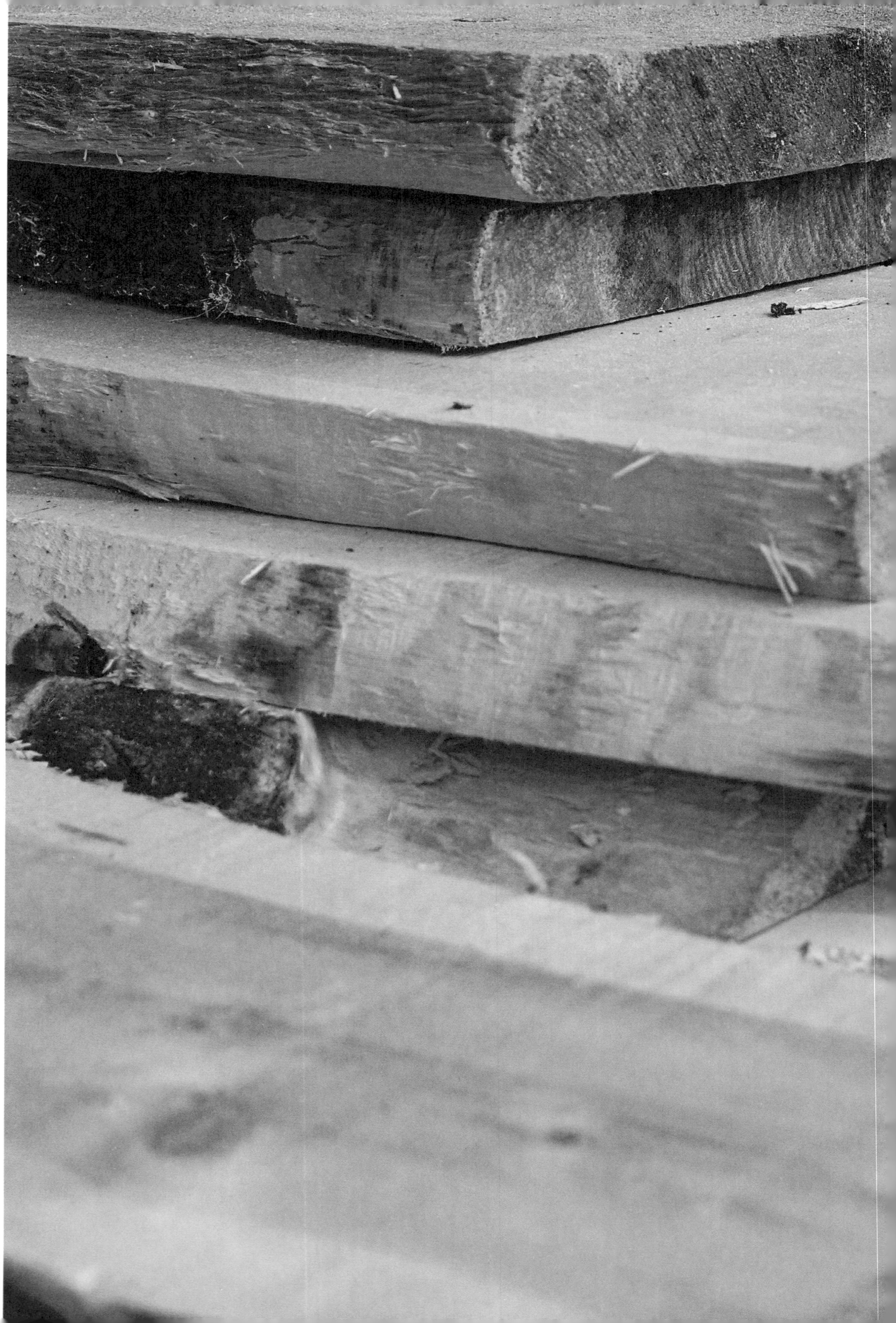

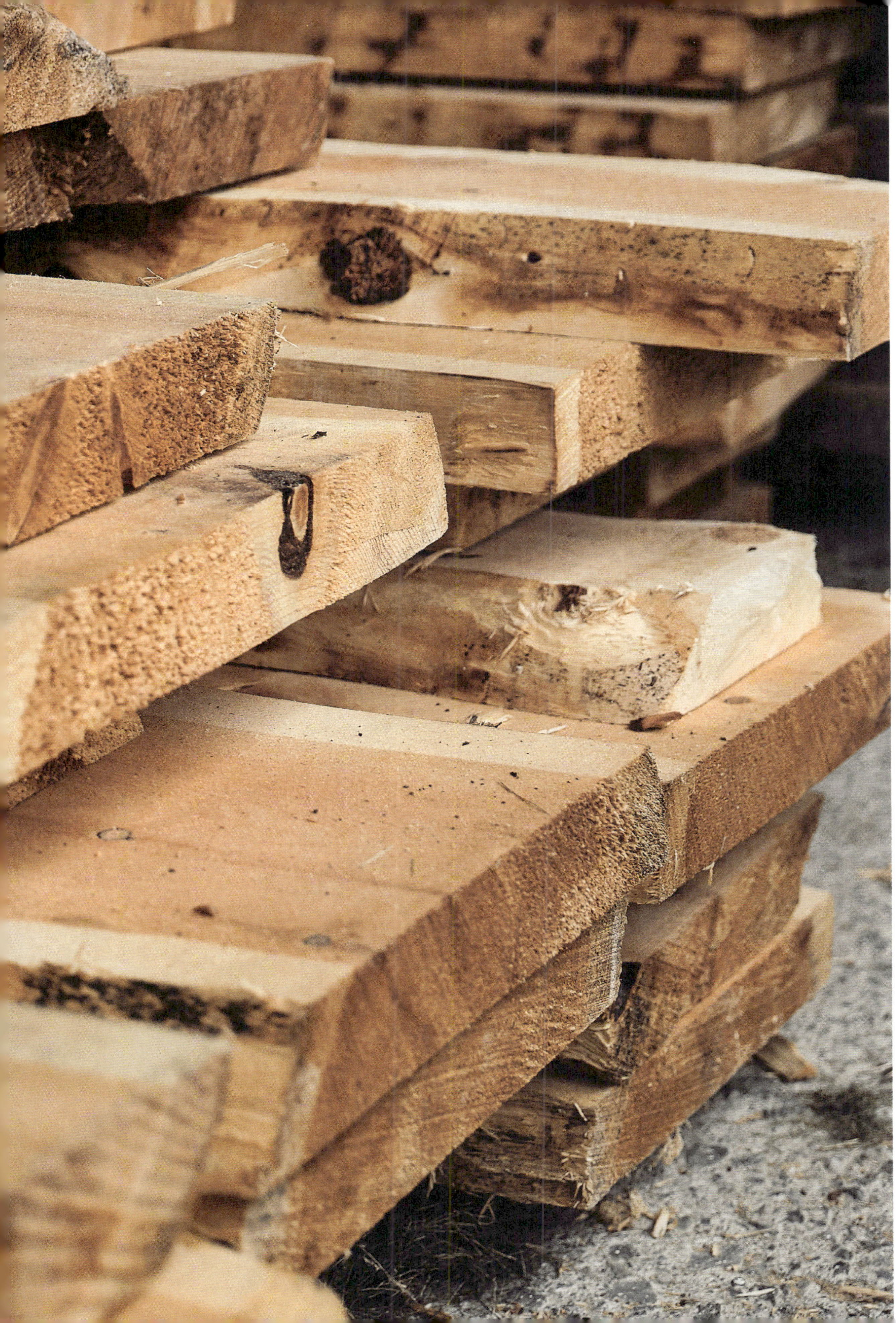

Kapitel 5

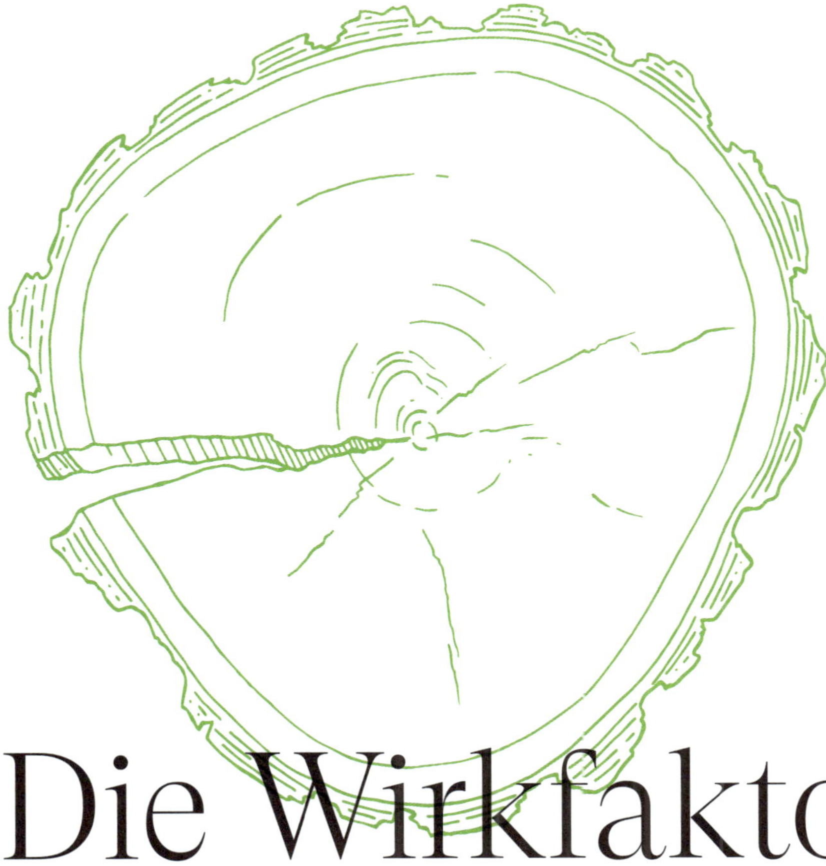

Die Wirkfaktoren der Zirbe

Zirbenholz verbessert *den Schlaf,* beruhigt *Menschen und macht sie gleichzeitig* freier *und* gelöster, *es senkt die Herzschlagfrequenz und erhöht den Vagustonus — so die Erkenntnisse unserer Studien. Was aber sind die genauen Gründe dafür, dass dieses* Holz *so* wirkt?

Im Wesentlichen konnten wir nach ausführlicher Literaturstudie und Gesprächen mit vielen Fachleuten drei wichtige Faktoren identifizieren, die für diese interessanten Wirkungen verantwortlich sein können. Jeder dieser Faktoren trägt in unterschiedlicher Weise zu den Wirkungen bei, wahrscheinlich bei verschiedenen Menschen verschieden stark.

DER DUFT

Terpene

Terpene gehören zu den Naturstoffen, die in unserem Leben eine enorm große Rolle spielen, auch wenn der menschliche Organismus sie kaum selbst herstellen kann. Duft- und Heilstoffe sowie Nahrungsaromen kommen aus dieser Substanzgruppe. Auch als Biotreibstoffe, umweltfreundliche Putz- und Reinigungsmittel sowie in Kosmetika kann man Terpene nutzen. Über 8000 natürliche Terpene und über 30 000 chemisch nah verwandte Terpenoide, die die Natur für uns in den verschiedenen Pflanzen bereitstellt, konnten bisher identifiziert werden. Diese Stoffe werden, wie die meisten Pflanzenprodukte, vorwiegend aus Wasser, Kohlendioxid und Sonnenlicht hergestellt. In Wasser gegeben, schwimmen die schwer löslichen Terpene an der Oberfläche. Außerdem sind sie leicht flüchtig. Diese Eigenschaft führt dazu, dass sie als ätherische Öle verdunsten, wenn sie zum Beispiel auf Papier aufgebracht werden.

Tipp:

SIE KÖNNEN DIESE EIGENSCHAFTEN SELBST SEHR SCHÖN BEOBACHTEN, WENN SIE EIN STÜCK ORANGEN- ODER MANDARINENSCHALE FALTEN UND MIT DEN FINGERN ZUSAMMENDRÜCKEN. DIE TRÖPFCHEN, DIE AUS DEN ÖLDRÜSEN DER SCHALE HERAUSSPRITZEN, BESTEHEN ZU EINEM GROSSEN TEIL AUS TERPENEN. SIE BEMERKEN DEN STARKEN UND ANGENEHMEN DUFT, DIE FETTFLECKEN, WELCHE DIE AUF PAPIER GESPRITZTEN TRÖPFCHEN MACHEN UND BEMERKEN AUCH, WIE DIESE FLECKEN NACH EINIGEN MINUTEN WIEDER VERSCHWINDEN. IN DIE AUGEN SOLLTEN DIE TRÖPFCHEN NICHT GERATEN, DAS BRENNT UNTER DEN LIDERN! IN EINE KERZENFLAMME GESPRITZT (VORSICHT, NICHT AM CHRISTBAUM AUSPROBIEREN!), VERBRENNEN DIE KLEINFEUERWERKE MIT HELLER FLAMME UND MIT RUSSWOLKE.

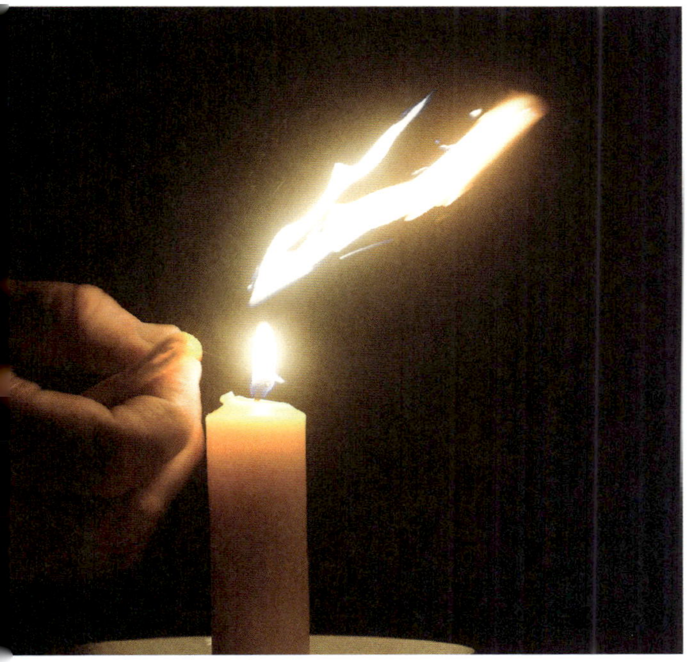

Zitrusschalen sind reich an ätherischen Terpenölen, die in kleinen Bläschen in der Schale gespeichert werden. Biegt man die Schale in der Nähe einer Kerzenflamme, so platzen die Bläschen und die Brennbarkeit der ätherischen Öle wird sichtbar. Feurige Spuren entstehen an der Flamme.

Terpene sind eine großartige Errungenschaft der Pflanzenwelt. Zur Meisterschaft haben es hier Pflanzenfamilien wie die Nadelholzgewächse, die Lippenblütler, die Dolden- und die Korbblütler gebracht. Denken wir etwa an den wunderbaren Duft von Lavendel, Pfefferminze, Majoran oder Thymian — alle diese sind Lippenblütler, die in ganz besonderer Weise Variationen verschiedener Terpene erzeugen können und diese als Duftkompositionen nutzen. Fenchel, Dill und Angelika von den Doldenblütlern sowie Schafgarbe und Kamille aus der Familie der Korbblütler riechen und schmecken durch ihren Terpenduft ebenfalls charakteristisch und wurden schon lange Zeit als Heilmittel geschätzt. Einen Beleg dafür entdeckten Paläontologen im Jahr 2012 im Zahnstein eines Neandertalerzahns aus der nordspanischen El Sidro Höhle: Er enthielt Spuren von Schafgabe und Kamille.[62] Da beide Pflanzen damals kulinarisch nicht verwertet wurden, wohl aber als Heilmittel bei Verdauungsbeschwerden, ist dies möglicherweise ein Hinweis auf Neandertaler-Bauchschmerzen vor 50 000 Jahren, dem radiometrisch bestimmten Alter des Zahns.

Koniferen: *»Nadelhölzer«, heute größte Pflanzengruppe der Nacktsamer, die ihre Blätter als Nadeln ausgebildet haben.*

Die **KONIFEREN** (Nadelholzgewächse), zu denen unsere Zirbe zählt, gehören wie schon erwähnt zu den Pflanzenfamilien, die ätherische Öle in besonderer Vielfalt und in großen Mengen produzieren.[63] Interessanterweise tun sie dies nicht — wie bei insektenbestäubten Blütenpflanzen üblich — vorwiegend in den Blüten, sondern in den Blättern und im Holz der Pflanze. Das Baumharz, ebenso wie die nichtwässrige, flüssige Substanz der Nadeln und der Zweige, besteht zu einem beträchtlichen Teil aus Terpenen, die auch den Geruch des Harzes und des Holzes ausmachen. Durch diese Terpene [64] hat die Gruppe der kiefernartigen Gewächse besondere Fähigkeiten, die man teilweise erst in den letzten Jahren entdeckt hat.

Tipp: WENN SIE IN EINEM NADELWALD SPAZIEREN GEHEN, SO ERFREUT SIE DER FRISCHE WALDGERUCH, DER VON EBEN DIESEN TERPENEN AUSGEHT.

Die Klimaforschung hat nun entdeckt, dass die Nadelbäume sich mit den Terpenen ihr eigenes Klima schaffen können. In der Pflanzenwelt spielt Wasser ja eine ganz entscheidende Rolle für das Gedeihen und Wachsen. Daher versuchen die meisten Pflanzen, Wasser sparsam zu verwenden. Das Optimum wäre, Wasser aktiv herbeiholen zu können. Genau dies tun die Nadelbäume mithilfe ihrer Terpene. In der Atmosphäre ist Wasser einerseits in gasförmigem Zustand als Wasserdampf vorhanden, andererseits in flüssiger Form als Tröpfchen. Wenn diese Tröpfchen groß genug sind, fallen sie als Regen zur Erde und erfreuen die Pflanzenwelt. Erst wenn das Wasser in flüssiger Form in den Boden eingedrungen und damit für die Wurzeln aufnehmbar ist, kann es für den Transport von Nährstoffen aus dem Boden in die Pflanze und hinauf zu den Blättern genutzt werden. Um aber überhaupt Tröpfchen bilden zu können, benötigt das Wasser Kondensationskeime. Und diese Keime wiederum liefern die Terpene.

Ein Forscherteam des CERN in der Schweiz hat 2016 herausgefunden,[65] dass Terpene über Nadelwäldern aktiv mithelfen, Kondensationskeime in der Luft zu bilden und damit das Abregnen des Wassers ermöglichen. Die Nadelbäume holen sich damit also das benötigte Wasser fürs Leben. Das zeigt uns, welch große Bedeutung die Bäume für das Klima und den Wasserhaushalt unserer Erde haben und wie wichtig es ist, die Wälder nicht nur in den Tropen, sondern auch in Mitteleuropa zu erhalten, um die gleichmäßige Wasserversorgung in allen Ländern sicherzustellen.

Weitere Forschungen haben ergeben, dass Wälder wie ein Wasserpumpsystem funktionieren, das feuchte Luft aus dem Meer anzieht und ins Binnenland bringt.[66] Ohne Wälder wäre das Innere von Kontinenten staubtrockene Wüste, erst die Wälder schaffen den Transport von Wasser entgegen dem Gefälle der Landschaft ins Landesinnere. Für diese Funktion ist es besonders wichtig, von der Küste bis zum Zentrum des Kontinents durchgängige Waldgebiete zu haben.

Tipp:

DIESE ERKENNTNISSE ERTEILEN DER ZUKÜNFTIGEN FORSTWIRTSCHAFT DIE EXTREM WICHTIGE AUFGABE, DAS GEMÄSSIGTE KLIMA IN EUROPA ZU ERHALTEN. DIE TROCKENZEITEN, DIE IM JAHR 2018 IN EUROPA HERRSCHTEN, KÖNNEN ALS WARNUNG VERSTANDEN WERDEN, DASS HIER MASSNAHMEN GESETZT WERDEN MÜSSEN, SOLANGE UNS DER KLIMAWANDEL NOCH ZEIT LÄSST.

Die Zusammensetzung der Terpene in den Zirben wurde bereits ausführlich untersucht: Insgesamt konnte man etwa 125 verschiedene Terpene identifizieren, wobei die Vielfalt wahrscheinlich noch wesentlich größer ist.[67] Eine Schätzung geht von bis zu 800 verschiedenen Terpenen in der Zirbe aus, da diese in jedem Teil der Pflanze enthalten sind: Das Wurzelholz, die Rinde, das Kernholz (dunkel), das Splintholz (hell), die Zweige, die Nadeln, die Zapfen und die Blüten enthalten jeweils unterschiedliche Terpenzusammensetzungen, sodass ein Extrakt der Nadeln eine etwas andere Wirkung hat als ein Extrakt des Holzes.[68] Ein Teil der Zirbenterpene kommt auch in zahlreichen anderen Pflanzen vor, wie zum Beispiel die Alpha- oder Beta-Pinene sowie Limonene.

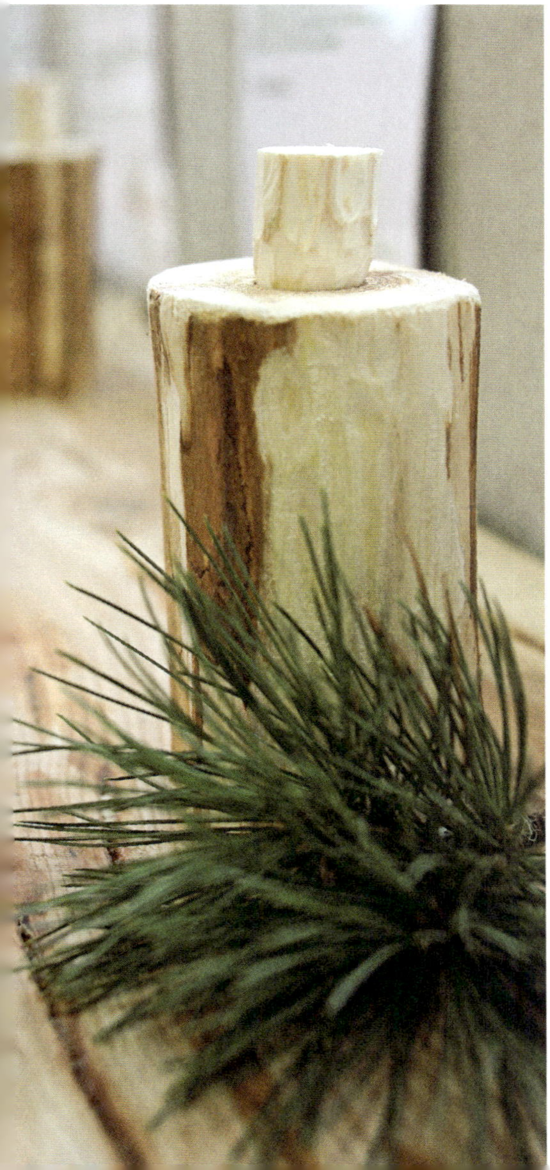

Holzflakon aus Zirbenholz gefüllt mit ätherischem Zirbenöl bei der Ausstellung »Design in Zirbe« in Leoben.

Andere sind charakteristisch für die Zirbe und machen wie bei einem Parfum den unverwechselbaren Geruch aus, den jeder, der Zirbenholz einmal gerochen hat, kaum jemals vergisst. Es ist ein warmer, heimeliger und gleichzeitig doch erfrischender Geruch.

Wenn man die Wirkungen der einzelnen flüchtigen und damit geruchsaktiven Substanzen recherchiert, die im Zirbenholz vorhanden sind, stellt man tatsächlich fest, dass zum Beispiel Pinene beruhigend auf den Menschen wirken, die Herzschlagfrequenz senken und den Vagustonus heben. 2016 konnte von einem koreanischen Team sogar eine Intensivierung des Tiefschlafs durch Alpha-Pinene nachgewiesen werden, wenn auch bisher nur im Tierversuch.[69] Weitere beobachtete Eigenschaften für Alpha- und Beta-Pinene sowie Limonen, die in der Literatur mehrfach beschrieben werden, sind entzündungshemmende, atmungserleichternde, schmerzstillende, angstlösende sowie stressmindernde Wirkungen.[63] Auch Krebszellen werden von diesen Bestandteilen des ätherischen Öls erfolgreich in Schach gehalten, zumindest im Tierversuch und in Zellkulturen.[70] [71] Doch wie schon Paracelsus bemerkte, macht die Dosis das Heilmittel oder das Gift. Wichtig ist daher, die Dosis zu beachten, da zu hohe Dosen in Tierversuchen sogar gegenteilige Wirkungen zeigten. Zum Glück haben wir einen hervorragenden chemischen Sensor in unserem Organismus, der es uns ermöglicht, die Konzentration von Stoffen in unserer Umgebungsluft abzuschätzen: unser Geruchsorgan, die Nase. Ein leichter Geruch ohne aufdringlichen Charakter hat sich als ideale Dosierung herausgestellt. Dosierungen, die negative Effekte erzeugen, wirken deutlich unangenehm auf unser Geruchsorgan und riechen stechend.

Nun könnte die Schlussfolgerung sein, dass es ausreicht, synthetisch hergestellte Alpha- und Beta-Pinene oder Limonene auf ein Taschentuch zu träufeln und ins Schlafzimmer zu legen, um besser zu schlafen und das Herz zu schonen. Doch so einfach ist es nicht.

Der Teil und das Ganze

Einige tüchtige Geschäftsleute haben tatsächlich begonnen, ätherisches Zirbenöl mit dem Hinweis auf unsere Studie zu vermarkten. Ein großer Spanplattenhersteller wollte mit unserer Forschungsgruppe gemeinsam Spanplatten entwickeln, die mit ätherischem Zirbenöl imprägniert sind, um Betten aus Spanplatten mit Zirbenwirkung zu entwickeln. Chemiker fragten nach, welche Komponenten im Zirbenöl enthalten seien, die die schlaffördernde Wirkung hätten, damit sie entsprechende Präparate synthetisieren könnten.

Ich bin jedoch aufgrund jahrelanger Erfahrung überzeugt davon, dass das Ganze mehr ist als die Summe seiner Teile. In der pharmazeutischen Chemie hat man lange Zeit geglaubt, die Isolierung von Bestandteilen ermögliche eine genaue Quantifizierung, was wie wirkt. Tatsächlich konnten Wirkungen damit isoliert und verstärkt werden, aber man rief plötzlich Nebenwirkungen hervor, die in den ganzheitlichen Natursubstanzen durch Begleitstoffe abgefangen werden.

Tipp:

SIE KENNEN WAHRSCHEINLICH DEN WIRKUNGSUNTERSCHIED ZWISCHEN KURZ GEBRÜHTEM (ZIEHZEIT 2 BIS 3 MINUTEN) UND LANGE GEBRÜHTEM (ZIEHZEIT > 10 MINUTEN) SCHWARZEN TEE: BEIM KURZ GEBRÜHTEN TEE WIRD VOR ALLEM DAS BIS ZU 4,5 % IM TEE ENTHALTENE KOFFEIN AUS DEN BLÄTTERN GEHOLT. WENN SIE DIESEN TEE TRINKEN, ÜBERWIEGT DIE ANREGENDE WIRKUNG DES TEES. BRÜHEN SIE DEN TEE LANGE, SO ÜBERWIEGT DIE WIRKUNG DER GERBSÄUREN UND ANDERER POLYPHENOLE, DIE EBENSO IM TEE ENTHALTEN SIND. DIESE MACHEN DAS KOFFEIN WASSERUNLÖSLICH UND DAMIT FÜR UNSEREN ORGANISMUS NICHT VERFÜGBAR. GERBSÄUREN WIRKEN BERUHIGEND AUF DEN ORGANISMUS, AUSSERDEM VERLANGSAMEN SIE DIE DARMTÄTIGKEIT, WAS ZU VERSTOPFUNG FÜHREN KANN. ZIEHT DER TEE GERADE RICHTIG, SO HABEN SIE EINE ANGENEHME UND AUSGEWOGENE WIRKUNG, IN DER BEIDE STOFFE AUF UNSEREN ORGANISMUS WIRKEN KÖNNEN.

Naturstoffe wie die ätherischen Öle eines Baums oder Extrakte aus Pflanzen sind Vielstoffgemische, in denen hunderte bis tausende verschiedene Substanzen zusammenwirken. Gern erinnere ich mich in diesem Zusammenhang an ein Gespräch, das ich in meiner Mittelschulzeit mit dem von mir sehr geschätzten Chemieprofessor geführt habe. Er zeigte uns Schülern, wie man künstlichen Kirschlikör durch das Mischen von Alkohol, Wasser, Zucker, Farbstoff und drei oder vier Hauptbestandteilen des Kirscharomas erzeugen kann. Das Ganze schmeckte zwar annähernd wie Kirschlikör, aber nicht so fein wie das Original. Als ich ihn fragte, was man tun könne, um einen perfekten Kirschlikör zu erzeugen, meinte er, man müsste hier hunderte verschiedene Substanzen zusammenführen, um das Aroma der Kirschen perfekt nachmachen zu können. Sehr chemiegläubig, wie ich damals noch war, fragte ich weiter nach, warum man denn dies nicht mache? Nach einer kurzen Pause — unser Chemielehrer hatte selbst lange als Lebensmittelchemiker gearbeitet — meinte er etwas resignierend: »Das wäre viel zu teuer, die Natur kann das viel billiger und besser.«

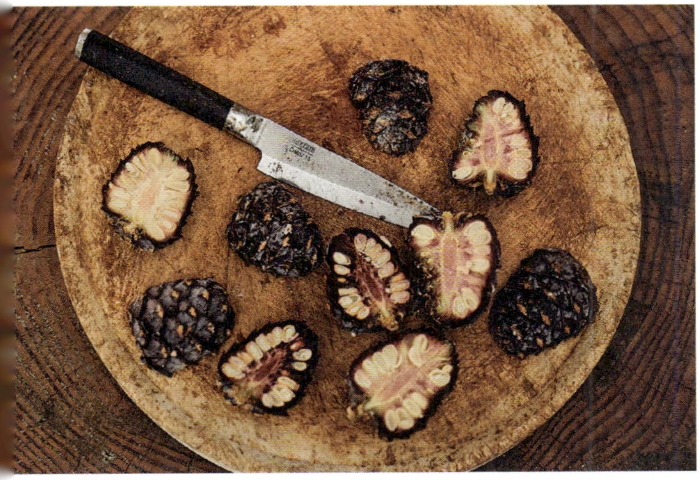

Jeder Teil des Zirbenbaumes enthält ätherische Öle und Naturstoffe in verschiedener Zusammensetzung und duftet daher verschieden. Hier wurden unreife Zirbenzapfen geerntet, um daraus einen Zirbenlikör herzustellen. In geringer Menge können sie auch frisch gegessen und zu avantgardistischen Salaten beigegeben werden, die sie mit würzig-saurem Aroma verfeinern.

Obwohl bei Heilpflanzen oft einige wirksame Substanzen mengenmäßig überwiegen, sind viele andere zwar nicht für die Hauptwirkung zuständig, modulieren diese aber und dämpfen oft Nebenwirkungen ab, die die Hauptsubstanzen aufweisen würden, nähme man sie isoliert ein. Der Heidelberger Pharmakologe Michael Wink hat in zahlreichen Studien mit seiner Arbeitsgruppe nachgewiesen, dass die Wirkung von Gesamtextrakten verschiedener Heilpflanzen mit großer Regelmäßigkeit deutlich bessere Erfolge bei verschiedenen Erkrankungen zeigte als die Einzelsubstanz, auf die die Hauptwirkung zurückgeführt wird.[72]

Die Hand und der Finger

Im Grunde ist die Wirkung einer bestimmten Heilpflanze oder eines Baumes mit einer Geste vergleichbar. Die verschiedenen an der Heilwirkung beteiligten Stoffe sind wie die Finger einer Hand, die wir einem anderen Menschen entgegenhalten. Eine ganze ausgestreckte Hand wirkt dann vielleicht als Einladung. Wenn wir nur den Mittelfinger nach oben strecken, wird dies auch eine Wirkung haben, aber wahrscheinlich mit unangenehmen Nebenwirkungen verbunden. So ähnlich stelle ich mir die Wirkung von Monosubstanzen vor, wie sie heute in der modernen Pharmakologie gang und gäbe sind. Wahrscheinlich wäre es besser, gesamtheitliche Wirkungen zu erforschen, wie dies Michael Wink und einige wenige weitere Arbeitsgruppen schon tun.[72] Ein australischer Forscher, mit dem ich mich zu diesem Thema ausgetauscht habe, meinte mit entwaffnender Ehrlichkeit, dass dies leider in der heutigen Universitätslandschaft und für die Karriere nicht sehr förderlich sei. Denn mit Einzelsubstanzen sei ein besseres Geschäft zu machen als mit Gesamtwirkungen von Heilpflanzen, die sich nicht patentieren lassen.

Ein gutes Beispiel dafür ist *Artemisia annua*, ein Beifußgewächs aus China, für dessen Erforschung 2015 der Nobelpreis vergeben wurde. Leider wurde dieser Nobelpreis nicht für die (Wieder-)Entdeckung der Heilwirkung gegen Malaria vergeben, die in der chinesischen Heilkunde schon seit über 2000 Jahren beschrieben ist.[73] Stattdessen wurde die Isolierung und Synthetisierung der Substanzen, die in *Artemisia annua* enthalten sind, prämiert. Einige Jahre wurde der isolierte Wirkstoff dann mit großem Erfolg gegen Malaria eingesetzt — bis die ersten resistenten Malariaparasiten auftauchten, die den Wirkstoff außer Funktion setzten. Pamela Weathers, eine englische Wissenschaftlerin, konnte 2017 mit ihrem Team mit Bravour nachweisen, dass Gesamtextrakte der Heilpflanze bei resistenten Keimen noch immer wirksam waren, obwohl der Einzelwirkstoff bereits seine Wirkung verloren hatte.[74] Auch das Lamento in der *Zeit*, die in ihrer Wissenschaftsabteilung 2010 mit Hinweis auf mögliche Resistenzbildung noch ausdrücklich vor der Eigenanwendung von Artemisia annua als Tee gegen Malaria durch die tansanischen Bauern gewarnt hatte, wurde durch die Studie von Pamela Weathers eindrücklich widerlegt. Sie hatte zuerst Artemisinin, das ist die isolierte Wirkstoffsubstanz der Artemisia, bei ihren Malariapatienten angewendet. Der Erfolg war jedoch nur vorübergehend. Eine darauffolgende Behandlung mit Artemisiakraut stellte die Gesundheit der meisten Patienten jedoch erstaunlich schnell wieder her.[74] Eine Gesamtgeste wirkt also anders und langfristiger als ein patentierter Einzelfinger.

Vielstoff versus Einzelstoff

Inzwischen hat man sogar die Gründe erforscht, warum Vielstoffgemische, wie man so eine Mischung zahlreicher Einzelsubstanzen bezeichnet, so erfolgreich und nachhaltig wirken, wenn auch nicht immer so schnell, wie von Einzelsubstanzen gewohnt.[75] Während Einzelsubstanzen an einzelnen Genen angreifen und diese sehr rasch beeinflussen, wirken Vielstoffgemische an vielen Genen gleichzeitig, was etwas länger dauern kann.[72] Das ist schwieriger zu erforschen und die entsprechenden Werkzeuge sind erst seit wenigen Jahren verfügbar. Resistenzbildungen, zum Beispiel bei Bakterien gegen Antibiotika oder beim Malariaerreger gegen Artemisinin, sind jedoch bei Einzelgenwirkungen wesentlich leichter möglich als bei der Wirkung auf viele verschiedene Gene gleichzeitig, die an unterschiedlichen Orten im Genom liegen. Ein Organismus, der eine Resistenz gegen Vielstoffgemische entwickelt, müsste nämlich gleichzeitig verschiedene Mutationen durchführen, die alle in die richtige Richtung gehen, um die Wirkung des Heilmittels zu umgehen. Dies ist um Größenordnungen schwieriger als die Resistenzbildung gegenüber Einzelsubstanzen. Man nimmt daher an, dass die Zukunft der Pharmakologie in Vielstoffgemischen liegen wird, die nicht nur auf ein Gen, sondern auf viele Gene gleichzeitig wirken. Damit würde man Antibiotika erzeugen können, gegen die niemals Resistenzen ausgebildet werden. Das Gemisch von Terpenen, wie sie in der Zirbe und anderen Nadelbäumen vorliegen, hat möglicherweise bereits die Eigenschaften, die man sich von solchen Vielstoffantibiotika erhofft. Manche Wissenschaftler bezeichnen daher natürliche ätherische Öle als Antibiotika der Zukunft.

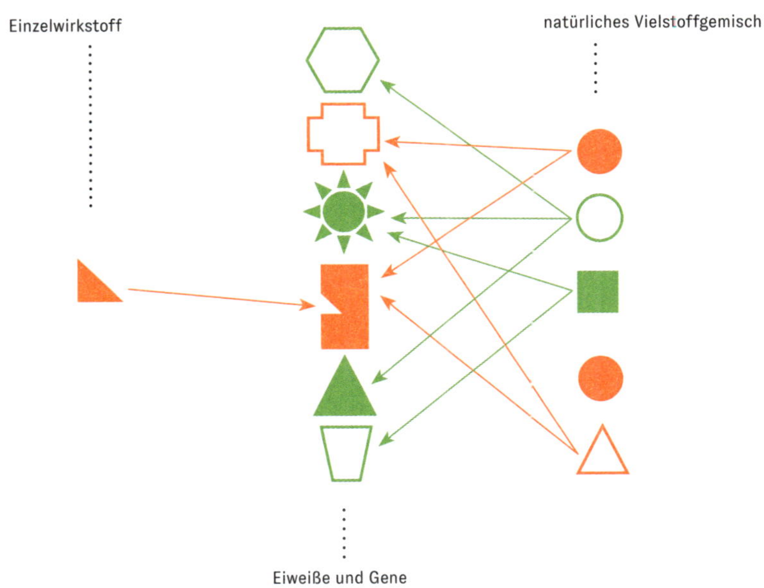

Wirkung von Einzelsubstanzen (links), wie sie in herkömmlichen Antibiotika vertreten sind, und Vielstoffgemischen, wie sie als Gesamtextrakte von Heilpflanzen wie der Zirbe auftreten. Einzelwirkstoffe wirken nur auf einzelne Gene oder Eiweiße. Resistenzen sind hier schnell gebildet. Vielstoffgemische zeigen eine vielseitige Wirkung, gegen die es keine Resistenzbildung gibt.

Tatsächlich haben sich schon zahlreiche positive Anwendungsmöglichkeiten von Terpenen in klinischen Studien ergeben, die sogar über die Anwendung als Antibiotika hinausreichen. So hat das US-Gesundheitsministerium im Jahr 1997 ein Patent für Nadelholzterpene für die Behandlung von Krebserkrankungen eingereicht.[76] Das ist ungewöhnlich, da die meisten Patente von Einzelpersonen oder Firmen eingereicht werden, nicht von staatlichen Institutionen. Es weist darauf hin, dass das Ministerium den Nadelholzterpenen eine außergewöhnliche Bedeutung für die Gesundheit der Bevölkerung zumisst, wenn es die Kosten für die Patenterstellung und -aufrechterhaltung übernimmt.

Beruhigen statt Töten

Die Besonderheit an der Verwendung dieser Stoffe zur Bekämpfung von Infektionskrankheiten und Krebserkrankungen liegt an einer ganz besonderen Eigenschaft der Terpene: Sie töten die Zellen, gegen die sie wirken, nicht ab, sondern beruhigen sie nur und hemmen ihre Vermehrung.[75] Von Krankheitserregern weiß man, dass diese besonders teilungsaktiv sind, das bedeutet, dass sie sich besonders schnell vermehren. Damit verhalten sie sich sozusagen egoistisch und nehmen für sich in Anspruch, schneller und ungehemmter zu wachsen als die Zellen ihrer Umgebung. Gerade dies und natürlich auch die Stoffe, die sie so hektisch produzieren, machen sie schädlich. Einige Terpene haben nun die Eigenschaft, das Wachstum von solchen entgleisten Zellen zu verlangsamen. Sie werden nicht abgetötet, sondern nur beruhigt. Dadurch entstehen aus eigentlich pathogenen Keimen oder Zellen nun solche, die sich ganz vernünftig verhalten. Sie verlieren damit ihre krankheitsauslösende Eigenschaft. Dies gilt sowohl für Bakterien als auch für Krebszellen. Auch letztere zeichnen sich ja gerade dadurch aus, dass sie zu schnell und ungehemmt wachsen. Damit können Terpene nicht nur bakteriostatisch, also verlangsamend auf das Bakterienwachstum wirken, sondern auch das Wachstum von Krebszellen eindämmen.[63] Die Zellen werden am Leben gelassen, vermehren sich aber nur langsam. Damit wird ein zweiter Effekt erzielt, der bei der Resistenzbildung eine große Rolle spielt.

Sowohl herkömmliche Antibiotika als auch chemotherapeutische Mittel zeigen einen unerwünschten Nebeneffekt, der nicht nur den Ärzten großes Kopfzerbrechen bereitet: Bakterien werden resistent,[77] Krebsgeschwülste bilden sich nach der Chemotherapie zunächst zurück, um dann nach einiger Zeit umso stärker loszuwachsen. Die dann entstehenden Neugeschwülste sprechen nicht mehr auf die zuvor verwendeten Medikamente an — mit katastrophalen Folgen für die Patienten. Man erklärt dieses Phänomen mit dem sogenannten Selektionsdruck, den die Medikamente auf Bakterien oder Krebszellen ausüben. Herkömmliche Antibiotika töten alle Bakterien ab, die nicht gegen sie resistent sind. Wenn dies auch nur eines von 100 Millionen Bakterien überlebt, erhält diese eine Zelle einen ungeheuren Selektionsvorteil. Obwohl sie vielleicht sonst nach einigen Generationen die Resistenzeigenschaft wieder verloren hätte oder wegen anderer Nachteile wieder ausgestorben wäre, kann sie sich nun ungehemmt und ohne Konkurrenz vermehren und in den nächsten Generationen zum dominierenden Keim werden, der nun resistent gegen das Antibiotikum und damit für die Ärzte therapeutisch nicht mehr erreichbar ist. Dasselbe kann bei Krebszellen der Fall sein: Der Tumor bildet sich scheinbar zurück, doch einige Zellen sind durch Zufallsmutationen resistent gegen die Chemotherapie und vermehren sich nun mit einer gewissen Zeitverzögerung rapide — die Chemotherapie hilft jetzt nicht mehr. Wahrscheinlich wäre es wesentlich besser, das Zellwachstum von Bakterien wie auch von Krebszellen nur zu hemmen und sie nicht um jeden Preis abzutöten — ganz so, wie Terpene dies nach neuen Erkenntnissen tun. In diesem Fall fällt der Selektionsdruck weg, da nicht nur die resistenten Zellen ausgelesen werden und plötzlich massiv gesteigerte Vermehrungschancen haben. Die in ihrer Vermehrung verlangsamten Zellen könnten dann von der körpereigenen Abwehr in aller Ruhe beseitigt werden, indem man auch die Immunkräfte des Organismus durch entsprechende Lebensstilveränderungen stärkt. Ausreichende Bewegung ohne Stress, eine biologische und gemüse- und fruchtreiche, dafür aber an tierischem Eiweiß arme Ernährung, ein ausgewogener und intensivierter Lebensrhythmus und guter Schlaf sind hier die Zauberworte, mit denen das Immunsystem gestärkt, Dauermüdigkeit beseitigt und der gesamte Organismus vitalisiert werden kann.[78]

Die Organismen dieser Erde haben viele Millionen Jahre Zeit gehabt, sich aufeinander einzustellen. Sie haben Zeit gehabt, die Gesten, die aus der Natur kommen, zu deuten und so zu verarbeiten, dass aus ihnen Heilmittel, Lebensmittel und Stärkungsmittel werden konnten. Aus diesem Grund glaube ich, dass die Vielstoffgemische der Natur wesentlich besser für den Menschen verträglich sind als die Einzelsubstanzen, die unsere chemische Industrie in bisher ungeahnter Konzentration hergestellt und auf den Markt gebracht hat. Viele dieser synthetisch erzeugten Einzelsubstanzen sind in der Natur bisher nicht vorhanden gewesen und erzeugen daher einen enormen Stress für unsere Zellen. Werden sie in zu großer Konzentration auf den Körper losgelassen, so entstehen bisher unbekannte Erkrankungen, wie das bei den Umweltkatastrophen von ***SEVESO ODER BHOPAL*** beobachtet werden konnte. In geringen Mengen stacheln sie unser Immunsystem an, das dann nicht genau weiß, wie es mit diesen Reizen umgehen soll und sich gegen den eigenen Körper richtet. Die daraus resultierenden Erscheinungen werden als Allergien oder Unverträglichkeiten gedeutet und sind dann plötzlich gegen Naturstoffe gerichtet, die davor keinerlei Reaktionen ausgelöst haben. Die chemischen Wunschkonzerte unserer Speisekarten geben ein beredtes Bild von den Allergien, die die Generation vor uns noch gar nicht gekannt hat.

__Seveso:__ Das Seveso-Unglück war ein Chemieunfall, der sich am 10. Juli 1976 in der chemischen Fabrik Icmesa im italienischen Meda ereignete. Dabei wurde eine unbekannte Menge des hochgiftigen TCDD freigesetzt.

__Bhopal:__ Die Chemie-Katastrophe von Bhopal ereignete sich am 3. Dezember 1984 in einem indischen Werk. Mehrere Tonnen giftiger Stoffe traten in die Atmosphäre. Tausende von Menschen starben an den unmittelbaren Folgen der Freisetzung des Giftes.

Tatsächlich gibt es auch in der Natur Giftstoffe, und manche Pflanzen sind Meister in der Zubereitung solcher Giftstoffe. Ich denke dabei in Mitteleuropa an die Tollkirsche, den Fingerhut, den Eisenhut und den Knollenblätterpilz. Trotzdem ist noch niemand gestorben, wenn er bei einer dieser Pflanzen vorbeigegangen ist oder ihre Ausdünstungen eingeatmet hat. Wenn man sich also nicht unvernünftig verhält, sondern der Natur respektvoll gegenübertritt und Wissen über die Pflanzen erwirbt, bevor man mit ihnen hantiert, dann können diese Pflanzen in geringer Konzentration sogar als Heilmittel genutzt werden. Bei den genannten Giftpflanzen würde ich diese therapeutische Nutzung allerdings ausschließlich in die Hände von erfahrenen Pharmazeuten legen.

Serotonin- und Melatoninlicht

Um das Jahr 2000 gab es eine Sensation in der Sinnesphysiologie: Eine neue, bis dahin völlig unbekannte Art von Sehzellen auf der Netzhaut der Augen, die jedoch kein Bild erzeugen, sondern selektiv Tageslicht wahrnehmen können, wurde entdeckt. Menschen haben also nicht nur bilderzeugende Sehzellen für hell und dunkel ***(STÄBCHEN)*** und für die drei Farben Rot, Grün und Blau ***(ZAPFEN)***, sondern auch eigene Sehzellen für das Tageslicht, das unsere ***CIRCADIANEN*** Tagesrhythmen steuert. Bei manchen Blinden hatte man schon längere Zeit beobachtet, dass trotz Fehlen von Zapfen und Stäbchen noch immer die Fähigkeit bestand, Helligkeit wahrzunehmen. Es stellte sich heraus, dass hierfür diese neu entdeckten »circadianen« Sehzellen verantwortlich sind. Sie enthalten einen anderen Sehfarbstoff als Zapfen und Stäbchen: das Melanopsin (griechisch *melas* = schwarz, dunkel). Melanopsin ist ein entwicklungsgeschichtlich sehr alter Sehfarbstoff, der nach wissenschaftlicher Erkenntnis schon bei Blaualgen zu finden war, die wir inzwischen auch als die Entdecker des Chlorophylls und der Fotosynthese kennengelernt haben (Kapitel 3). Da diese bereits vor eineinhalb Milliarden Jahren auf der Erde gelebt haben, nimmt man an, dass seit dieser Zeit der Sehfarbstoff Melanopsin existiert. Lange bevor vor etwa 500 Millionen Jahren erste Bilder wahrgenommen werden konnten, nahmen Lebewesen also Tageslicht wahr. Damit ist dieser im menschlichen Auge neu entdeckte Sehfarbstoff mindestens dreimal so alt wie die Rhodopsine (griechisch *rhodon* = Rose, aufgrund der rötlichen Farbe) in unseren Zapfen und Stäbchen.

Stäbchen: *besonders lichtempfindliche Sehzellen für die Nacht in unserer Netzhaut, die uns ein Hell-Dunkel-Sehen auch bei ganz wenig Licht ermöglichen.*

Zapfen: *Drei Sehzellentypen mit verschiedenen Sehfarbstoffen für Rot, Grün und Blau in unserer Netzhaut, die uns ein Farbensehen ermöglichen.*

Circadian: *ein Begriff aus der Chronobiologie. In unserem Organismus arbeiten freilaufende Rhythmen, die im Mittel etwa 25 Stunden dauern und täglich auf den Hell-Dunkel-Wechsel von Tag und Nacht abgestimmt werden.*

Etwa zur gleichen Zeit, um das Jahr 2000, entdeckte man, dass die Nervenleitungen der neu entdeckten Sehzellen vom Sehnerv in der Mitte des Schädels zu den ***SUPRACHIASMATISCHEN KERNEN*** und zur Zirbeldrüse abzweigen, die beide für die Koordination unseres Tagesrhythmus zuständig und mit unserer inneren Uhr eng verbunden sind. Die Zirbeldrüse, im Zentrum unseres Gehirns gelegen, erzeugt ein Hormon, das für unseren Schlaf und die Regeneration von großer Bedeutung ist: das Melatonin. Dieses Hormon macht uns müde und steigt bei Dunkelheit und im Schlaf besonders stark an. Es hat dann eine antioxidative Wirkung, das heißt, es fängt Sauerstoffradikale ab, die in unseren Zellen Alterung verursachen können, da sie die Zelleiweiße angreifen. Melatonin schützt uns also vor diesen Sauerstoffradikalen und lässt unsere Zellen langsamer altern.

Suprachiasmatische Kerne: *sind eine paarige Ansammlung von einigen tausend Gehirnzellen im Zentrum des Gehirnes bei Säugetieren. Sie koordinieren die circadianen Uhren im Körper und sorgen dafür, dass die in allen Zellen laufende Tagesrhythmik synchron abläuft.*

Nach der Entdeckung des Melanopsin setzte eine intensive Forschung ein, um herauszufinden, bei welchen Lichtfarben der Sehfarbstoff besonders empfindlich ist. Es stellte sich heraus, dass dies im blaugrünen Bereich der Fall ist, genau dort, wo auch das Tageslicht besonders hell ist.

Sobald blaugrünes Licht auf die circadianen Sehzellen fällt und das Melanopsin dadurch aktiviert wird, geht die Melatoninproduktion in der Zirbeldrüse zurück. Da das bei Dunkelheit dauernd von der Zirbeldrüse nachgelieferte

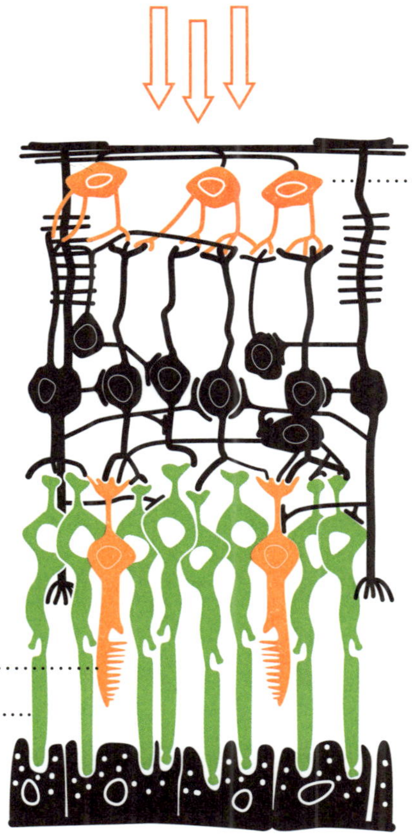

Dieser Schnitt durch die Netzhaut zeigt die verschiedenen Sehzellen. Circadiane Sehzellen (oben) sitzen an der Oberseite der Netzhaut, während Zapfen und Stäbchen (unten) in der Tiefe der Netzhaut gelegen sind. Circadiane Sehzellen ermöglichen dem Organismus, die Umgebungshelligkeit wahrzunehmen und enthalten einen viel älteren Sehfarbstoff als die Zapfen und Stäbchen.

Melatonin im Körper sehr rasch — binnen weniger Minuten — abgebaut wird, sinkt der Melatoninspiegel auch im Blut sofort und bleibt noch einige Zeit nach Erlöschen der Blaulichtquelle reduziert. Blaugrünes Licht ist also ein Weckreiz für den Organismus und war in der Geschichte der Menschheit bis zur Einführung des elektrischen Lichtes nur tagsüber in Form von Sonnen- und Tageslicht verfügbar. Interessanterweise regt das Sonnenlicht auch die Produktion von Serotonin an, das als »Glückshormon« gilt und uns tagsüber wachhält. Bei Depressionen ist der Serotoninspiegel im Gehirn meist vermindert, daher wird

Tipp: WAS SIE NOCH WISSEN SOLLTEN: AUS DEM SEROTONIN, DAS TAGSÜBER ERZEUGT WIRD, ERZEUGT DIE ZIRBELDRÜSE NACHTS DAS MELATONIN. WENN WIR UNS ALSO AM TAG IN DER NATUR BEWEGEN UND DEM SONNENLICHT AUSSETZEN, WIRD IN UNS DER AUSGANGSSTOFF DES FÜR DIE NACHT WICHTIGEN MELATONINS BEREITGESTELLT. DAS MELATONIN DER ZIRBELDRÜSE HILFT UNS NÄMLICH, NACHTS ZU SCHLAFEN.

angenommen, dass Serotoninmangel ein Auslöser von Depressionen ist. Helles Tageslicht hilft uns, tagsüber wach zu sein und gute Stimmung zu haben. Lichtforscher bezeichnen das Sonnenlicht daher auch als Serotoninlicht.

Damit der Schlaf und die darin ablaufenden Regenerationsprozesse gut voranschreiten können und die Sauerstoffradikale, die die teilenden Zellen schädigen könnten, abgefangen werden, ist es wichtig, die Melatoninproduktion am Abend und in der Nacht aufrechtzuerhalten.

Für die Lichtforschung stellt sich daher die Frage, ob es neben dem Tages-Serotoninlicht auch ein Licht gibt, das die Melatoninproduktion schont und das man als »Melatoninlicht« bezeichnen könnte. Das Bartenbach Lichtlabor in Aldrans bei Innsbruck setzte sich mit dieser Frage intensiv auseinander und stellte fest, dass gelblich-rötliches Licht, wie es vom Lagerfeuer oder einer Kerze ausstrahlt, ein geeignetes Melatoninlicht wäre.[79] Die circadianen Sehzellen sind nämlich für rötliches und gelbliches Licht unempfindlich, es erfolgt keine Aktivierung und keine Unterdrückung der Melatoninproduktion. Blickt man jedoch am Abend in blaugrünes Licht, so werden die circadianen Sehzellen aktiviert und kurz darauf wird die Produktion von Melatonin in der Zirbeldrüse zurückgefahren.

Nun darf man nicht vergessen, dass Menschen seit etwa 2 Millionen Jahren mit dem Feuer umgehen können. Als Lagerfeuer hat es den frühen Menschen Sicherheit vor wilden Tieren und wohlige Wärme in der kalten Nacht geboten. Ohne das Feuer wäre es wahrscheinlich nicht möglich gewesen, die Eiszeiten in Europa zu überleben. Gerade diese Lichtfarben des Lagerfeuers schonen das Melatonin. Auch Glühlampen und Halogenlampen erzeugen vorwiegend gelblich-rötliches Licht und dürfen auch am Abend verwendet werden, ohne die Melatoninproduktion zu stören.

Leider verfügen die von der EU favorisierten modernen Leuchtmittel nicht über diesen Vorteil: Sowohl Leuchtstoffröhren und Energiesparlampen als auch LEDs arbeiten nach dem Fluoreszenzprinzip. Sie strahlen nicht selbst, sondern wandeln UV-Licht, das in ihnen erzeugt wird, durch Fluoreszenzfarbstoffe in sichtbares Licht um. Die Farben dieses Fluoreszenzlichtes sind nicht verteilt über das gesamte Frequenzspektrum, wie dies bei Feuer oder bei Glühlampen der Fall ist, sondern bestehen nur aus ganz bestimmten Lichtfrequenzbereichen, die ein kammartiges Spektrum ergeben. Auch hier erinnert die Geste an einzelne Finger, die statt der ganzen Hand gegeben werden.

Wie bei den pharmazeutischen Stoffen wird nur ein Auszug des Lichtes verwendet statt des gesamten Lichtspektrums. Besonders effizient und energiesparend erzeugt können dabei die Lichtanteile im Blau-Grün-Bereich werden. Bei Nacht- und Schichtarbeit wurde festgestellt, dass diese tageslichtähnliche Beleuchtung in der Nacht zu beträchtlichen Störungen der circadianen Rhythmen und zu schwerwiegenden Erkrankungen führen kann. So ist die Wahrscheinlichkeit, an Krebsformen wie Brust- und Prostatakrebs und an Stoffwechselstörungen zu erkranken oder einen Herzinfarkt zu erleiden bei langjähriger Nacht- und Schichtarbeit um mindestens 30 bis 50 % erhöht.[80] Die WHO hat aus diesem Grund im Jahr 2010 Nacht- und Schichtarbeit als »wahrscheinlich krebserregend« klassifiziert.[81] Studien der letzten Jahre haben gezeigt, dass auch die Nutzung von Computerbildschirmen und Tablets am Abend und in der Nacht beträchtliche Störungen der circadianen Rhythmik und des Schlafs verursachen kann. Aus diesem Grund haben einige Computerhersteller begonnen, auf ihren Geräten einen »Nightshift-Modus« zu implementieren, der den Blaulicht-Anteil des Bildschirms am Abend reduziert.

Tipp:

WENN SIE SICH VOR ZU VIEL BLAULICHT AM ABEND SCHÜTZEN WOLLEN, KÖNNEN SIE ENTSPRECHENDE EINSTELLUNGEN ZUM BEISPIEL AUF SMARTPHONES UND TABLETS VORNEHMEN. FÜR COMPUTERBILDSCHIRME GIBT ES EIN KOSTENLOSES PROGRAMM NAMENS F.LUX, MIT DEM SIE EINSTELLEN KÖNNEN, WANN UND WIE STARK DAS BLAULICHT AM ABEND, ZUM BEISPIEL BEI SONNENUNTERGANG, ZURÜCKGEFAHREN WIRD. SIE BEMERKEN DAS AN DER FARBVERÄNDERUNG DES BILDSCHIRMS, DER PLÖTZLICH BEIM SONNENUNTERGANG VON ZUERST BLÄULICH GANZ GELB WIRD. DAS IST ZWAR SUBJEKTIV WENIGER ÄSTHETISCH, SCHÜTZT ABER IHRE MELATONINPRODUKTION UND IHREN SCHLAF. WENN MAN SICH WÄHREND DIESER ZEIT SELBST BEOBACHTET, SO BEMERKT MAN, DASS DIE UMSTELLUNG DES BILDSCHIRMLICHTS TATSÄCHLICH RELATIV RASCH MÜDE MACHT, WAS JA AM ABEND AUCH ERWÜNSCHT SEIN SOLLTE.

INTERESSANTERWEISE HABEN ZU ZEITEN DES SCHWARZWEISS-FERNSEHERS UNSERE GROSSELTERN TEILWEISE BERNSTEINFARBIGE FOLIEN VERWENDET, DIE VOR DIE FERNSEHGERÄTE GEHÄNGT WURDEN. AUCH SOLCHE BERNSTEINFOLIEN SIND IN DER LAGE, DAS BLAULICHT DES BILDSCHIRMS AUFZUNEHMEN UND UNSEREN SCHLAF ZU SCHÜTZEN.

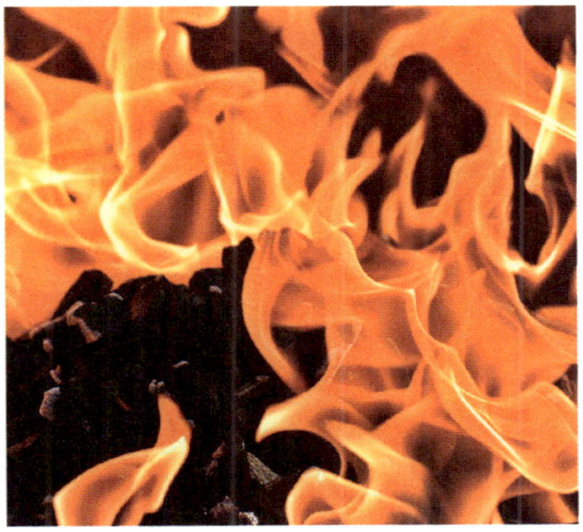

Serotonin Licht (Tageslicht mit starkem Blau-Grün-Anteil) sorgt dafür, dass unser Gehirn tagsüber genügend Serotonin erzeugt, aus dem in der Nacht Melatonin gebildet wird. Melatonin ist unser wichtigster Zellschutz, da es antioxidativ wirkt und vor freien Sauerstoffradikalen schützt. Während Tageslicht die Melatoninproduktion unterdrückt, schont das gelbrote Licht des Lagerfeuers die Melatoninproduktion und ermöglicht guten Schlaf.

Leider sind heutige LEDs, Energiesparlampen und Leuchtstoffröhren aus den genannten chronobiologischen Gründen keine gute Beleuchtung für das Schlaf- oder Badezimmer und ich kann Ihnen nur empfehlen, wenn irgendwie möglich im Schlafbereich statt der modernen Beleuchtungskörper traditionelle Glühbirnen oder Halogenlampen zu installieren. Obwohl konventionelle Glühbirnen im EU-Raum seit der Glühlampenverordnung 2009 [82] nicht mehr verkauft werden dürfen, können Sie diese Beleuchtungskörper ganz legal noch als Spezialausführungen, zum Beispiel stoßfest oder für Schiffe im Internet erhalten. Auch Elektrogroßhändler führen in der Regel noch traditionelle Glühlampen, die sie abverkaufen dürfen.

Doch nicht nur mit den richtigen Lampen, auch mit einem Zirbenbett kann ein Umfeld geschaffen werden, das den circadianen Rhythmus fördert. Die Farbe des Zirbenholzes ist gelblich-rötlich. Steht nun ein größeres Zirbenobjekt im Schlafzimmer, so wird dem Licht, das darauf fällt, der blaugrüne Anteil entzogen und nur der gelbe und rötliche wird reflektiert. Die Lichtgeschwindigkeit ist mit 300 000 km/s sehr groß. Licht durchquert den Raum also viele 1000 Mal in jeder Sekunde, wird reflektiert und fällt auch sehr oft auf das Zirbenobjekt, wenn eines in dem Raum steht. Dadurch wird die Farbe des Raumlichtes in den gelblich-rötlichen Bereich verschoben und es wird »Melatoninlicht« reflektiert, welches unser körpereigenes Melatonin schont.

Dies ist höchstwahrscheinlich ein weiterer Grund, warum Zirbenbetten schlaffördernd wirken: Wenn im Schlafzimmer noch Blaulichtreste vorhanden sind, werden diese vom Zirbenholz absorbiert und nur die gelblich-rötlichen Anteile werden weitergegeben. Dadurch kommt es zu keiner Unterdrückung der Melatoninproduktion und wir können gut schlafen.

DER SCHUTZ VOR MIKROWELLEN

Noch ein dritter Faktor ist höchstwahrscheinlich für den schlafschonenden und -fördernden Einfluss von Zirbenbetten verantwortlich. Wir sind in unserem Alltag immer mehr von hochfrequenter Mikrowellenstrahlung umgeben, die in Form von LTE-, WiFi- und Bluetoothsendern in WiFi-Netzwerken, Computern, Smartphones, Tablets, Druckern und Körperwaagen einen großen Teil des hochfrequenten elektromagnetischen Spektrums abdecken — mit derzeit noch unbekannten Folgen für unsere Gesundheit. Ich erinnere mich noch gut an einen interessanten Vorfall, der mich erstmalig auf die anscheinend gute Abschirmwirkung des Zirbenholzes aufmerksam machte:

Als wir die Ergebnisse unserer Zirbenbettstudie in Tirol vorstellten, fand die zugehörige Pressekonferenz stilgerecht in einem Gasthaus mit einer alten Zirbenholzstube statt. Der Raum war von oben bis unten mit Zirbenholzbrettern verkleidet, auch die Fensterbalken und die Türe bestanden aus massivem Zirbenholz. Ich war zu früh und wollte noch schnell einen Anruf tätigen, als ich bemerkte, dass im Raum kaum ein Mobilempfang möglich war — und das mitten in Innsbruck. So ging ich aus dem Raum hinaus und stellte fest, dass die Empfangsanzeige am Telefon von einem auf vier Balken kletterte. Ich ging nun wieder in den Raum hinein, wobei die Anzeige wieder auf einen Balken abfiel. Neugierig, diesen Effekt noch weiter zu testen, schloss ich die Fensterbalken und auch die Zirbenholztüre und das Gerät zeigte gar kein Netz mehr an. Dieser Vorfall führte dazu, dass ich nach Literatur suchte, die die Abschirmungswirkung von Zirbenholz untersuchte. Ich wurde zwar hinsichtlich Zirbenholz direkt nicht fündig, fand jedoch eine Studie, die Holz mit anderen Baumaterialien verglichen hatte:[83] Im Auftrag des Deutschen Bundesumweltamtes hatten die Wissenschaftler Peter Pauli und Dietrich Moldan vor einigen Jahren verschiedene Materialien auf ihre Abschirmungseffekte gegenüber solcher Mikrowellenstrahlung untersucht. Zu diesem Zweck wurden in speziellen Messkammern durch verschieden dicke Platten verschiedenster Materialien Frequenzen im Bereich der genannten Wellenlängen geschickt und die Dämpfung durch das Material gemessen. Verglichen wurden Materialien aus Beton, Ziegeln, Metallen und verschiedenen Holzarten. Es zeigte sich, dass insbesondere die untersuchten Nadelhölzer einen erstaunlich guten elektromagnetischen ***SCHIRMUNGSEFFEKT*** aufweisen, der an den von Stahlbeton herankommt, allerdings ohne die unangenehmen baubiologischen Nebeneffekte des Betons. Nur Metallplatten und -gitter schirmen noch deutlich besser ab. Diese Schirmungswirkung könnte einerseits durch den Harz- und Feuchtigkeitsgehalt der Hölzer zustande kommen, andererseits gibt es Überlegungen, dass die in den Hölzern enthaltenen Zellwände eine parabolspiegelähnliche Wirkung haben, in der von außen kommende Mikrowellenstrahlung abgefangen und reflektiert oder in Wärme umgewandelt wird. Zirbenholz wurde in der genannten Studie zwar nicht direkt untersucht, jedoch kamen verwandte Hölzer wie Kiefer und Lärche zum Einsatz. Da Zirbenholz noch deutlich mehr Harzgehalt hat als gewöhnliche Kiefern — vor allem, wenn Äste in den Brettern sind —, ist anzunehmen, dass die Schirmung noch besser als die von Kiefernholz ist.

Schirmungseffekt: *Stärke der Abschwächung von gerichteter Strahlung wie z. B. die Strahlung von Mobiltelefonen.*

Diese Schirmfähigkeit betrifft übrigens vorwiegend hochfrequente Mikrowellenstrahlung. Gegen den Einfluss niederfrequenter elektromagnetischer Wellen, wie zum Beispiel die des Wechselstromnetzes, kann Holz leider nicht gut abschirmen.

Tipp:

WENN SIE VON NETZFREQUENZEN KOMMENDEN ELEKTROSMOG REDUZIEREN WOLLEN, UM IM SCHLAFZIMMERBEREICH EINE ELEKTRISCH BERUHIGTE ZONE ZU ERREICHEN, MÜSSEN SIE BEI DER HAUSINSTALLATION IM SCHLAFZIMMERBEREICH UND SEINER UMGEBUNG MIT METALLGEWEBE GESCHIRMTE LEITUNGEN VERWENDEN. AUCH EIN NETZFREISCHALTER, DER IN DER NACHT DAFÜR SORGT, DASS DER SCHLAFZIMMERBEREICH VOM WECHSELSTROMNETZ GETRENNT WIRD, HILFT DABEI, EIN FÜR DEN SCHLAF GEEIGNETES KLIMA ZU SCHAFFEN.

SONSTIGE WIRKFAKTOREN

Seit Jahrmillionen begleitet Holz den Menschen als Baumaterial. In Tansania, der Wiege der Menschheit, konnte ich in den 1980er-Jahren Häuser der Massai aus Holzgeflechten bewundern, die seit vielen Jahrtausenden ähnlich gebaut werden. Wir besuchten damals — es war am Ende meiner Studienzeit — auch das Camp von Mary Leakey, einer berühmten Anthropologin, in dessen Nähe Fußspuren von Menschen in Vulkangestein gefunden worden waren, die sich später als sensationelle 3,6 Millionen Jahre alt herausstellten. Eine amerikanische Anthropologin war zur Erforschung dieser Fußspuren angereist und freute sich, mit uns Europäern über ihre Arbeit fachsimpeln zu können. Ich fragte sie unter anderem, warum von den damals lebenden Menschen keine Gebäudeüberreste und außer bearbeiteten Steinen keine Werkzeugüberreste gefunden worden waren. Ihre Antwort habe ich mir bis heute gemerkt: »Denken Sie daran, wie die Massai heute leben! Welche Materialien verwenden sie für ihre Häuser? Holz und Lehm. Diese Materialien verschwinden wieder völlig in der Natur, wenn sie nicht mehr gebraucht werden. Wir können daher davon ausgehen, dass auch die Menschen der frühen Steinzeit vor 3,6 Millionen Jahren diese Materialien sehr wohl genutzt haben. Aufgrund ihrer Eigenschaften sind sie aber wieder in die Natur übergegangen, ohne Spuren zu hinterlassen.« Gerade das ist ja eine der schönen Eigenschaften von Holz: Es verschwindet — im Gegensatz zu Plastik, Beton oder Metallen — ohne Spuren zu hinterlassen.

Diese Vertrautheit des Menschen mit Holz dürfte wohl auch einer der Gründe sein, warum unsere Ergebnisse immer wieder gezeigt haben, dass Holz ein optimales Bau- und Wohnmaterial ist. Tatsächlich haben wir in den Holzklassen (siehe Kapitel 4) auch Klimamessungen durchgeführt, die diese positiven baubiologischen Eigenschaften mit zusätzlichen physikalischen Fakten untermauern: In den Holzklassen war im Vergleich zu den Klassen aus konventionellen Materialien das Raumklima deutlich stabiler, es gab weniger Schwankungen der Temperatur und der Luftfeuchtigkeit im Laufe eines Tages. Auch die Akustik war in den Holzräumen besser: Die Nachhallzeiten waren kürzer und damit wurde der Unterricht für Lehrer weniger anstrengend, weil sie nicht gegen ihren eigenen Nachhall anreden mussten und auch die Antworten der Schüler besser verständlich waren. Durch die Dämpfung von Lärm war auch die Lärmbelastung in den Holzklassen geringer.

Studien anderer Institute haben gezeigt, dass Holz auch in bakteriologischer Hinsicht anderen Materialien deutlich überlegen ist.[84] Bäume müssen sich ja fortwährend gegen Bakterien und Pilze schützen, die mit großer Freude den im Holz als Lignin oder Zellulose gebundenen Zucker aufessen würden. Aus diesem Grund sind Schneidbretter aus Holz — im Gegensatz zur landläufigen Meinung — solchen aus Plastik in bakteriologischer Hinsicht deutlich überlegen. Das haben Studien gezeigt, die die Vermehrung pathogener Keime auf verschiedenen Materialien untersucht haben. Mit Ausnahme von Hirnholz (das ist quergeschnittenes Holz, das relativ viel Flüssigkeit in Faserrichtung aufsaugt) waren alle Holzarten den Kunststoffmaterialien überlegen, was die Stilllegung dieser Keime betrifft. Wenn man die Sache durchdenkt, ist es klar, dass Holz, welches Jahrhunderte im Freien überdauern kann, einen eingebauten Schutz gegen Bakterien und Pilze mit sich trägt. In alpinen Gegenden hat man früher auch Zirbenholzbretter sehr gern als Schneidbretter oder in der Käseherstellung benutzt. Hier sind es wahrscheinlich die Harze, aber auch die Gerbstoffe und Antioxidantien, die im Zirbenholz enthalten sind, die es auf natürliche Weise langfristig desinfizieren und vor Bakterien und Pilzbefall schützen.[84]

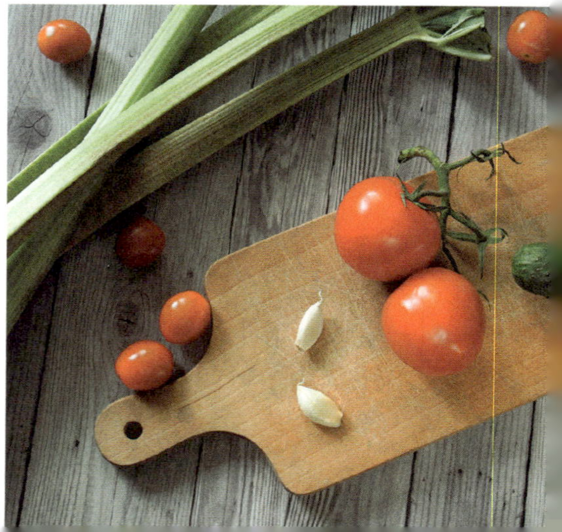

Schneidbretter aus Holz haben sich als hygienischer herausgestellt als solche aus Plastik, auch wenn diese Information manchmal noch nicht zu allen Hygienebeauftragten durchgedrungen ist. Die im Holz enthaltenen Inhaltsstoffe sorgen dafür, dass pathogene Keime sich im Holz nicht vermehren können. Sarah Wiener tritt dafür ein, dass im Gastronomiebereich wieder Holz statt Plastik verwendet wird.

Ähnliches gilt für Kochlöffel, um die sich eine durchaus bizarre Posse im österreichischen Graz ereignet hat: In einem sehr engagierten Bioladen der Stadt werden auch kleinere Speisen für Gäste gekocht. Diese Speisen werden auf einem Schneidbrett aus Holz sowie mit Holzkochlöffel zubereitet. Bei der alljährlichen Hygienekontrolle wurde das Holz beanstandet und von den prüfenden Hygienebeamten eine Umstellung auf Plastik gefordert. Auch eine Verwaltungsstrafe wurde ausgesprochen. Die couragierte Besitzerin des Bioladens weigerte sich, diese Umstellung durchzuführen und berief sich auf Studien, die unter anderem ich ihr zur Verfügung gestellt hatte. Nun wurde die Strafe reduziert, die Beamten beharrten aber auf die Umstellung auf Kunststoff. Wieder weigerte sich die Besitzerin, dem Bescheid zu folgen und erklärte sich auch bereit, schlimmstenfalls ins Gefängnis zu gehen, was ihr bei Nichtbezahlen der Strafe angedroht worden war. Nun nahm sich die Presse der Angelegenheit an und der Bioladen bekam ausgezeichnete Publicity.[85] Die bekannte Köchin Sarah Wiener schaltete sich ein und forderte nun ihrerseits ein Verbot von Plastikbrettern in der Gastronomie, da diese offensichtlich weniger gut geeignet sind, die Ausbreitung von Keimen zu verhindern als Holzbretter und Holzkochlöffel. Zudem werden durch Plastikbretter und insbesondere Plastikkochlöffel Giftstoffe wie chemische Weichmacher abgegeben, die äußerst unangenehme Auswirkungen auf unsere Gesundheit haben. Trotz dieser eindeutigen Vorteile von Holz als Kochmaterial werden immer wieder Hygienebescheide ausgestellt, die negativ sind, ob aus Unwissenheit der Kontrolleure oder tendenziöser Einstellung zugunsten der Kunststoffe ist nicht ganz klar. Dem rein rationalen Menschen scheint Plastik offensichtlich einfach sauberer, »normbarer« und besser kontrollierbar zu sein, auch wenn die Studienergebnisse durchgängig für die Qualität von Holz sprechen und das Holz auch ökologisch bei Weitem im Vorteil ist.

Besonders problematisch wird es, wenn die glatte Plastikoberfläche im Laufe der Zeit Schnitte bekommt, wie es ja auch beim Holz der Fall ist. Hier zeigt das Holz seine Überlegenheit: Im Plastik können sich die Bakterien in den Ritzen geschützt vermehren, ohne durch hemmende Stoffe behindert werden. Beim Holz jedoch sind in jeder Ritze die natürlichen Hemmstoffe vorhanden, die auch im Freiland vor Verwitterung schützen. Diese setzen dem Wachstum von schädlichen Bakterien eine natürliche Grenze.

Eine Studie, die die Erwartungen von Konsumenten an Holz- bzw. Laminatfußböden untersuchte, stellte fest, dass die positiven Eigenschaften von Holz auch von nicht erfahrenen Konsumenten erwartet werden und dem Material Holz in allen Kategorien mit Ausnahme der Pflegeleichtigkeit der Vorzug gegeben wird.[86]

Zusammenfassend kann gesagt werden, dass Holz, und im speziellen Zirbenholz, eine ganze Reihe von außergewöhnlichen, objektiv und subjektiv feststellbaren Eigenschaften besitzt, die zusammen den Reiz dieses Materials ausmachen. Es macht wenig Sinn, einzelne Faktoren herauszuziehen und anstelle des Gesamtholzes nur das ätherische Öl oder die Farbe des Holzes zu verwenden. Eine ganzheitliche Sicht der Wirkung zeigt, dass die Nutzung des Gesamtmaterials, zum Beispiel als Massivholzbett oder als Wohnungseinrichtungsmaterial, einen besseren Effekt hat als die Nutzung eines einzelnen Teils.

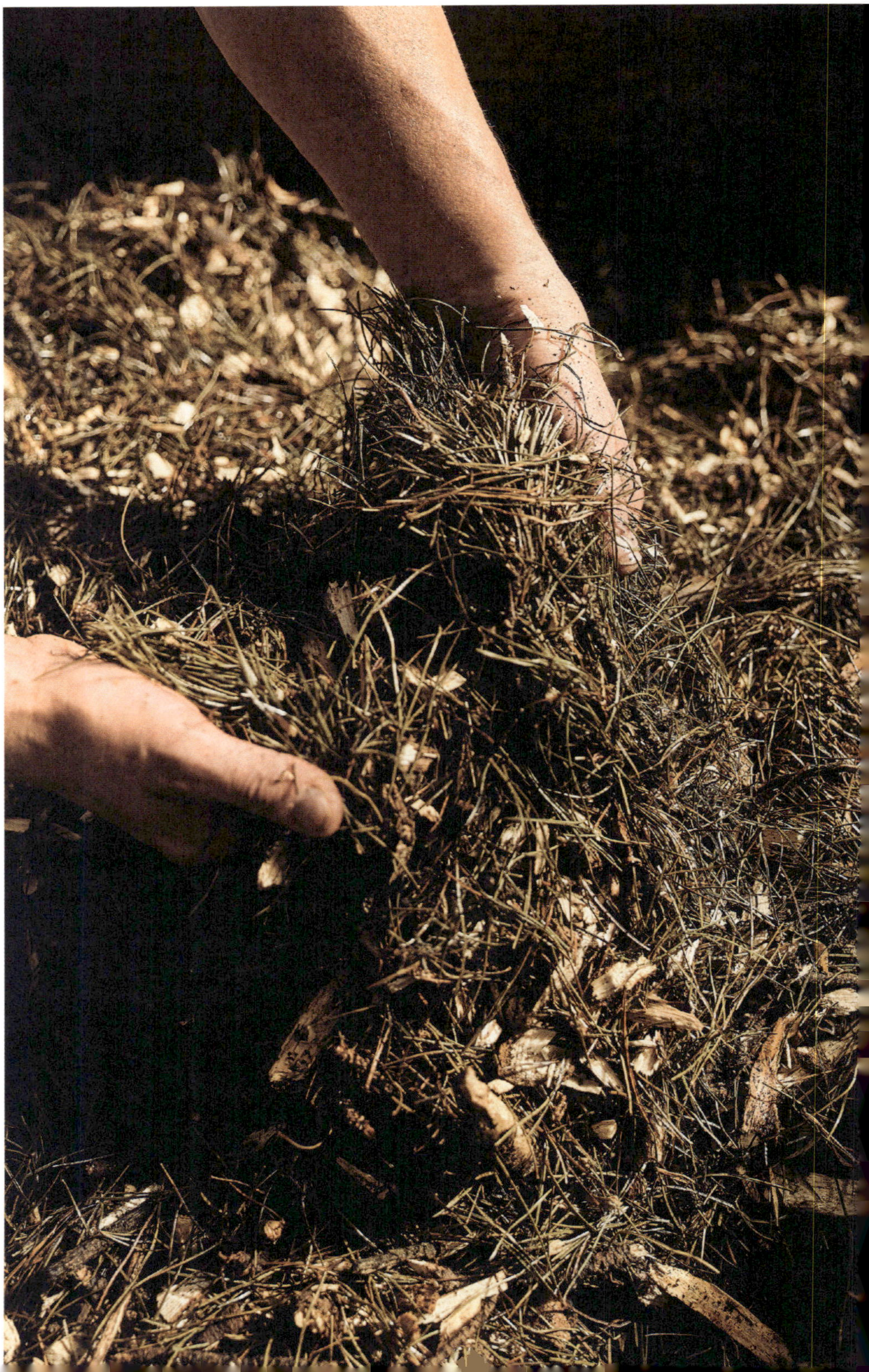

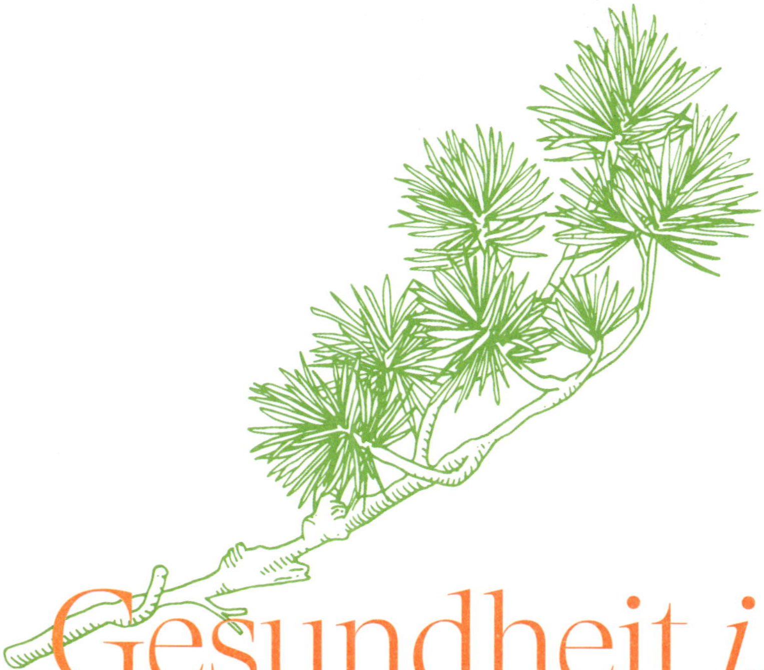

Gesundheit *ist ein* Geschenk *der* Natur *und ist im* Garten *zu finden, nicht in der Apotheke.*

Fette Öle aus Koniferensamen Seite 106

Ätherische Öle aus Nadelhölzern Seite 107

Nadelhölzer als Teil der Kulturen Seite 107

Ein Rundgang durch die Welt der Nüsse tragenden Koniferen Seite 109

Kapitel 6

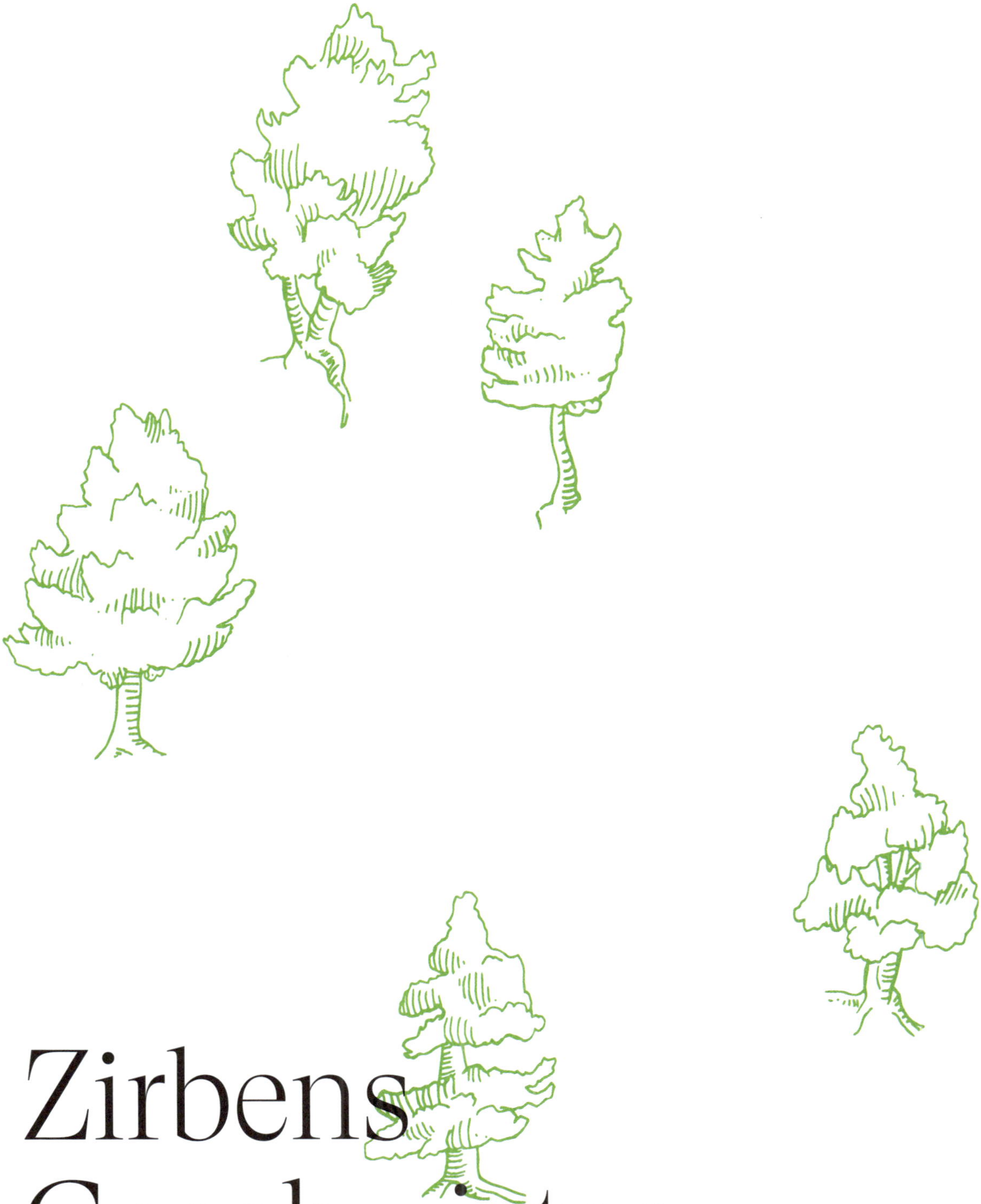

Zirbens Geschwister

Unser Planet *ist im Moment in einer mehr als* schwierigen Lage:

Die Menschheit — insbesondere die Industrieländer — verbrauchen wesentlich mehr Erde, als eigentlich zur Verfügung steht. Derzeit würden global etwa 1,7 Erden *benötigt werden, um den jährlichen Bedarf der heute lebenden fast* 8 Milliarden Menschen *an Ressourcen und Nahrungsmitteln zu decken.*[87]

Manche Länder sind dabei wesentlich unartiger als der Durchschnitt: Die USA oder Kanada benötigen gleich vier bis fünf Erden. Andere Länder wie Tansania, Mosambik oder Nepal sind mit einer halben Erde oder sogar weniger zufrieden. Wenn alle Menschen so viel von den Weltressourcen verbrauchen würden, wie ein durchschnittlicher US-Amerikaner dies derzeit tut, könnten nur 1,5 Milliarden Menschen dauerhaft auf der Erde wohnen. Der Verbrauch eines Durchschnittsbewohners von Mosambik lässt 20 Milliarden Menschen leben, der eines Nepalesen 13 Milliarden. Die Schweiz, Österreich und Deutschland liegen in der Mitte beim Verbrauchen: Zwei bis drei Milliarden Menschen lässt unser Erdverbrauch zu. Der ökologische Fußabdruck des westlichen Menschen ist offensichtlich viel zu groß. Dieser hohe Bedarf an Ressourcen entsteht nicht nur, weil so viele Menschen auf dieser Erde leben, sondern weil die Ketten zur Produktion und zum Verkauf von Nahrungsmitteln unendlich lang geworden sind und viele Produkte tausende Kilometer hinter sich gebracht haben, bevor sie den Endkonsumenten erreichen. Gleichzeitig wird eine enorme Menge an Lebensmitteln weggeworfen, sodass nur ein Teil des Produzierten beim Konsumenten ankommt.

Angesichts des Klimawandels, der eine unmittelbare Folge unseres sorglosen Umgangs mit Ressourcen ist, des enormen Verbrauchs an Ressourcen allgemein und der beschränkten Möglichkeiten unseres Planeten, ist ein Umdenken und verändertes Handeln dringend angesagt. Für die Nahrungsmittelproduktion bedeutet dies, dass wir wesentlich sorgfältiger mit den vorhandenen Ressourcen umgehen, kürzere Ketten für lokale Produkte schaffen müssen und vollkommen auf biologische Landwirtschaft umstellen sollten, da die industrielle Landwirtschaft äußerst schlechte Karten in Bezug auf Ressourcenschonung und nachhaltige Bodenfruchtbarkeit hat, ganz abgesehen von den Giftwirkungen der verwendeten Pestizide auf Tiere und Menschen. Zu diesem Schluss kommen auch Autoren in Wissenschaftszeitschriften, während manche Wissenschaftsmedien noch immer in einem hohen Maß vom Werbebudget und den Einschaltungen der chemischen Industrie abhängig sind. Es ist also wirklich höchste Zeit.

Umdenken bedeutet auch, dass wir nach Landwirtschaftsmethoden suchen müssen, die die Erde schonen und die Sonnenenergie so gut wie möglich nutzen. Interessanterweise können wir hier viel von frühen Menschheitskulturen lernen, besonders von jenen, die noch nahe an der Natur gelebt haben. Die Böden, auf denen heute eine industrialisierte Landwirtschaft in den USA Spitzenerträge macht, wurden von der Natur unter der Obhut von Ureinwohnern der ***FIRST NATIONS*** aufgebaut, die nachgewiesenermaßen Jahrtausende in diesen Regionen gelebt haben, Generation für Generation. Ein Knochenrelikt, das vor einigen Jahren in Kennewik im Gebiet des Bundesstaates Washington gefunden wurde und auf ein Alter von 9000 Jahren datiert ist, hat sich in einer genetischen Analyse als direkter Vorfahre der noch heute in diesen Gegenden lebenden Ureinwohner herausgestellt.[88] In Europa wären in diesem Zeitraum schon mindestens zehn völlig neue Völker über das Land gezogen.[89]

First Nations: *Sammelbegriff für die nordamerikanischen Ureinwohner.*

Als die weißen Siedler im 18. und 19. Jahrhundert ankamen, übernahmen und bebauten sie Böden mit bis zu neun Metern Humustiefe.[90] Im 20. Jahrhundert wurde dann ein Großteil der US-Landwirtschaft auf industrielle Bewirtschaftung umgestellt. Überschüssiger Nitratsprengstoff und Kampfgase aus den Weltkriegen boten sich, in leicht modifizierter Form, als Kunstdünger bzw. als Pestizide (oder wie sie im Werbejargon der Chemiekonzerne bezeichnet werden: »Pflanzenschutzmittel«) an. Heute findet eine enorme Erosion dieser so lange aufgebauten Böden statt, da die industrielle Landwirtschaft nicht sorgsam mit ihnen umgeht. Einseitige Bewirtschaftung, Auswaschung der wichtigen Mikronährstoffe durch synthetische Mineraldünger, Verseuchung der Erde und des Grundwassers durch Pestizide sowie ein Ausräumen der Hecken und Wälder, die den Wind von diesen Böden abgehalten haben, führen dazu, dass jedes Jahr einige 100 000 Lastzüge voll Humus in den Great Planes der USA über die Flüsse und den Wind ins Meer verloren gehen. Das Ende der landwirtschaftlichen Böden ist abzusehen und nur eine ganz andere als die heutige industrielle Landwirtschaft wäre in der Lage, diese Böden zu erhalten oder wieder aufzubauen.[91]

In Südamerika ist man bisher davon ausgegangen, dass Urwälder, also Wälder, die noch nie von Menschen bewirtschaftet wurden, für die reiche Fruchtbarkeit des Amazonasgebietes verantwortlich sind. Neue Satellitenaufnahmen von gerodeten Flächen zeigen, dass in diesen Gebieten vor Jahrhunderten oder Jahrtausenden Menschen gelebt haben, die ihre Dörfer und Siedlungen im Amazonasgebiet hatten, ohne den Urwald zu zerstören. Im Gegenteil, der Urwald ist in diesen Gebieten besonders artenreich, die Böden sind besonders fruchtbar. Zwei Geheimnisse haben diese Menschen gekannt: erstens die Belebung der Erde durch Holzkohle, Holzasche und Kompost, die so intensiv betrieben wurde, dass in manchen Gebieten eine eigene ***TERRA PRETA,*** eine schwarze Erde geschaffen wurde, die besonders fruchtbar und nährstoffreich und voller Bodenlebewesen ist. Von dieser Behandlung der Erde könnten wir eine Menge lernen, da auch die Böden in europäischen Gebieten sehr gut auf eine Holzkohlenbehandlung ansprechen. Zweitens wurde der Wald nicht völlig in Lichtungen umgewandelt, sondern Licht und Boden wurden in verschiedenen Schichten genutzt und man richtete eine Waldlandwirtschaft ***(AGROFORESTRY)*** ein, bei der nicht nur auf einer Raumebene wie bei Monokulturen, sondern auf verschiedenen Etagen von Bäumen, Sträuchern und bodennahen Pflanzen gleichzeitig geerntet werden konnte. Abfälle aus der Ernte wurden sofort auf die Felder zurückgebracht und in einem Mulchsystem als Erosionsschutz für den Boden und gleichzeitig als aktive Düngung zurückgeführt.

Terra preta: *ist ein in jahrhundertelanger Kultur aufgebauter, fruchtbarer schwarzer Boden aus einer Mischung von Holz- und Pflanzenkohle, Dung, Kompost und Knochen.*

Agroforestry: *Baumlandwirtschaft*

Schlaue Landwirte, die sich nicht von den Versprechungen der Agroindustrie und ihren Verbündeten in den Landwirtschaftsministerien und -verbänden beirren ließen, haben diese Kenntnisse aus traditionellen Kulturen zu eigenen Systemen zusammengefügt und daraus unter anderem die ***PERMAKULTUR*** entwickelt. Dabei werden Bäume, Sträucher, Bodenbedecker aus Blütenpflanzen und Gräser gemeinsam genutzt, um eine optimale Nutzung der Fläche in verschiedensten Höhenstufen sowohl im Wurzel- als auch im Blattbereich zu erreichen. Diese Art der Landwirtschaft nutzt genauso wie traditionelle Landwirtschaftssysteme in den Bergen Tansanias oder im Amazonaswald die Waldlandwirtschaft aus verschiedenen ökologisch gut nachvollziehbaren Gründen:

Permakultur: *Form der Land- und Gartenwirtschaft, die auf größtmögliche Vielfalt, Widerstandsfähigkeit und Stabilität des Ökosystems abzielt und gute Erträge liefert.*

→ Bäume haben im Laufe von Jahrmillionen eine sehr effiziente Nutzung des Bodens und des Niederschlagswassers entwickelt und können durch ihre Wurzeln auch Grundwasserschichten erreichen, die zum Beispiel von Getreidepflanzen nur mithilfe technischer Pumpen und künstlicher Bewässerung erreicht werden könnten.

→ Durch ihren vertikalen Aufbau können Bäume auch weit in den Luftraum hineingreifen und damit nach oben hin Licht nutzen, das niederwüchsigen Pflanzen verwehrt ist.

→ Eine Waldlandwirtschaft muss nur einmal angelegt werden, daher wird der Boden über Jahrzehnte nur einmal umgegraben. Im Gegensatz dazu steht die Feldwirtschaft, bei der der Boden mindestens einmal jährlich umgegraben wird. Beim Umgraben entstehen beträchtliche Mengen an CO_2, die aus dem Boden in die Atmosphäre verloren gehen, da Bodenschichten freigelegt werden, in denen dann durch den Luftsauerstoff eine starke CO_2-Produktion einsetzt. Auch Bodenbakterien, die empfindlich auf Sauerstoff reagieren, werden durch das Umgraben vernichtet oder zumindest geschwächt. Diese Verluste werden bei der Waldlandwirtschaft vermieden.

→ Die Gesamtproduktion im Verhältnis zum ökologischen Aufwand ist bei der Waldlandwirtschaft wesentlich größer als bei der Feldwirtschaft, in Europa sogar bis zu 30 %, wie ein EU-Forschungsprojekt zeigte. Der ökologische Fußabdruck pro erzeugter Nahrungsmittelkalorie ist geringer, sodass die Ersteinrichtung von Agrarforstsystemen auf landwirtschaftlichen Flächen auch von der EU gefördert wird, was noch wenig bekannt ist.[92]

Auf Basis dieser Erkenntnisse leuchtet es ein, dass die Zirbe und ihre Nüsse erzeugenden Verwandten einen wertvollen Beitrag zur Waldlandwirtschaft leisten können, wobei in jeder Region besonders gut geeignete Bäume und Begleitpflanzen auszuwählen wären. Sehen wir uns also die Geschwister der Zirbe und ihre Geschichte einmal genauer an:

Etwa zu der Zeit, als in der sogenannten ***»KAMBRISCHEN EXPLOSION«*** vor etwa 490 Millionen Jahren eine nie dagewesene Vielzahl an neuen Tierarten auftauchte, entstanden auch die ersten Landpflanzen.[93] Vor 300 Millionen Jahren kam es dann zu einer Höherentwicklung zu den Nacktsamer-Gewächsen und aus diesen entstanden vor etwa 120 Millionen Jahren in der frühen Kreidezeit, der Hochblüte der Dinosaurier, die Pinus- und Strobusgewächse, die Vorfahren der heutigen Nadelbäume. Zu dieser Zeit waren die Kontinente Südamerika und Afrika noch nicht getrennt, Eurasien am Globus noch weit von Afrika entfernt. Aus dieser Gruppe spaltete sich vor etwa 70 Millionen Jahren eine Gruppe von 5-nadeligen Bäumen ab, zu der auch die Zirbe *(Pinus cembra)* gehört. Die letzte Aufspaltung zur heutigen alpinen und Sibirischen Zirbe erfolgte nach neuesten genetischen Analysen [22] vor etwa 10 Millionen Jahren. Damit ist die Zirbe ungefähr so alt wie die ersten menschenähnlichen und auf zwei Beinen gehenden Primaten, die auch zu dieser Zeit entstanden sein dürften.

Kambrische Explosion: *plötzliche Entwicklung einer Vielzahl von Lebensformen, Tier- und Pflanzenarten vor etwa 540 Millionen Jahren.*

Manche der verwandten Baumarten haben kleine Samen entwickelt, die durch den Wind verbreitet werden und vom Menschen nicht so gut genutzt werden können. Etwa 30 Arten weltweit haben sich wie die Zirbe für relativ große Samen entschieden, die auch den menschlichen Speisezettel bereichern können. Die Verbreitung erfolgt bei Letzteren in der Natur meist durch Vögel wie den Tannenhäher, aber auch durch Hörnchen und ihre Verwandten. Der Mensch ist erst relativ spät zu einem Nutzer und Verbreiter dieser Baumarten geworden, da der Ursprung im Norden Eurasiens oder Amerikas vermutet wird, wohin erst vor einigen 100 000 Jahren Neandertaler-Menschen und heutige Menschen vorgedrungen sind. Nicht alle dieser »Großsamer« sind so nahe mit der Zirbe verwandt wie die Sibirische Zirbe, doch sie alle gehören in die Gruppe der Koniferen oder Nadelbäume.

In ihrer Heimat werden viele dieser Bäume teils schon seit Jahrtausenden als Nutzpflanzen verwendet und nicht nur ihr Holz, sondern auch die Nüsse zur Bereicherung des Speisezettels eingesetzt. Aus vielen Koniferen werden außerdem das Harz und die ätherischen Öle gewonnen und das Holz wird für Möbel verwendet.

FETTE ÖLE AUS KONIFERENSAMEN

Die Nüsse der Nadelbäume enthalten 48 bis 75 % Fett, das meiste davon aus gesunden, ungesättigten oder einfach gesättigten Fettsäuren. Sie enthalten viele Mikronährstoffe und fettlösliche Vitamine und gelten als kulinarische Spezialität. Der Bedarf ist weltweit im Steigen begriffen und übertrifft derzeit die Produktion, was man an stark steigenden Preisen, zum Beispiel bei den Kernen der Mittelmeerpinien, beobachten kann. Die hochwertigen fetten Öle können aus den Nüssen der Nadelbäume gepresst werden, wofür stilgerechte Schälgeräte und Ölpressen aus dem Holz der besammelten Bäume entwickelt wurden.[94] In Sibirien war vor der Einführung des Sonnenblumenöls das Öl der Sibirischen Zirbe ein Grundnahrungsmittel der Bevölkerung und wurde als große Delikatesse betrachtet. Vor der russischen Revolution im Jahre 1917 basierten 10 % der Deviseneinnahmen Russlands auf dem Handel von Zirbenholzölen. Vor allem Frankreich als bekanntes Land der Gourmets war ein traditioneller Abnehmer dieser wertvollen Öle. In kleinen Mengen dem Brotteig zugesetzt, soll es das Brot hervorragend haltbar machen. Für manche fetten Ölsorten gibt es bereits Untersuchungen zu ihren positiven Auswirkungen auf die Gesundheit. Ein halbes Kilogramm geschälte Nüsse der Colorado Kiefer *(Pinus edulis,* USA) oder der Zwergkiefer *(Pinus pumilis,* Sibirien, Japan) enthalten 2880 Kilokalorien, mehr als die gleiche Menge an Schokolade und fast gleich viel wie Butter. Es ist daher verständlich, dass vor allem in früheren Zeiten, als Nahrungsmittel knapp waren, die wertvollen Energiespender von den Ureinwohnern Amerikas wie auch Sibiriens bevorzugt gesammelt wurden. Auch die in den Nüssen vorhandenen Eiweiße weisen eine sehr gute Nahrungsqualität auf, da die essenziellen Aminosäuren in hohen Anteilen vertreten sind. Piniennüsse haben eine vom Menschen besser verwertbare Eiweißzusammensetzung als alle anderen kommerziellen Nussarten — mit Ausnahme der Cashewnüsse — und sind in dieser Hinsicht mit Beefsteak vergleichbar.[95]

Nussöle von Nadelbäumen werden heute als Gourmetprodukte in der Gastronomie eingesetzt. Aus manchen Nüssen kann auch ein feines Nussmus gewonnen werden oder die Nüsse dienen zur Aromatisierung von alkoholhaltigen Getränken, wie zum Beispiel in Sibirien, aber auch in den Alpen (siehe Praxisteil). Der Presskuchen aus den Ölen kann für hochwertige Bäckereien verwendet werden, da er noch 30 % Öl enthält und den Mehlspeisen ein nussiges Aroma verleiht. Mit Wasser versetzt und gemixt kann aus den Nüssen eine Nussmilch angefertigt werden, die ähnlich wie Mandelmilch ein süßes und nussiges Aroma hat. Auch eine schmackhafte Suppe kann aus den Nüssen bereitet werden.

Fachleute sind sich einig darin, dass die nusstragenden Nadelhölzer ein großes Potenzial als gesunde und zukünftige Ernährungspflanzen haben, da sie noch kaum züchterisch bearbeitet sind. Auch der Vitamingehalt der Nüsse insbesondere in Bezug auf Vitamin A, ***THIAMIN, RIBOFLAVIN UND NIACIN*** ist bedeutsam. Ein großer Vorteil ist auch die »Verpackung« durch die Kernschalen der Nüsse, die diese bis zu einigen Jahren ohne Kühlung haltbar macht.

Thiamin: *Vitamin B1; schwefelhaltige Substanz die für die Funktion des Nervensystems unbedingt nötig ist und die Stimmung hebt.*

Riboflavin: *auch Vitamin B2 genannt. Riboflavin-Mangel führt zu Hautrissen und Lichtüberempfindlichkeit.*

Niacin: *Vitamin B3; trägt zur Hautgesundheit bei, hebt die Stimmung und senkt die Blutfettwerte.*

ÄTHERISCHE ÖLE AUS NADELHÖLZERN

Das ätherische Öl der Nadelhölzer wird mittels Wasserdampfdestillation aus verschiedenen Teilen des Baumes hergestellt: aus den Nadeln gemischt mit Zweigen, aus den Ästen, aus dem Holz und dem Harz, das für diesen Zweck speziell zum Fließen angeregt und gesammelt wird. Leider sind die Menschen zu den Bäumen teilweise nicht besonders freundlich, wenn sie an die Harze herankommen wollen: So hat sich in manchen Ländern ein Reizen der Bäume durch Bestreichen mit konzentrierter Schwefelsäure eingebürgert, was den Harzfluss enorm steigert. Kein Wunder, wenn der Baum sich dann allerdings mit relativ giftigen Stoffen wie dem hochallergenen ***DELTA-3-CAREN*** für diese »Anregung« bedankt, das bei empfindlichen Menschen ***MALERKRÄTZE*** verursachen kann. Wertvolle ätherische Öle sind nicht aus solchen »gereizten« Baumharzen gewonnen, sondern aus Astschnitt, der bei der Holzernte anfällt, oder aus schonend gesammelten Harzen. Die aus den verschiedenen Pflanzenteilen extrahierten ätherischen Öle werden dann als Heilmittel, in Druckfarben, als Geigenharz, in Holzbehandlungsmitteln, Lacken, Desinfektionsmitteln und Seifen verwendet.

Delta-3-Caren: *in manchen Baumharzen enthaltene allergieauslösende Substanz. Wird von den Bäumen möglicherweise als Antwort auf Umweltgifte oder auf chemische Reizung durch den Menschen produziert.*

Malerkrätze: *durch einen Inhaltsstoff in bestimmten Terpentinen verursachter Hautausschlag, der wahrscheinlich durch eine allergische Reaktion ausgelöst wird.*

NADELHÖLZER ALS TEIL DER KULTUREN

Auch in der spirituellen Geschichte verschiedener Völker spielten die Verwandten der Zirbe eine wichtige Rolle: Russische Mönche pflanzten in Klöstern Sibirische Zirben als heilige Bäume und verteilten deren Samen an Pilger mit der Bitte, sie auszupflanzen. Vladimir Megre hat in seinen Anastasia-Büchern ausführlich über den hohen kulturellen Wert der Sibirischen Zirbe in der russischen Geschichte geschrieben.[96]

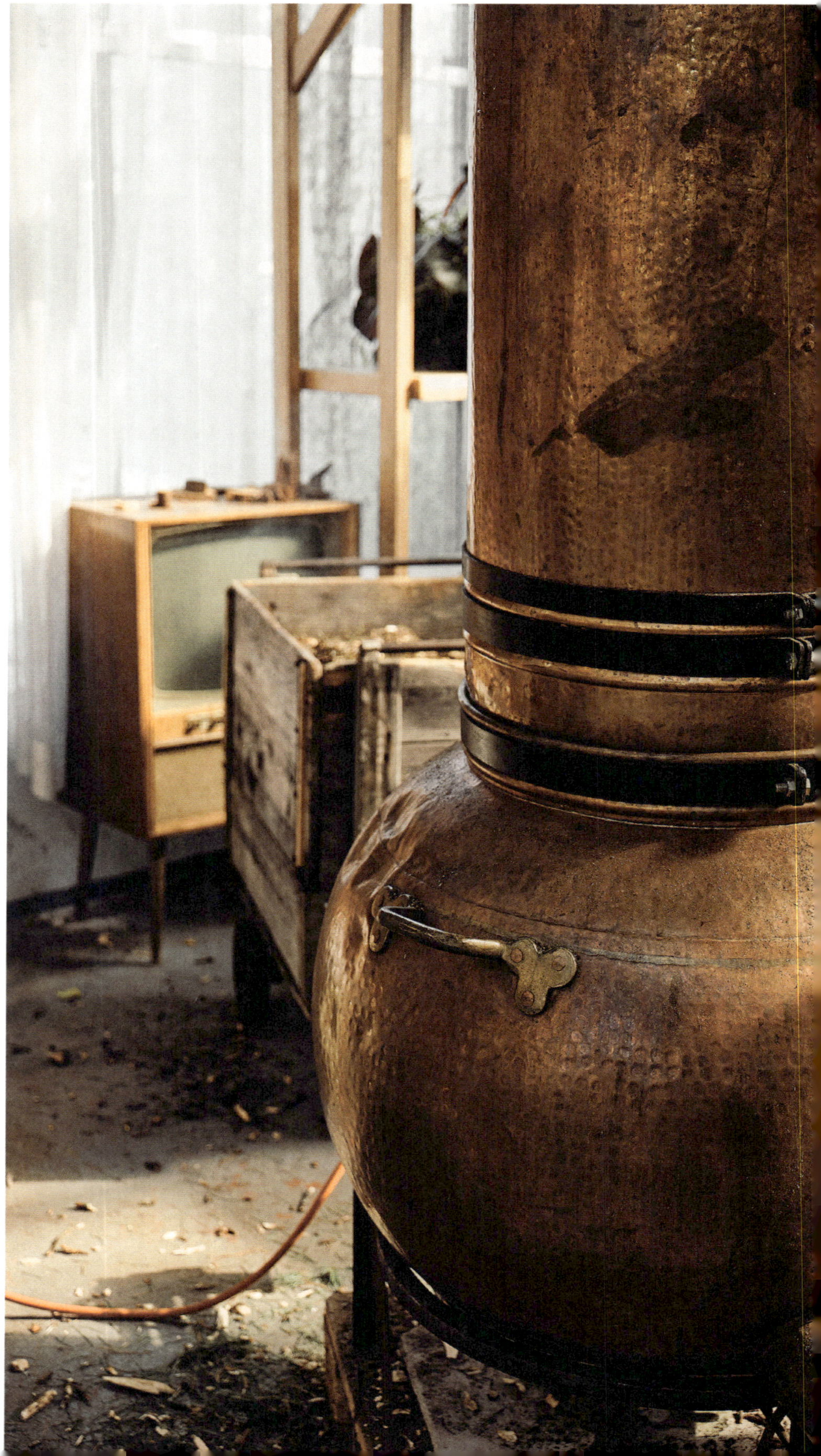

Professionelles Destillationsgerät zur Erzeugung von ätherischem Zirbenzweigöl.

Ein Rundgang durch die Welt der Nüsse *tragenden* Koniferen

Etwa 30 Koniferenarten sind zur Gewinnung von Nüssen geeignet. Im Folgenden stelle ich die wichtigsten davon vor.

Die Sibirische Zirbe (Pinus cembra sibirica *oder* Pinus sibirica)

Die größte Artenvielfalt an Nüsse tragenden Nadelbäumen findet sich in Nordamerika, was dafürspricht, dass sich dort das *Ursprungsgebiet* der Nadelhölzer, also ihre ursprüngliche Heimat befindet. Man bezeichnet solche »Hotspots« der Artenvielfalt auch als Wawilov-Zentren, nach dem großen russischen Botaniker Nikolai Wawilov, der den Zusammenhang zwischen Artenvielfalt und Entstehungsort der Pflanzen als Erster beschrieb. Der größte *Bestand* an nusstragenden Koniferen findet sich jedoch in den riesigen Flächen Sibiriens, das in der Vergangenheit über eine Landbrücke mit Nordamerika verbunden war. Die Sibirische Zirbe wird auf Russisch »Kedra«, also »Zeder« genannt, weshalb sich in einem Teil der Literatur auch der Name »Sibirische Zeder« eingebürgert hat, obwohl *Pinus sibirica* botanisch nur sehr entfernt mit Zedern verwandt ist.

Chemisch und medizinisch besonders gut untersucht ist das fette Öl der Sibirischen Zirbe, das in seiner Zusammensetzung eng mit dem unserer Alpenzirbe verwandt ist. Es gilt als leicht verdaulich und ernährungsphysiologisch besonders hochwertig. Medizinische Studien haben eine blutdrucksenkende Wirkung gefunden, was auch dadurch erklärt werden kann, dass die im Öl enthaltenen Fettsäuren die Arterienwände elastischer machen, wie dies auch für das chemisch verwandte Leinöl nachgewiesen ist.[97] Dadurch sinkt der Blutdruck und das Herz muss eine geringere Förderleistung vollbringen, es wird geschont. Auch auf unser Immunsystem soll das sibirische Zirbennussöl einen positiven, entzündungshemmenden Einfluss ausüben,[98] ebenso wie auf entzündliche Hauterkrankungen wie zum Beispiel Neurodermitis. In den USA wird dieses Öl auch als Senker für ungünstige Blutfette und zu hohen Blutzuckerspiegel sowie zur Hemmung allergischer Reaktionen vermarktet. In der Kosmetik wird das sibirische Zirbennussöl als Massageöl und in Hautcremes verwendet. Auch zur Holzbehandlung als Basis für Farben und zum Auffrischen von Leder kann das Produkt Anwendung finden.

Das Holz der Sibirischen Zirbe wird wie das der alpinen als hochwertiges Möbelholz verwendet, wenn auch der Geruch im Vergleich zu Letzterer weniger intensiv ist. Aus dem Harz kann ein etwas klebriger Kaugummi gewonnen werden, der ohne Zusatzstoffe einen frischen Atem verleiht und wertvolle ätherische Öle abgibt. Das ätherische Öl aus dem Harz oder dem Holz wird in der russischen Volksmedizin innerlich bei Nieren- und Blasenbeschwerden eingesetzt, zur Inhalation bei Atemwegserkrankungen wie Husten, Erkältungen, viralen Infekten und auch Tuberkulose. Äußerlich werden Salben, Umschläge und warme Bäder mit dem ätherischen Öl bereitet, das auch durchblutungsfördernd wirkt und damit die Immunfunktion, die von weißen Blutkörperchen getragen wird, anregt.

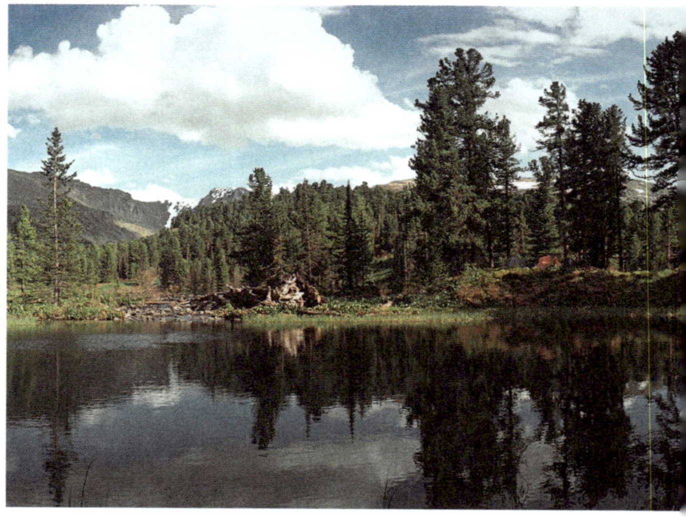

Die Sibirische Zirbe verträgt feuchte Böden besser als die in den Alpen heimische und wird mit bis zu 40 Metern auch wesentlich größer. Ihr Hauptwachstumsgebiet findet sich, wie der Name andeutet, in Sibirien, aber auch in den nördlichen Teilen Chinas, in Seehöhen von 800 bis 2400 Metern.

Die Eremiten der Taiga

Die Sibirische Zirbe hat manchen Menschen sogar als hauptsächliche Lebens- und Ernährungsgrundlage gedient. Dazu gibt es eine berührende Geschichte, die im Westen wenig bekannt ist, in Russland jedoch großes Aufsehen erregt hat.

Im Sommer des Jahres 1978 wurde in einem entfernten Gebiet Südsibiriens eine geologische Erkundung durchgeführt, um neue Bodenschätze zu finden. Man nahm zu diesem Zeitpunkt an, dass keine Menschen in diesem zusammenhängenden und wilden Waldgebiet lebten, vielleicht mit Ausnahme von ein paar Jägern, die von außen kommend in den Rändern dieses Gebietes jagten. Umso erstaunter waren die vier Geologen, als sie von ihrem Militärhubschrauber aus mitten in dem entlegenen Waldgebiet eine Lichtung erblickten. Lichtungen in einem geschlossenen Waldgebiet sind meistens ein Zeichen menschlicher Aktivität, da nur der Mensch die Energie aufbringt, ein zusammenhängendes Stück Land baumfrei zu halten. Der Hubschrauber der Geologen landete auf einer Schotterinsel im nahegelegenen Bach. Tatsächlich kamen etwas ängstlich Menschen aus der Lichtung und näherten sich zögernd dem stillstehenden Hubschrauber. Es war die Familie Lykow, ein Vater mit drei erwachsenen Kindern, in Lappen gekleidet, die 40 Jahre zuvor, in der Zeit des Stalinismus in diese Gegend geflüchtet war und jeden Kontakt mit außenstehenden Menschen vermieden hatte. Die jüngste Tochter, Agafja Lykowa, war 1944 in den Wäldern in eine mit warmem Wasser gefüllte Waschschüssel aus Zirbenholz geboren worden und kannte außer ihren Geschwistern und den Eltern keine anderen Menschen. Wie sich herausstellte, hatte die Familie 40 Jahre lang vorwiegend von Zirbennüssen und den Erträgen von ein paar mitgebrachten Kartoffeln und

Getreidekörnern, die sie immer wieder anbauten, gelebt. Es waren Altgläubige, also Angehörige einer Richtung der Russischen Orthodoxie, die seit Peter dem Großen unter ständiger Verfolgung litten und in den Zeiten des Stalinismus besonders betroffen waren. Sie sprachen einen altertümlichen russischen Dialekt und zählten das Datum noch nach vorrevolutionären Zeiten.

Als der Bericht über diese »Entdeckung« in der russischen Presse erschien, standen die Menschen in langen Schlangen an den Zeitungskiosken an, um ein Exemplar der Prawda zu ergattern, die von den Robinson Crusoes der sibirischen Waldinsel berichtete. Leider ging die Geschichte nur für Agafja gut aus. Ihr Vater und ihre Geschwister starben kurz nach dem Besuch der Fremden an den mitgebrachten Krankheiten, für die ihr Immunsystem kein Gegenmittel entwickelt hatte. Die offensichtlich robustere Agafja konnte nicht dazu gebracht werden, ihre Waldinsel, deren Ruhe und deren Zirben sie so sehr liebte, länger als ein paar Tage zu verlassen. Mehrere Versuche, sie wieder in die Zivilisation zu bringen, scheiterten, und sie lebt heute noch, mit fast 80 Jahren, quasi als Nationalheiligtum und über eine Luftbrücke mit den notwendigsten Zivilisationsgütern versorgt, in ihrer Lichtung in den Wäldern Südsibiriens. Die spannende Geschichte der Familie Lykow ist inzwischen Thema eines Buches, das der prominente russische Journalist Wassili Peskow nach monatelangem Aufenthalt und Gesprächen mit Agafja geschrieben hat.[99]

Die Pinie (Pinus pinea)

Wie sonst nur die Säulenzypressen ist die Pinie, auch Schirmkiefer genannt, mit ihren ausladenden Kronen ein würdevoller Ausdruck mediterranen Lebensgefühls. Sie krönt den Garten einer Renaissancevilla in der Toskana, sie akzentuiert eine Klippe am Ufer des Mittelmeers, sie schmiegt sich an einen malerischen Palazzo in Venedig. Auch die Via Apia, die legendäre Straße, die vom Apostel Petrus auf dem Weg nach Rom gegangen wurde, wird von Pinien begleitet. Pinien und die zahlreichen Rezepte mit ihren Nüssen von Pesto Genovese über Pasta mit Gemüse und Pignoli bis hin zu süßen Pignoli-Kipferln gehören zur mediterranen und insbesondere zur italienischen Küche. Was die meisten Konsumenten von Pignoli aber nicht wissen: Die Kerne der alpinen oder der Sibirischen Zirbe schmecken noch würziger als die mediterranen Pignoli. Unter dem Namen »Zedernnüsse« erhält man zumindest die sibirische Variante der Zirbennüsse in hoher Qualität und zu einem geringeren Preis als die Original-Pignoli in Bioläden.

Tipp: ALLE REZEPTE, DIE SIE AUS DER MEDITERRANEN KÜCHE KENNEN, KÖNNEN STATT MIT PINIENKERNEN AUCH GENAUSO GUT ODER NOCH BESSER MIT DEN ZIRBENNÜSSEN ZUBEREITET WERDEN.

Trotzdem hat die Pinie aufgrund ihres malerischen Aussehens einen Wert für sich selbst. Leider wird man bei uns nur in sehr milden Weinbaulagen mit der mediterranen Pinie im Garten Erfolg haben. Dafür ist sie, im Gegensatz zu Zirben, bereits züchterisch bearbeitet und es stehen Kultivare und veredelte

Bäume zur Verfügung, die besonders reichen Ertrag und besonders große Nüsse versprechen. Der Eiweißgehalt von Pinienkernen ist mit 34 % der höchste unter allen nusstragenden Nadelbäumen. Die Zirben haben im Vergleich dazu nur etwa 19 % Eiweiß. Dafür ist der Fettgehalt geringer, 48 % verglichen zu über 50 % bei den Zirben.

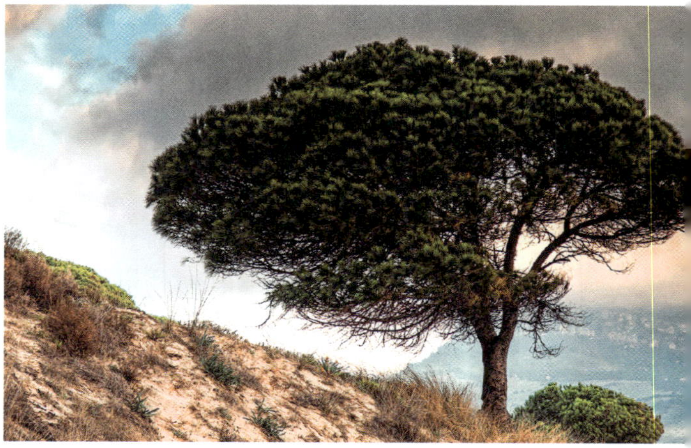

Wie kaum ein anderer Baum vermitteln Pinien *(Pinus pinea)* ein mediterranes Lebensgefühl mit ihren schirmartigen Baumkronen. Piniennüsse gehören zu den delikaten Zutaten mediterraner Bäckereien.

Wie alle Nadelbäume müssen die Pinien wenig bis gar nicht beschnitten werden. Eventuell sollten in jüngeren Jahren einige tiefere Äste entfernt werden, um besseren Zugang zu abfallenden Zapfen und zum Baum zu haben. Nach neun bis zehn Jahren kann bereits mit der Ernte begonnen werden, während andere nusstragende Koniferen erst nach 20 bis 40 Jahren Früchte ausbilden. Wie bei allen Nadelbäumen muss man mit fetten und mageren Jahren rechnen, wobei alle zwei bis fünf Jahre ein Mastjahr erwartet werden kann. Die Pinienblüte ist im Hochsommer und erst im darauffolgenden Jahr, oder sogar noch ein Jahr später, reifen die Zapfen der Vorjahre. Im Gegensatz zur Zirbe fallen die Samen, wenn sie reif sind, aus den Zapfen auf den Boden, wo sie aufgesammelt werden können. Teilweise werden die Zapfen auch noch vor der Vollreife am Baum geerntet, um keine Nüsse zu verlieren. Etwa 10 bis 60 Kilogramm Nüsse pro erwachsene Pinie und 1000 Kilogramm pro Hektar Anbaufläche können geerntet werden. Bei der Zirbe fallen die ganzen Zapfen nach der Reife geschlossen und mit den Nüssen von den Bäumen, was die Ernte leichter macht, da ganze Zapfen geerntet werden können. Die Ernte beträgt bei der Sibirischen Zirbe jedoch nur etwa 50 bis 60 Kilogramm pro Hektar. Die Schalen von Pinien und Zirben sind etwa gleich hart und manuell nur sehr mühevoll zu entfernen. Eine selektierte Art hat besonders dünne Kernschalen und ist damit leichter schälbar. Pinien- und Zirbenkerne sind in frischem Zustand von einem schwarz-violetten und wohlriechenden Pulver überzogen. Schälmaschinen erleichtern die Ernte der Nüsse beträchtlich. In Russland werden sie aus dem Holz der Zirben hergestellt (siehe Serviceteil). Die dicke Schale ermöglicht es, Samen der Zirbe und auch der Pinien bis zu drei Jahre ohne Kühlung aufzubewahren, ohne dass sie verderben. Nach dem Schälen sollten sie binnen drei Monaten verbraucht und auf jeden Fall gut getrocknet aufbewahrt werden.

Pinien haben ihre ursprüngliche Heimat im Mittelmeergebiet und sind dort auf der iberischen Halbinsel, in Italien, Griechenland, Israel, dem Libanon und in Syrien wie auch in Marokko, Algerien, Tunesien und Libyen zu finden. Vor Jahrtausenden, als die Sahara noch ein fruchtbares und waldreiches Gebiet war, waren die Pinien auch dort beheimatet. Von archäologischen Funden wissen wir, dass die Pinien zu den frühesten Kulturpflanzen gehörten, die von Menschen gesammelt wurden: seit mindestens 6000 Jahren. Verbreitet wurden Piniensamen ursprünglich von Vögeln wie der Blauelster, einem auf der iberischen Halbinsel heimischen Rabenvogel. Heute werden sie vor allem von Menschen gepflanzt. Durch den Anbau ist China heute das Land mit den meisten Pinienbäumen und ein Großteil der Piniennüsse, die bei uns im Handel sind, stammt von dort.

Neben den Nüssen ist das Holz der Pinien als leichtes Möbelholz sehr begehrt und wird mit dem Alter des Baumes immer besser. Aus der dicken, rotbraunen Rinde werden Gerbstoffe extrahiert und auch das Harz wird gesammelt. Aufgrund der intensiven Nutzung der Nüsse fallen relativ große Mengen an Nussschalen und Zapfen an, die als Biomasse zum Heizen verwendet werden.

Die Zähigkeit und Widerstandsfähigkeit von Pinien habe ich selbst am Mittelmeer erlebt. Auf der Insel Krk konnte ich einen jungen Pinienbaum beobachten, der, um einen geraden Wuchs zu gewährleisten, mit einem Seil an einem hundertjährigen ***ZÜRGELBAUM*** befestigt war. Infolge eines Sturms brach ein großer Ast des Zürgelbaums, fiel auf das Seil und riss die junge Pinie mit sich. Diese hatte sich mit ihren Wurzeln im Erdreich so festgekrallt, dass sie nicht ausgerissen, sondern um 90 Grad fast in die Waagrechte bis zum Boden gedrückt wurde. Im Bereich der stärksten Biegung war die Rinde der Pinie vollkommen abgesplittert, die innerste, rot gefärbte Rindenschicht lag frei. Das Holz war aber nicht zerfasert, wie dies etwa bei einer Fichte der Fall gewesen wäre. Die Fischer, die den Pinienbaum nach dem Sturm begutachteten, hatten wenig Hoffnung, dass dieser Baum überleben würde. Er wurde jedoch trotzdem hochgebunden, diesmal an einem eigenen Holzstab, und man gab ihm ein Gnadenjahr. Ein Jahr später habe ich diesen Baum in voller Kraft wiedergefunden, er ist deutlich gewachsen und sieht durch das zusätzliche Licht, das er jetzt aufgrund des umgefallenen Zürgelbaumes hat, deutlich kräftiger aus als vor dem Sturm. Sogar einen ersten Pinienzapfen voller Nüsse hat er produziert.

__Zürgelbaum:__ großwüchsige Baumart aus der Familie der Hanfgewächse mit hartem aber elastischem Holz und essbaren Früchten.

Wie viele Nadelbaumsamen benötigen Zirben- und Piniennüsse vor der Aussaat eine sogenannte ***STRATIFIZIERUNG,*** das ist eine tage- bis wochenlange Kältebehandlung. Mit dieser Behandlung wird der Winter simuliert, sodass die Pflanze in der darauffolgenden Wärmeperiode sich im Frühling glaubt und auszutreiben beginnt.

__Stratifizierung:__ Kältebehandlung von Samen, um sie aus dem Ruhestadium zu holen und eine Keimung auszulösen.

Die Korea-Kiefer (Pinus koraiensis)

Eine dritte, der Zirbe nahe verwandte und in Korea beheimatete Art ist Pinus koraiensis, die Korea-Kiefer, die auch als *Pinus cembra* var. *mandshurica* bezeichnet wird. Fünf Nadeln sind in einer Blattscheide vereint. Es gibt fein- und grobborkige Varianten sowie auch verschiedene Farbvarietäten bei den Zapfen. Wie die Sibirische und europäische Zirbe hält sie gut tiefe Temperaturen aus und auch die Samen werden vom Tannenhäher gesammelt und verbreitet. Je nach Längengrad ist die Korea-Kiefer in verschiedenen Höhenlagen heimisch: im Norden zwischen 600 und 900 Meter, weiter im Süden und in Japan kann sie bis auf 2000 Meter Seehöhe aufsteigen. Sie ist die dominierende Art des Korea-Kiefer-Laubmischwaldes, gemischt mit Ahorn, Eschen, Eichen, Ulmen und Birken, kann aber auch selten als Reinbestand vorkommen. Das Verbreitungsgebiet findet sich neben Korea in den nördlichen Regionen Chinas, in Russland und in Japan. Wälder der Korea-Kiefer sind die Heimat des fast ausgestorbenen sibirischen Tigers, weshalb man diese Gebiete besonders zu schützen versucht. Nach der letzten Eiszeit konnten Korea und die umliegenden Länder von Süden her ungehindert von Bäumen wiederbesiedelt werden, da keine querliegenden Gebirgszüge die Besiedlung behinderten, wie dies in Europa durch die Alpen der Fall war. Aus diesem Grund findet sich in Asien wie auch in den USA ein wesentlich größerer Reichtum an Baumarten in nördlichen Regionen, die in Bezug auf ihre geografische Breite vergleichbar mit den unsrigen sind. Vieles, was in Mitteleuropa mit der Eiszeit verschwunden ist, ist leider durch die querliegenden Alpen an der Nordausbreitung gehindert worden, sodass wir heute einen sehr eingeschränkten Bestand an Laub- und Nadelbäumen haben.

Das Holz der Korea-Kiefer wird in der Bauwirtschaft und auch für Inneneinrichtungen verwendet, Boote, Sportgeräte und Musikinstrumente werden daraus gebaut. Die Nüsse dienen, ähnlich wie bei der Zirbe, als hochwertiges Nahrungsmittel. Auch das Harz wird gesammelt und Extrakte der Rinde, die 6 % Gerbstoffe enthält, werden zum hochwertigen Gerben von Leder verwendet.

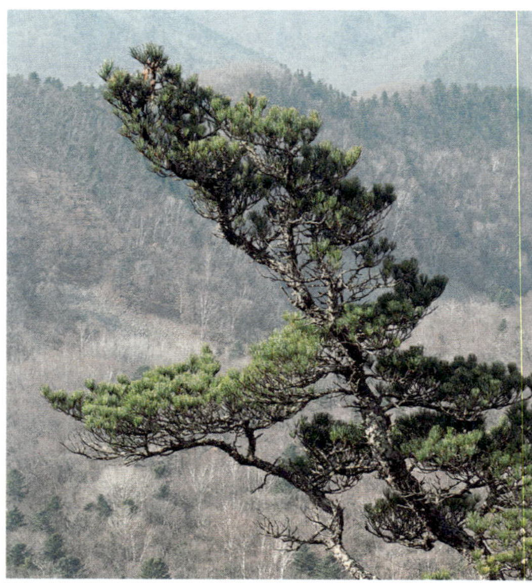

Die Korea-Kiefer *(Pinus koraiensis)* ist mit der Zirbe nahe verwandt und hat ähnliche Eigenschaften.[100]

Armands Kiefer (Pinus armandii)

Die nächste Schwester auf der Liste der Zirbenverwandten ist die sogenannte Armands Kiefer oder chinesische Weißkiefer [101] und stammt aus den Gebirgen südlicherer Gefilde. Ihre Heimat liegt in China, Taiwan und im Norden von Myanmar. In chinesischen Gärten ist sie ein beliebter Zierbaum. Auch

Armands Kiefer ist mit einer maximalen Wuchshöhe von 35 Metern ein Höhenbewohner und wächst im Gebirge in Höhen von 1000 bis 3300 Metern. Meist kommt sie mit Lärchen, Tannen, Douglasien und Fichten vergesellschaftet vor. Wie die Zirbe kann sie mit steinigen Böden gut umgehen und sticht darin andere Baumarten aus. Außerdem stecken ebenso fünf Nadeln in einer Blattscheide und der Tannenhäher sorgt für die Verbreitung. Die Nüsse der nach zwölf Jahren erstmals blühenden Bäume sind essbar und werden auch in großem Umfang als Nahrungsmittel verwendet. Sie erzeugen allerdings bei manchen Menschen ein eigenartiges Geschmacksproblem: Wenn die Samen gegessen werden, so entsteht ein metallischer Nachgeschmack auf der Zunge, der zum Teil wochenlang nicht vergeht. Dies ist nicht bei vielen Menschen der Fall, aber die, die betroffen sind, meiden danach gern die Nüsse von Armands Kiefer.

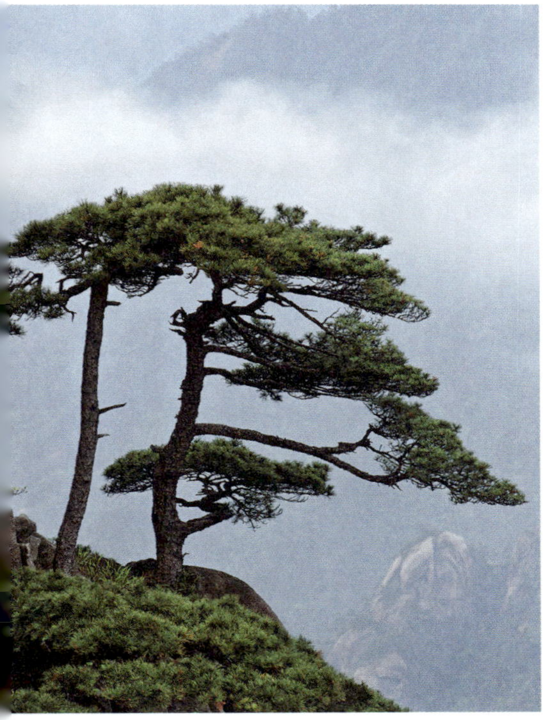

Armands Kiefer oder chinesische Weißkiefer *(Pinus armandii)* am Mt. Huangshan in China.

Armands Kiefer ist als immergrüner Baum in China ein Symbol für Langlebigkeit und sogar Unsterblichkeit. Taoistische Mönche kauten das Harz dieser Kiefer für Gesundheit und langes Leben und einer von ihnen, Qiu Sheng, der im 17. Jahrhundert und für damalige Verhältnisse besonders lange lebte, führte seine Gesundheit auf den lebenslangen Konsum des Harzes von Armands Kiefer zurück. Untersuchungen haben gezeigt, dass das Harz antiseptisch und ***DIURETISCH*** ist und gegen Darmparasiten wirkt. In der chinesischen Medizin gilt es als wertvolles Heilmittel zur Behandlung von Nieren- und Blasenbeschwerden und wird sowohl innerlich als auch in warmen Bädern gegen rheumatische Beschwerden verwendet. Auch für den Atmungstrakt hat es sich als Zusatz von Inhalationen als hilfreich bei Hustenreiz, Erkältungen und Tuberkulose erwiesen. Äußerlich wird es für eine Reihe von Hautbeschwerden, schlecht heilenden Wunden, Verbrennungen in Form von Pflastern und Umschlägen verwendet. Diese Beobachtungen der traditionellen chinesischen Medizin können auf-

Diuretisch: *erhöht die Harnproduktion, fördert die Reinigung der Harnwege und kann auch blutdrucksenkend wirken.*

grund der nahen Verwandtschaft von Zirben und Armands Kiefern ganz sicher auch als Anregungen für die Anwendung von Zirbenharz verstanden werden. Das Terpentin, das sowohl aus dem Harz wie dem Holz von Armands Kiefer gewonnen wird, wird in China ähnlich verwendet wie bei uns das Kiefernterpentin. Das feste Harz, das nach der Destillation übrig bleibt, wird in gereinigter Form als Kolophonium zum Bestreichen von Violinbögen verwendet und Lacken in der Holzbehandlung von feinen Tischlerarbeiten zugesetzt. Aus den Nadeln wird eine grüne Farbe gewonnen.

Mexikanische Weymouth-Kiefer (Pinus ayacahuite)

Die Mexikanische Weymouth-Kiefer oder Mexikanische Weißkiefer [102] ist eine in den Bergen Südmexikos und Westzentralamerikas wie auch in Guatemala und El Salvador beheimatete Kiefernart, die ebenfalls fünf fein gezähnte Nadeln pro Blattscheide trägt. Sie gehört zu den größten Nadelbäumen ihrer Gruppe und kann bis zu 45 Meter hoch werden, in Ausnahmefällen sogar bis zu 50 Meter. Ihr aus dem Aztekischen abgeleiteter lateinischer Name bedeutet »Wolkenbaum« und sie liebt in ihrer tropischen Heimat Seehöhen von 2000 bis 3000 Meter. Ihr cremeweißes Holz gehört zu den begehrtesten Weichhölzern Mexikos und wird im Möbel- und Innenausbau verwendet. Wie die Sibirische Zirbe kann sie mit feuchten Böden gut umgehen und wächst in Gebieten mit starken Sommerregenfällen, ist aber auch relativ kältetolerant, bis zu minus 20 °C verträgt sie. In der Sequoia Farm von Kaldenkirchen nahe der Stadt Nettetal in Deutschland ist ein über 20 Meter hohes Exemplar der Mexikanischen Weymouth-Kiefer zu bewundern. Die mit Nüssen gefüllten Zapfen gehören zu den längsten der Nadelbäume, die in gemäßigtem Klima gezogen werden können, sie sind 15 bis 40 cm lang. Sie haben in geschlossenem Zustand vier bis sechs cm Durchmesser und werden wegen ihrer außergewöhnlichen Zapfen in Parks und Arboreten der USA und Europas gern gepflanzt. Zwei natürliche Varietäten der Mexikanischen Weymouth-Kiefer, var. *brachyptera* und var. *veitchii*, haben größere Samen als die Grundform.

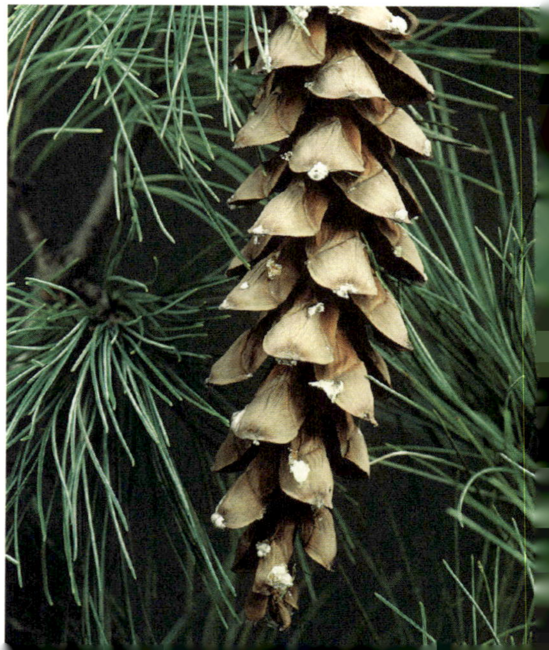

Die Zapfen der Mexikanischen Weymouth-Kiefer gehören zu den längsten nusstragenden Zapfen der Nadelhölzer und erreichen eine Länge von bis zu 40 cm. Die Baumart kann auch in Europa gezogen werden.

Mexikanische Nusskiefer (Pinus cembroides)

Ebenfalls in Mexiko beheimatet ist die langsamwüchsige Mexikanische Nusskiefer, die schon vor Jahrtausenden von den Ureinwohnern Mexikos als Grundnahrungsmittel genutzt wurde. Wie die beiden folgenden Arten gehört die Mexikanische Nusskiefer zu den sogenannten ***PIÑONNÜSSEN***, eine im Süden der USA und im Norden Mexikos beheimatete Untergruppe der nusstragenden Kiefern.

Piñonnüsse: *Samen und Bäume der in den warmen Klimazonen der USA und Mexikos vorkommenden Nusskiefern.*

Mit einer Wuchshöhe von 15 bis 25 Metern gehört sie zu den mittelgroßen Kiefergewächsen und kommt in mehreren, auch kleinwüchsigeren Unterarten vor. Erst nach 250 bis 350 Jahren erreicht der Baum seine volle Reife. Aufgrund der vielen Unterarten ist die genaue Zuordnung der Mexikanischen Nusskiefer botanisch sehr umstritten. Viele Unterarten deuten darauf hin, dass dieser Baum sich schon lange Zeit an unterschiedliche Klimazonen in seiner Heimat angepasst hat. Die verschiedenen Formen dieser Baumart tragen auch zwischen ein und fünf Nadeln pro Blattscheide, ein weiteres Zeichen ihrer Variabilität. Wegen ihrer essbaren Samen hat die Mexikanische Nusskiefer in ihrer Heimat eine große wirtschaftliche Bedeutung und wird, wie die Zirbe, von einheimischen Häher- und Eichhörnchenarten verbreitet. Die Nüsse werden roh gegessen, für Bäckereien verwendet oder auch zu einer Nusspaste, ähnlich der Erdnussbutter, püriert. Aufgrund der Klimabedingungen ist sie eher für trockene Gebiete geeignet und wächst in ihrer Heimat auf 800 bis 2800 Metern Seehöhe. Sie kommt sowohl in Reinbeständen als auch in Gesellschaft von Wacholder-, Pinus- und Eichenarten sowie Kakteen, Agaven und Erdbeerbäumen vor. In ***ARBORETEN*** ist sie nicht nur in Amerika, sondern weltweit zu finden, verträgt allerdings aufgrund der tropischen Herkunft in jungen Jahren Kältegrade nur bis minus 12 °C.

Arboreten: *Sammlung von frei wachsenden Bäumen in einer meist parkähnlichen Landschaft.*

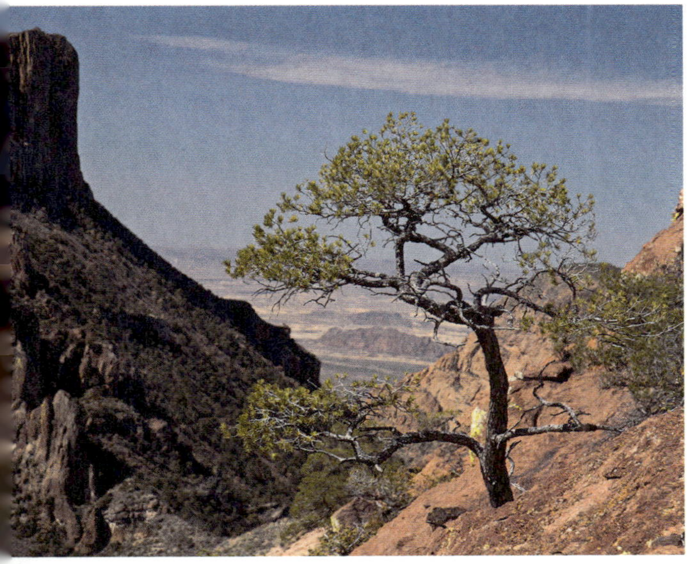

Die Mexikanische Nusskiefer *(Pinus cembroides)* ist ein trockenheitsresistenter Bewohner von Gebirgen in Mexiko. Von der einheimischen Bevölkerung werden ihre Nüsse seit Jahrtausenden als Grundnahrungsmittel gesammelt.

Die Coloradokiefer (Pinus edulis)

Besonders trockenheitsresistent und aus dem Leben der einheimischen Indianerstämme nicht wegzudenken ist die Coloradokiefer, die auch der

Staatsbaum des US-Bundesstaates New Mexico ist. Bereits der Namenszusatz »edulis« weist im Lateinischen auf die Essbarkeit der Samen hin, und auch hier handelt es sich um eine Piñonnuss. Ihre Heimat liegt in Höhenlagen von 900 bis 3200 Metern Seehöhe im küstenfernen Südwesten der USA und sie gedeiht sowohl in steinigen Böden als auch in kompakten Tonböden.

In ihren Heimatgebieten wächst sie meist in schütteren Beständen, gemischt mit Beifuß-, Wacholder-, Eichen- und Sumacharten. Durch ihren vereinzelten Bestand und ihre schüttere Krone ist sie trotz der Trockenheit vor der Ausbreitung von Waldbränden besser geschützt als andere Kiefernarten. Die dunkelgrünen, steifen Nadeln wachsen in Zweier- oder Dreiergruppen aus ihren Blattscheiden und die Nüsse sind mit dicken Schalen versehen, wodurch sie gut haltbar sind. Einheimische Häherarten verbreiten die Nüsse der Coloradokiefer. Die mit 15 Metern Wuchshöhe relativ kleine Baumform ist malerisch gewunden, weshalb das gelblich-braune, sehr harzreiche und spröde Kernholz für Tischlereizwecke weniger gut geeignet ist. Die Bäume werden jedoch in ihrer Heimat als lebende Christbäume und ausdauernde Zaunpfähle genutzt. Die Ureinwohner nutzten geeignete Astgabeln des zähen und widerstandsfähigen Holzes der Coloradokiefer, um die ersten Pflüge des Kontinents für die Landwirtschaft herzustellen. Nach etwa 25 Jahren ist mit den ersten Zapfen am Baum zu rechnen, erst nach 75 Jahren erreicht der Baum seine volle Ernte. Die Samen der Coloradokiefer werden meist geröstet verkauft, wobei pro Jahr zwischen 500 000 und 1 Million Kilogramm kommerziell geerntet werden. Das enthaltene Eiweiß besteht aus allen 20 Aminosäuren und ist daher für den Menschen ernährungsphysiologisch besonders wertvoll, da auch die essenziellen Aminosäuren, die der Mensch nicht selbst herstellen kann, in den Nüssen enthalten sind.

Ihre Trockenheitsresistenz erreicht die Coloradokiefer durch besonders tiefe Pfahlwurzeln, die in bis zu sechs Meter Tiefe und bis in feuchtere Erdschichten hinabreichen können. Vor allem in Trockengebieten ist die Coloradokiefer daher zur Landschaftspflege und zum Erhalt von Wassereinzugsgebieten von großer Bedeutung, wobei sie Kälte bis minus 30 °C und Hitze bis plus 30 °C aushält.

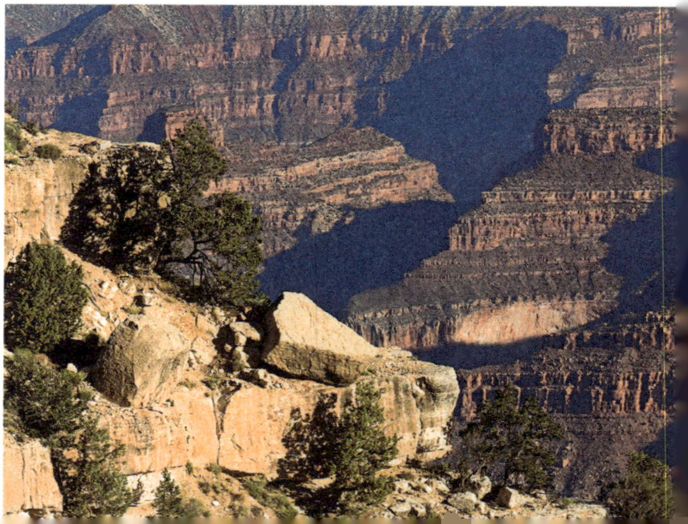

Pinus edulis-Bestand an einem natürlichen Standort an einem Hang des Grand Canyon Nationalparks. Diese trockenheitsresistente Kiefernart war ein Grundnahrungsmittel der einheimischen Indianer. Ihre gebogenen Stämme wurden als erste Pflüge Amerikas gebraucht.

Die Einblättrige oder Einnadelige Kiefer (Pinus monophylla)

Diese Piñonnuss ist die einzige, bei der nur eine Nadel in jeder Blattscheide steckt, dies ist wahrscheinlich eine Anpassung an ihre trockenen Heimatstandorte. Ihre Heimat überschneidet sich mit jener der Coloradokiefer, mit der sie nahe verwandt ist und auch Kreuzungen bilden kann. Sie ist seit 1959 der offizielle Staatsbaum des US-Bundesstaats Nevada. Im Joshua-Tree-Nationalpark im südlichen Kalifornien ist sie durchgängig seit 47 000 Jahren nachweisbar, lange bevor die ersten Menschen dieses Gebiet erreicht haben. Aufgrund ihres langsamen Wachstums erreicht sie nur Höhen von sechs bis zwölf Metern und zwei Meter hohe Exemplare können bereits 60 Jahre alt sein. Die derzeit ältesten Exemplare weisen ein Alter von fast 900 Jahren auf.[103] Nach etwa 35 Jahren können die ersten fruchttragenden Zapfen erscheinen, die dann essbare Samen enthalten, aber erst nach 100 Jahren wird die volle Fruchtbarkeit erreicht. Wieder sind einheimische Häherarten für die Verbreitung der Samen zuständig. Das blass gelblich-braune Kernholz ist von einem fast weißen Splint umgeben und sehr harzreich. Die Einblättrige Kiefer kommt in Höhenlagen von 1000 bis 2800 Metern in Nevada, Utah und Kalifornien vor. Sie gehört zu den trockenheitsverträglichsten Kiefernarten die es gibt, sie ist noch widerstandsfähiger als die Coloradokiefer. Vergesellschaftet mit Wacholderarten und Beifußgewächsen bildet sie die dominierende Baumart des ***GREAT BASIN*** in den USA.

Great Basin: *trockene Großlandschaft im Südwesten der USA.*

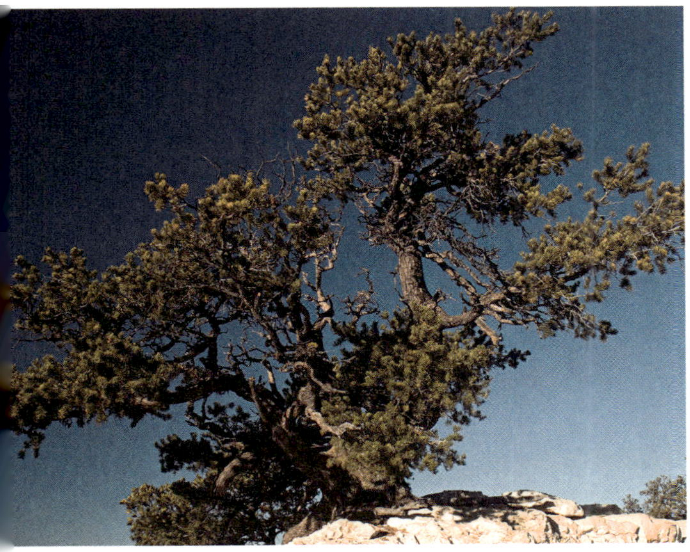

Die Nüsse der Einnadeligen Kiefer *(Pinus monophylla)* waren und sind für die einheimischen Indianerstämme ein wichtiges Grundnahrungsmittel. Im Rahmen der Eroberung des Westens wurde damit grober Raubbau betrieben und die langsam wachsenden Hölzer als Holzkohle für die Eisenbahn oder für Silberbergwerke verwendet.

Von den Indianern wurde neben den Nüssen auch das Harz als Mittel zur Unterstützung der Wundheilung verwendet. Bei Kopf- und Ohrenschmerzen wurde der Rauch des brennenden Harzes inhaliert. Gegen Erkältungskrankheiten wurde ein Absud der Nadeln eingesetzt, die wie alle Kiefernadeln einen hohen Gehalt an Vitamin C aufweisen. Die ortsansässigen Indianer nutzten auch das Harz, um Körbe abzudichten oder beschädigte Tongefäße zu reparieren. Aus den ***ASTQUIRLEN*** wurden Quirle für die Küche hergestellt, wie das heute noch die Bauern der Oststeiermark mit Fichten- oder Rotkieferquirlen machen. Aus den Nüssen wird auch heute noch von den einheimischen Stämmen eine Suppe gekocht, ein Mus bereitet oder Gebäck hergestellt. Manche der heute von

Astquirl: *sternförmige Ursprungsstelle von Ästen, die bei Nadelbäumen auf gleicher Höhe rund um den Stamm entspringen.*

den Indianern genutzten Kiefernhaine sind bereits seit hunderten Jahren in menschlicher Verwendung und haben schon viele Generationen von Indianern genährt. Die Familien nutzen dabei abwechselnd verschiedene Haine, da die Bäume wie die meisten Nusskiefern nicht jedes Jahr Früchte tragen. Nachweise der Nutzung durch den Menschen gibt es seit 7500 Jahren, was die Nüsse der Einblättrigen Kiefer möglicherweise zur ersten nachweislich vom Menschen genutzten Baumnuss qualifiziert.

In der Mitte des 19. Jahrhunderts wurden im Rahmen der Kolonialisierung des amerikanischen Westens in großem Umfang Einblättrige Kiefern ausgerottet und als Holzkohle zum Beheizen der in den Westen fahrenden Eisenbahnen sowie als Schmelzkohle für den Silberbergbau verkokt und damit den ortsansässigen Indianern eine wichtige Lebensgrundlage entzogen. Als die Bestände sich im 20. Jahrhundert wieder zu erholen begannen, verwendeten Farmer ausgediente Ankerketten von Kriegsschiffen, die zwischen Bulldozern über das Land gezogen wurden, um neu keimende Jungbäume auszureißen und das Land für die Rinder abzuräumen. Erst als in den 1950er-Jahren erkannt wurde, dass die Erträge des Landes durch diese Maßnahme nicht gesteigert werden konnten, wurde dieser Vandalismus verboten.

Die Einblättrige Kiefer kann aufgrund ihrer Anspruchslosigkeit und Resistenz auch in Europa angebaut werden und wächst zum Beispiel im Schwarzwald problemlos.

Die Chilgozakiefer (Pinus gerardiana)

Im Himalaja liegt die Heimat der Chilgozakiefer, einer 10 bis 25 Meter hohen, dicht benadelten Kiefer, die an den Hängen des Himalaja in Tibet, Afghanistan, Pakistan und Nordwestindien in Höhen zwischen 1800 und 3350 Metern Seehöhe, mit duftenden Himalaja-Zedern und einer Pinus-Art vergesellschaftet, vorkommt. Die Nadeln sind in Dreiergruppen von Blattscheiden umhüllt, die Zapfen 12 bis 20 cm lang und 7 bis 11 cm breit.

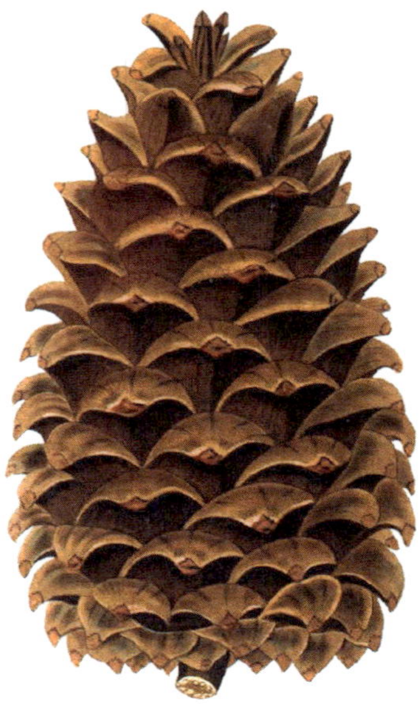

Ein Chilgozakieferzapfen. Die den Piniennüssen ähnlichen Nüsse werden von den Einheimischen hoch geschätzt und erzielen erstaunlich hohe Preise.

Der Name leitet sich vom Urdu-Wort »Chilgoza« ab, was übersetzt nichts anderes als »Kiefernnuss« bedeutet. Der Tannenhäher, der auch die europäische und Sibirische Zirbe verbreitet, sorgt auch dafür, dass die Chilgozakiefer weiterverbreitet wird. Um die Nüsse zu ernten, werden die Zapfen gewöhnlich über einem Feuer geröstet, worauf sie sich öffnen und die Nüsse samt Schalen herausfallen lassen. Die den Pinienkernen ähnlichen Nüsse erzielen einen für die Region enorm guten Preis, sodass ihre Ernte einen wichtigen finanziellen Beitrag für die ortsansässige Bevölkerung leistet. Trotz ihrer tropischen und wegen ihrer Gebirgsheimat ist die Chilgozakiefer relativ kälteresistent und erträgt Temperaturen bis minus 18 °C. Die Ansprüche an die Bodenfeuchtigkeit entsprechen denen von Mitteleuropa.

Die Zuckerkiefer (Pinus lambertiana)

Die Zuckerkiefer, früher auch Riesenkiefer genannt, ist die größte und massivste Kiefernart und trägt besonders lange Zapfen. Ihre Heimat liegt an der nordamerikanischen Pazifikküste, von Oregon bis zur Halbinsel Baja California. Sie wird im ausgewachsenen Zustand 40 bis 60 Meter hoch, wobei einzelne Exemplare im Yosemite-Nationalpark die Rekordhöhe von 83 Metern erreichten. Die Nadeln wachsen wie bei der Zirbe in Fünfergruppen aus ihren Scheiden, die Zapfen erreichen eine Länge von 25 bis 50 cm. Der längste bisher verzeichnete Zapfen erreichte sogar 66 cm Länge und ist damit der längste jemals beschriebene Zapfen aller Pinus-Gewächse.

Das geröstete Harz der Zuckerkiefer schmeckt süß und wurde von den einheimischen Indianern zum Süßen, ähnlich wie Ahornzucker, sowie als Mittel gegen Husten verwendet. ***INOSIT,*** ein Zucker, der auch in der menschlichen Niere hergestellt und heute unter anderem Energy Drinks zugesetzt wird, ist für den süßen Geschmack verantwortlich. Im Körper wird er in energiespendende Glukose umgewandelt und hilft bei der Fettverbrennung. An den Samen der Zuckerkiefer erkennt man, dass diese ursprünglich vom Wind verbreitet wurden. Sie tragen noch heute Flügel, die jedoch kaum zur Verbreitung beitragen, da das Gewicht des Samens zu groß ist. Vogel- und Hörnchenarten sorgen heute für die Verbreitung.

Inosit: *zuckerähnliche Substanz, früher zur Gruppe der B-Vitamine gerechnet. Unsere Nieren erzeugen täglich etwa 4 g davon.*

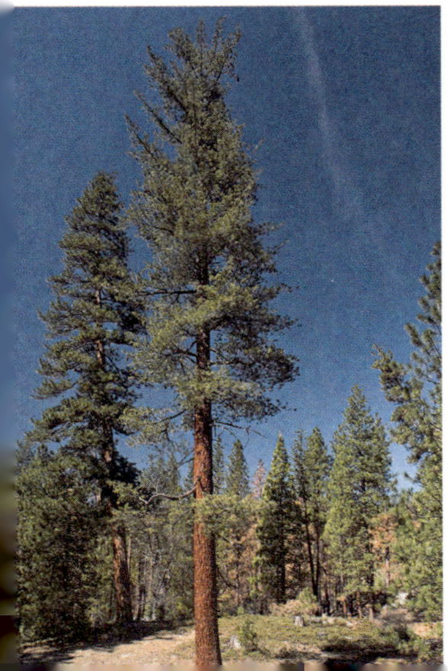

Die Zuckerkiefer ist nicht nur die größte heute vorkommende Kiefer mit einer Höhe bis zu 83 m, sondern enthält auch einen interessanten Zucker, Inosit, in ihrem Harz, das die Indianer früher zur Süßung von Getränken verwendeten. (Hier fotografiert in ihrem Heimatrevier vor den Rocky Mountains.)

Dieser Ausflug zu einem Teil der etwa 30 nusstragenden Geschwister *der Zirbe zeigt, wie viele Baumarten, in unserem Fall Nadelhölzer, zu einem europäischen* Kulturwald *beitragen könnten.* Essbare Landschaften *werden damit möglich, in denen eine Vielzahl verschiedener* langlebiger Pflanzen *einen hochwertigen Beitrag zur* menschlichen Ernährung *leistet, ohne viel Pflege, Düngung, Baumschnitt oder Umgraben des Bodens zu erfordern. Einige dieser Bäume könnten einen* wichtigen Beitrag *zu einer* modernen Baumlandwirtschaft *leisten.*

Nicht alle nusstragenden Nadelhölzer können überall angebaut werden. Die alpine und die Sibirische Zirbe wie auch die Korea-Kiefer sind bestens an höhere Lagen in den gemäßigten Breiten angepasst. Die mediterrane Pinie wächst im Mittelmeerklima in Italien, Spanien, an der Küste von Slowenien und Kroatien ausgezeichnet, insgesamt sind über 550 000 Hektar im Mittelmeerraum bepflanzt. Diese Bäume benötigen ganz wenig Pflege, abgesehen von der Ernte und dem gelegentlichen Nachsetzen von Jungpflanzen.

Das einzige Problem ist bei allen nusstragenden Nadelhölzern die lange Dauer bis zur Geschlechtsreife und damit zum Ansetzen von ersten Nüssen. Hier muss in anderen Dimensionen gedacht werden als bei schnelllebigen Getreiden oder Obstgehölzen. Tatsächlich haben unsere Vorfahren Bäume nicht für sich, sondern für die nächste oder sogar für die Enkelgeneration gesetzt. Was uns heute erstaunlich erscheint, war zumindest in intakten Gesellschaften ein allgemein verbreiteter Umgang mit der Natur und der Nachwelt. Man dachte an die Enkelgeneration und war selbst von seinen Großeltern mit den Bäumen beschenkt worden, die im Wald standen. Dieser Wald wurde von den Bauern auch sehr vielseitig genutzt: als Viehweide, als Futterressource und als Streuunterlage für die Tiere, mit deren Mist dann wieder die Äcker und Felder gedüngt wurden. Der entstehende Dünger stank nicht so wie die Gülle, die heute auf die Felder geführt wird, sondern hatte einen neutralen, erdigen Geruch, da die »Einstreu«, also das Laub aus dem Wald, genügend Bakterien und Begleitstoffe mitbrachte, um eine »Vorverdauung« und Bindung der übelriechenden Gärstoffe im Kompost zu ermöglichen. Wie der seit Jahrzehnten mit der Waldnutzung vertraute Forscher Michael Machatschek schreibt, lag dieser Waldnutzung in früheren Zeiten ein gemeinschaftliches, nicht auf einzelne Personen beschränktes Nutzungsrecht, eine sogenannte ***ALLMENDE,*** zugrunde. Leider ist diese sinnvolle Einrichtung heute größtenteils verloren gegangen und zugunsten einer Privatisierung der Wälder aufgegeben worden.

Allmende: *gemeinschaftliches Eigentum und/oder Nutzung meist land- oder forstwirtschaftlicher Flächen oder Almen.*

Die vielseitige Waldnutzung der Bauern war auch in früheren Zeiten den Grundherren und Adeligen ein Dorn im Auge, die lieber urtümliche Hochwälder gesehen hätten, in denen das Jagen nicht durch vielseitigen Strauchbewuchs und Waldränder gestört wird. Bei aller Wertschätzung der Arbeit von Peter Wohlleben, die er in seinen Büchern über die Wälder und Bäume vorstellt, muss gesagt werden, dass seine Sichtweise des Ideals eines ***PRIMÄRWALDES*** (Urwaldes) möglichst ohne menschlichen Eingriff [104] eine Sichtweise ist, wie sie früher der Adel und die bei ihm verdingten Förster vertreten haben, eben um in Ruhe jagen zu können. Die Entwicklung einer neuen bäuerlich-gemeinschaftlichen Nutzung der Wälder durch Mensch und Tier erscheint heute sinnvoller, da die Ressourcen des Planeten dadurch in besserer und nachhaltigerer Weise erhalten werden können, ohne die Natur zu zerstören. Viele Bauerngenerationen vergangener Jahrhunderte in verschiedenen Kulturen haben gezeigt, dass insbesondere die Waldlandwirtschaft in Mitteleuropa nicht nur hohe Erträge mit geringen ökologischen Kosten produzieren kann, sondern auch die Vielfalt der Natur besser sichert als ein buchendominierter Urwald. Der Mensch kann hier eine sinnvolle Aufgabe erfüllen und die Landschaft kultivieren — Kultur in die Natur bringen. Dadurch wird, im Gegensatz zur industriellen Landwirtschaft, die Ausdruck einer ausufernden und maßlosen Zivilisation ist, die Landschaft nicht zerstört, sondern sogar aufgewertet, wie das auch die Amazonas-Ureinwohner und andere traditionelle Landwirtschaftssysteme vorzeigen. Eine langfristig kultivierte Naturlandschaft, die damit zur Kulturlandschaft wird, ist nicht nur ästhetischer, sondern sogar artenreicher als ein europäischer Urwald, was auch Peter Wohlleben zugibt.[104] Artenreichtum geht aber gleichzeitig mit Stabilität und gesunder Ökologie einher, da ein solch artenreicher Wald sich eher ändernden Umweltfaktoren anpassen kann.

Primärwald: *wissenschaftliche Bezeichnung eines »Urwaldes«.*

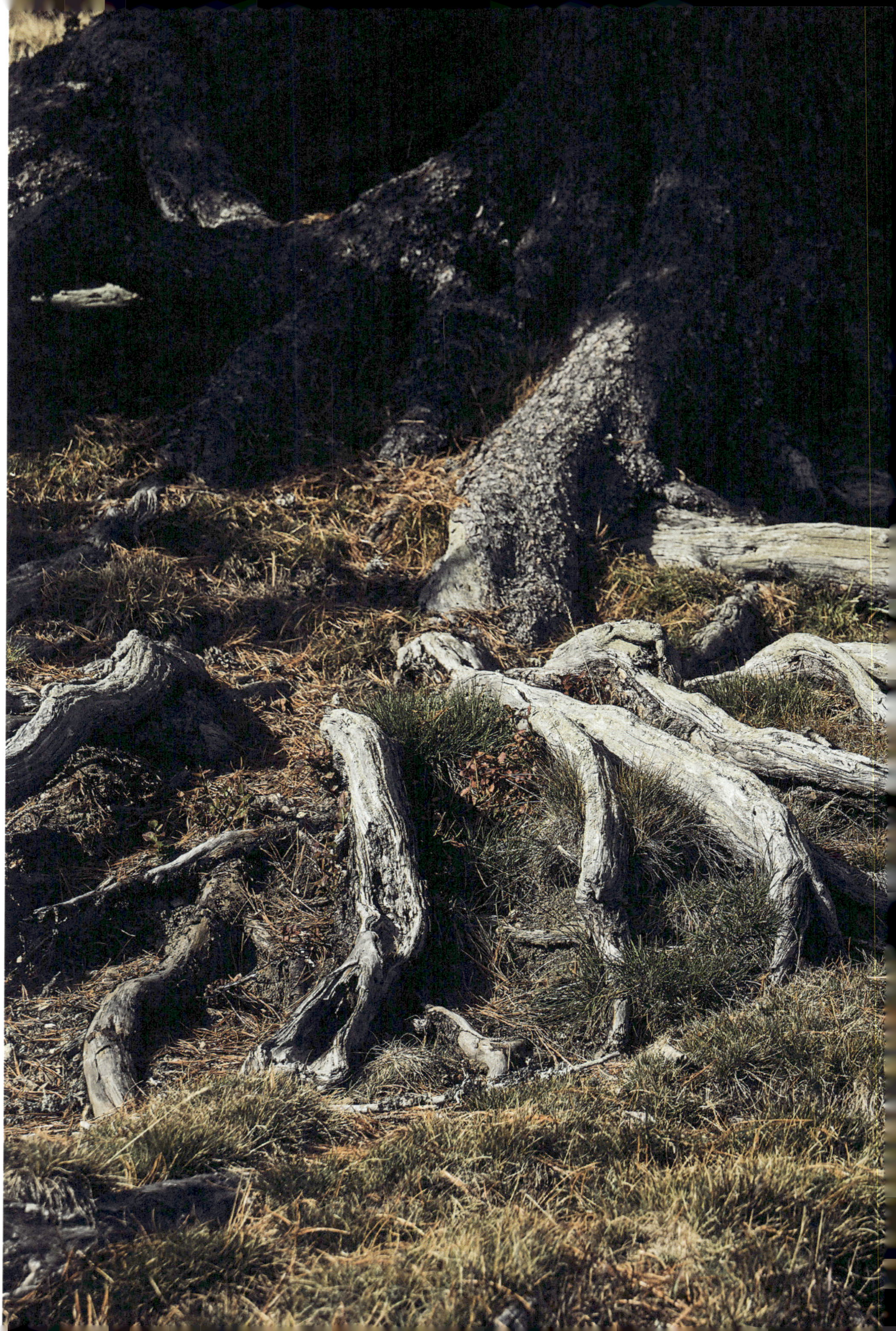

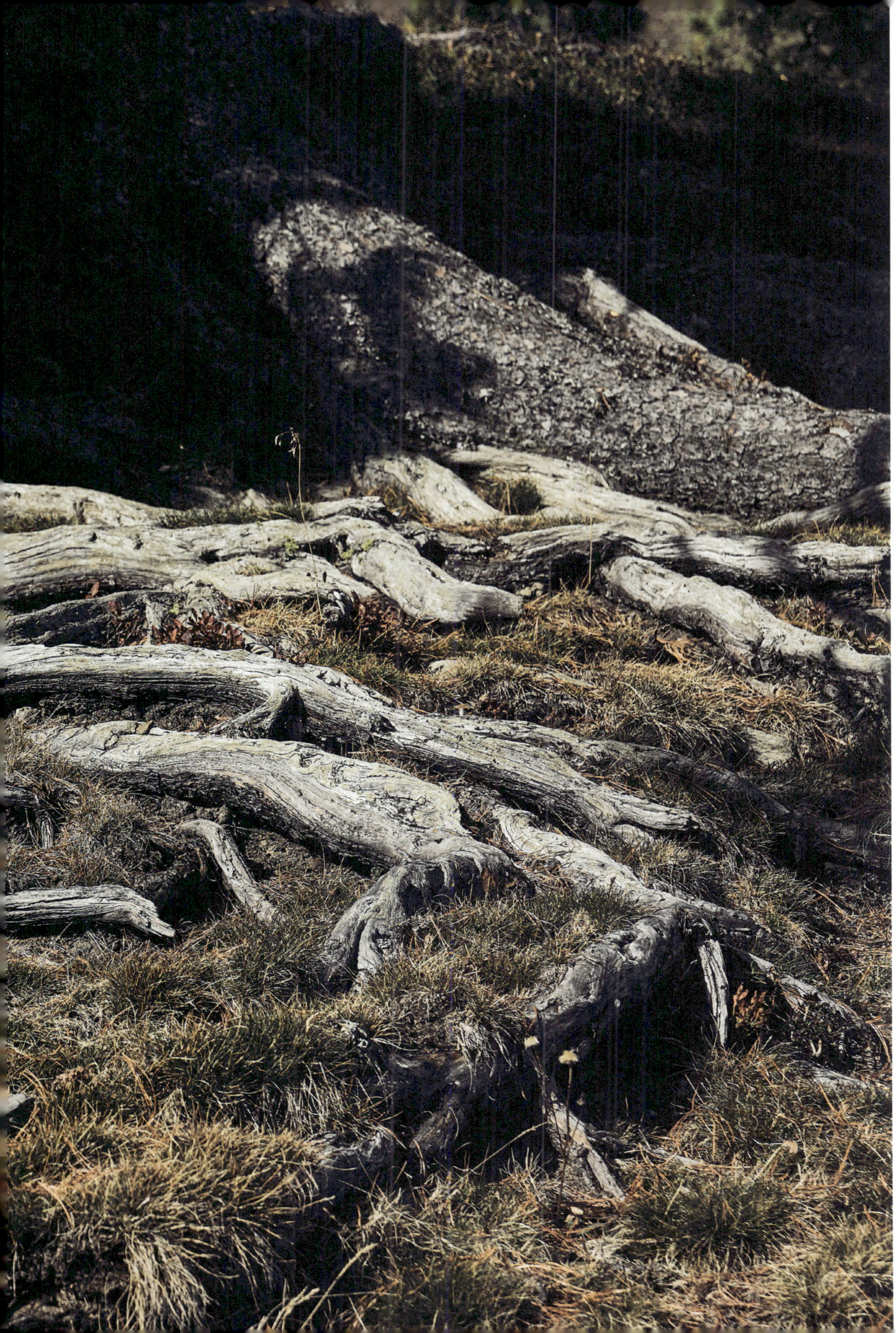

Ein Brief aus der Zukunft an den Autor Seite 126

Kapitel 7

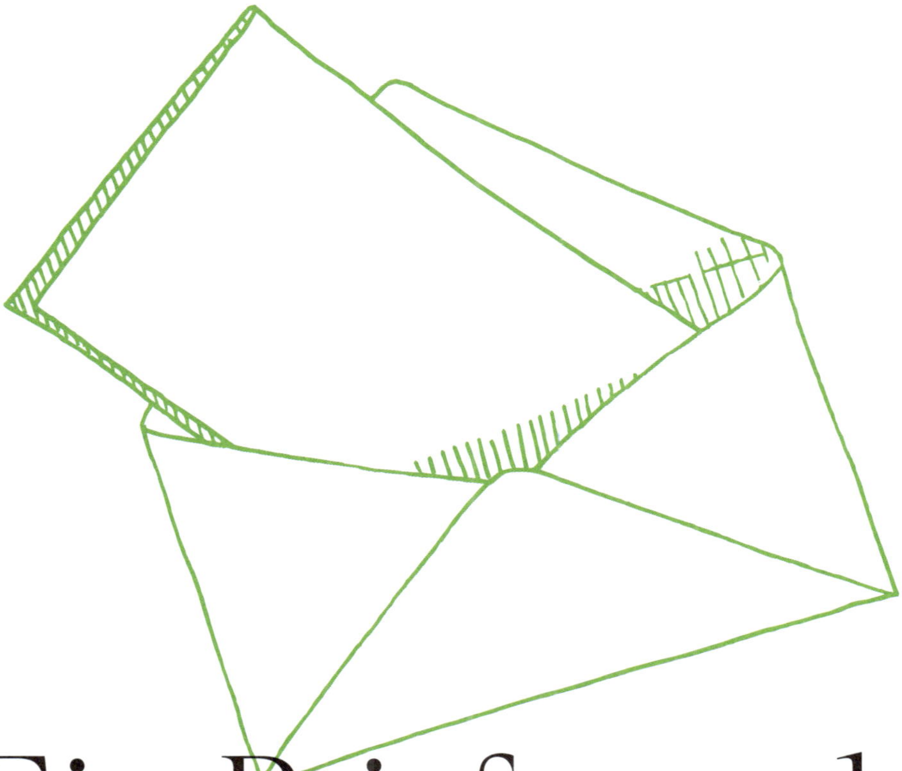

Ein Brief aus der Zukunft

Gerade während ich dieses Buch schreibe, ist ein Brief *angekommen. Er lag mit dem Absender* »aus der Zukunft« *in meinem Briefkasten.*

Anastasia(bücher): *vom russischen Autor Wladimir Megre verfasste Bücher über die Sibirischen Zirben und eine in den Wäldern Sibiriens lebende legendäre weise Frau, Anastasia, die erstaunlich vernünftige Ratschläge für eine ökologische Gestaltung der menschlichen Gesellschaft gibt.*

Er baut offensichtlich auf Konzepten auf, die in den russischen ***ANASTASIA-BÜCHERN*** [96] beschrieben werden: Familienlandsitze, in denen junge Menschen, ohne an reiche Investoren Miete oder übertriebene Kaufpreise zahlen zu müssen, ein Dasein mit ihrer Familie aufbauen können, in dem sie nicht getrennt von ihren Kindern leben müssen und in dem neues kulturelles Leben entstehen könnte – Hoffnung für unsere Erde.

Ein Brief aus der Zukunft an den Autor:

Lieber Maximilian,

ich schreibe Dir aus einer Zukunft, die Du vielleicht nicht erleben wirst, aber die nicht so ferne ist, dass Du sie nicht erleben könntest. Die große Krise damals hat die ganze Welt verändert *und alles das möglich gemacht, was Du Dir so sehr gewünscht hattest. Nachdem die Menschheit erkannt hat, dass nur eine ökologische Form der Landwirtschaft Zukunft hat, wurde ganz auf Bio-Lebensmittelerzeugung umgestellt. Nicht industriell, nein kleinräumig war die Devise — und Dein Land war Vorreiter dafür. Damit verbunden wurde eine Art von* Grundversorgung *für jeden Menschen: Jeder und jede hat nun lebenslang Anspruch auf ein Stück Land, das groß genug ist, um diese Grundversorgung sicherzustellen. Niemand muss mehr hungern, kein Land bleibt aus Spekulationsgründen unbewirtschaftet.*

Wenn Familien gegründet werden, hat sich der Brauch etabliert, dass ein Grundstück von der Gemeinschaft für das junge Paar eingerichtet wird. Als Hochzeitsgeschenk *bereiten die Freunde die wichtigsten Obst- und Nutzpflanzen und einige Jungbäume vor, die dann am Grund-*

stück gemeinsam gepflanzt werden. Eine einfache Wohnstätte *wird ebenfalls eingerichtet, unter Nutzung von modernen ökologischen Baumaterialien wie Stroh-Lehm und Massivholz. Damit sparen wir unendlich viel Primärenergie und doch ist das Wohnklima viel angenehmer als in den Stahlbetonbauten, die zu Ende des vorigen Jahrtausends üblich waren. Mit dem Haus bekommt die junge Familie einen kleinen Waldgarten dazu, auf dem sie viele Dinge* selbst anbauen *kann, die sie für ihr späteres Leben benötigt: Gemüse für das tägliche Leben, Früchte und Nüsse von Bäumen und sogar Holz vom Baumschnitt, das sie für den Kachelofen im Haus oder den Holzherd in der Küche verwenden kann. Auch Zirben, die Dir so am Herzen liegen, und einige andere Baumnüsse sind dabei: als Spender für Nüsse und Heilmittel und als Aufgussmittel für die Sauna. Wenn die Bäume größer werden, können* Möbel *daraus gemacht werden. Junge Menschen haben damit alles, was sie zum Leben brauchen, ohne sich finanziell völlig zu verausgaben. In der Schule wurde ihnen bereits erklärt, wie man die wichtigsten, gesündesten und wohlschmeckendsten Lebensmittel selbst und biologisch herstellt. Kein Kind glaubt mehr, dass die Äpfel im Supermarkt wachsen und dass Kühe lila sind! Dafür sind die* Kinder *jetzt* kerngesund *und essen nur noch natürliche Lebensmittel, die frisch vom Baum oder Feld viel aromatischer sind als die Tiefkühlkost Eurer Zeit es war.*

Bei der Einrichtung der Familienlandsitze haben Klimaforscher, Biologen, Agrarwissenschaftler, Ökologen und Energietechniker mitgewirkt. Es wurde zunächst ausgerechnet, wie viele Menschen auf der Erde leben können und wie groß der ökologische Fußabdruck jedes Einzelnen sein darf, ohne dass das Ökosystem unseres Planeten zusammenbricht. Alle Kreisläufe wurden dann so optimiert, dass der ökologische Fußabdruck so gering wie möglich und trotzdem ein gutes Leben möglich ist. Damit haben wir nun Platz für mehr Menschen als bisher und erhalten trotzdem die Lebensfähigkeit unseres Planeten.

Leben in der Gemeinschaft *ist inzwischen der Standard geworden. Jeweils 150 Häuser bilden so eine Gemeinschaft um ein Zentrum, in dem man sich trifft, teilweise auch gemeinsam kocht und isst. Zwischen jedem Grundstück laufen* Fußwege, *auf denen man auf kürzestem Pfad zueinanderkommt.* Elektroautos *fahren nur nach außen, wenn jemand grö-*

ßere Strecken zurücklegen muss. In den Gemeinschaftsdörfern sind alle schnellen Fahrzeuge tabu, da Kinder und ältere Leute zu Fuß unterwegs sind und nicht gefährdet werden sollen.

Eine technische Errungenschaft neben der Solarenergie hat uns geholfen, die Gemeinschaftsdörfer zu beleben: Das Internet hat sich als besonders wertvoll herausgestellt, Kontakt in die weite Welt zu halten und trotzdem zu Hause arbeiten *zu können. Damit haben die Kinder ihre Eltern wieder zurückbekommen — und sie wachsen in einer größeren Gemeinschaft auf, in der für Alleinstehende, Alte, seelisch Verletzte, Kinder und Jugendliche Platz zum Leben ist. Viele haben ihre verborgenen Fähigkeiten entdeckt, handwerklich und künstlerisch zu arbeiten. Die Kinder sehen zu und leben mit. Sie müssen nicht mehr 30 oder 40 Stunden die Woche in stickigen Schulgebäuden sitzen und abstrakte Dinge lernen. Jetzt lernen sie mit Eltern und Freunden, mit Handwerkern und Gärtnern, und was sonst an Wissen notwendig ist, wird zwanglos von Lehrenden vermittelt, die durch* interessanten Unterricht *die Aufmerksamkeit der Kinder gewinnen können. Alles Gelernte hat auch praktischen Bezug, das haben unsere Lehrkräfte von den Waldorfschulen gelernt.*

Alles ist dem Leben zugewandt und hilft den Kindern, sozial aktive, lebensfrohe und hilfsbereite Menschen zu werden. Nichts wird ausgeklammert, weder die Geburt noch der Tod. Geburten werden von der Gemeinschaft gefeiert, das Sterbebett steht nicht mehr in einem gekachelten Raum im Spital, sondern im Kreis der Lieben. Kinder dürfen auf Zehenspitzen ins Zimmer der Toten gehen — der Tod ist nicht mehr tabu.

Viele Nahrungsmittel werden nun wieder selbst hergestellt — die Abhängigkeit von geförderten Großlandwirtschaften ist praktisch verschwunden. Südfrüchte sind viel teurer geworden, da faire Preise *bezahlt werden und die Transportkosten gestiegen sind, allerdings werden gerade* Solarschiffe *entwickelt, die da Verbesserungen bringen werden. Doch der Rückgang der Importe hat auch viel Gutes gebracht: Der Hunger in den südlichen Ländern hat stark abgenommen, seit die meisten Flächen wieder von den Menschen dort selbst genutzt werden können. Viele Flächen in Afrika und Lateinamerika wurden den Menschen dort wieder zurückgegeben, als die internationalen Konzerne abzogen. Die* Flüchtingswellen *nach Europa sind* verebbt, *viele Menschen wieder in ihre Heimatländer zurückgekehrt, mit dem Wissen, das sie in Europa erworben haben.*

Auch die Medizin hat sich völlig verändert: Gesundheit und die eigenständige Bildung von Gesundheit stehen nun im Vordergrund. Ärzte lernen, wie sie ihre Klienten gesund halten und sind nicht mehr nur auf Krankheiten fixiert. Sie beziehen die soziale Situation mit ein und sind jetzt auch seelische Therapeuten geworden. Schon ganz frühzeitig interessieren sie sich für jeden Konflikt, für jedes Unwohlsein und geben Ratschläge, was man tun oder essen soll, um möglichst gesund zu bleiben. Viele chronische Krankheiten, wie Diabetes, Bluthochdruck und Übergewicht, die Euch gequält haben, sind praktisch verschwunden. Die Ärzte betreiben echte Spitzenmedizin, *nicht die Karikatur davon, die bei Euch so bezeichnet wurde: das Zusammenflicken von Halbtoten mit größtem technischen Aufwand. Nein, Spitzenmedizin ist jetzt die Erhaltung von Gesundheit. Wenn ein Arzt die meisten seiner Klienten gesund hält, dann nennen wir das Spitzenmedizin. Erstaunlicherweise ist das viel, viel billiger als Eure damalige »Spitzenmedizin«, und es macht richtig Spaß, gesund, vital und guter Laune zu sein.*

Geld ist fast völlig aus unserem Bewusstsein verschwunden. Da unsere Gemeinschaft ihre Talente tauscht, *gibt es auch keine großen Unterschiede beim Einkommen. Jeder gibt, was er kann, jeder nimmt, was er braucht. Die Gemeinschaft, die Kinder, das Leben sind für uns ganz wichtig geworden und das gibt uns Sinn und Erfüllung. Die* Luft *und das* Wasser *sind wieder* ganz klar *geworden, seit wir auf die schlimmsten Formen der Chemie und Technik verzichtet haben, und die feineren Formen der Technik haben wir in den letzten Jahren künstlerisch verwandelt und so praktisch gemacht, dass sie ganz elegant und fast unsichtbar geworden sind. Sie erleichtern unser Leben wirklich, wo es möglich und sinnvoll ist.*

Ganz besonders freut es uns, dass wir die alten Menschen wieder zurückgewonnen haben. Durch den Rückgang von Hektik und Lärm, durch den Verzicht auf das Fernsehen, haben wir wieder Muße und Zeit *gewonnen, mit den alten Menschen zu leben. Sie sind, wie unsere Kinder, nicht mehr in Heime abgeschoben, sie geben Ratschläge und helfen uns gern, auch wenn sie schon in Rente sind.*

All diese Vorgänge haben dem Tod und dem Sterben ihren Schrecken genommen. Wenn wir sterben müssen, sterben wir, ohne krampfhaft am Leben festzuhalten. Die meisten Menschen haben heute die Angst vor dem Tod, die früher zu Geiz und Gier geführt hat, überwunden. Wir haben Zeit gehabt, uns mit dem Tod schon während des Lebens auseinanderzusetzen — uns mit dem Sterben rechtzeitig vertraut *zu machen. Erst dadurch macht das Leben wirklich Freude.*

Sterben gehört wohl zum Leben — es ist ein großer Zyklus und wer weiß, vielleicht kommen wir ja wieder in diese schöne Welt zurück!

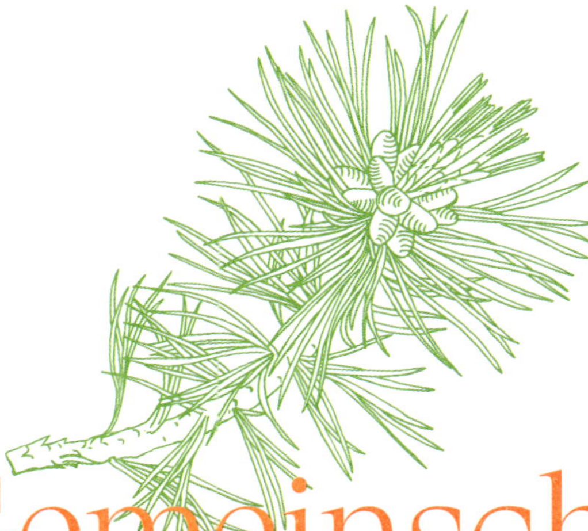

Die Gemeinschaft, *die Kinder, das Leben sind für uns sehr* wichtig *geworden und das gibt uns* Sinn *und* Erfüllung.

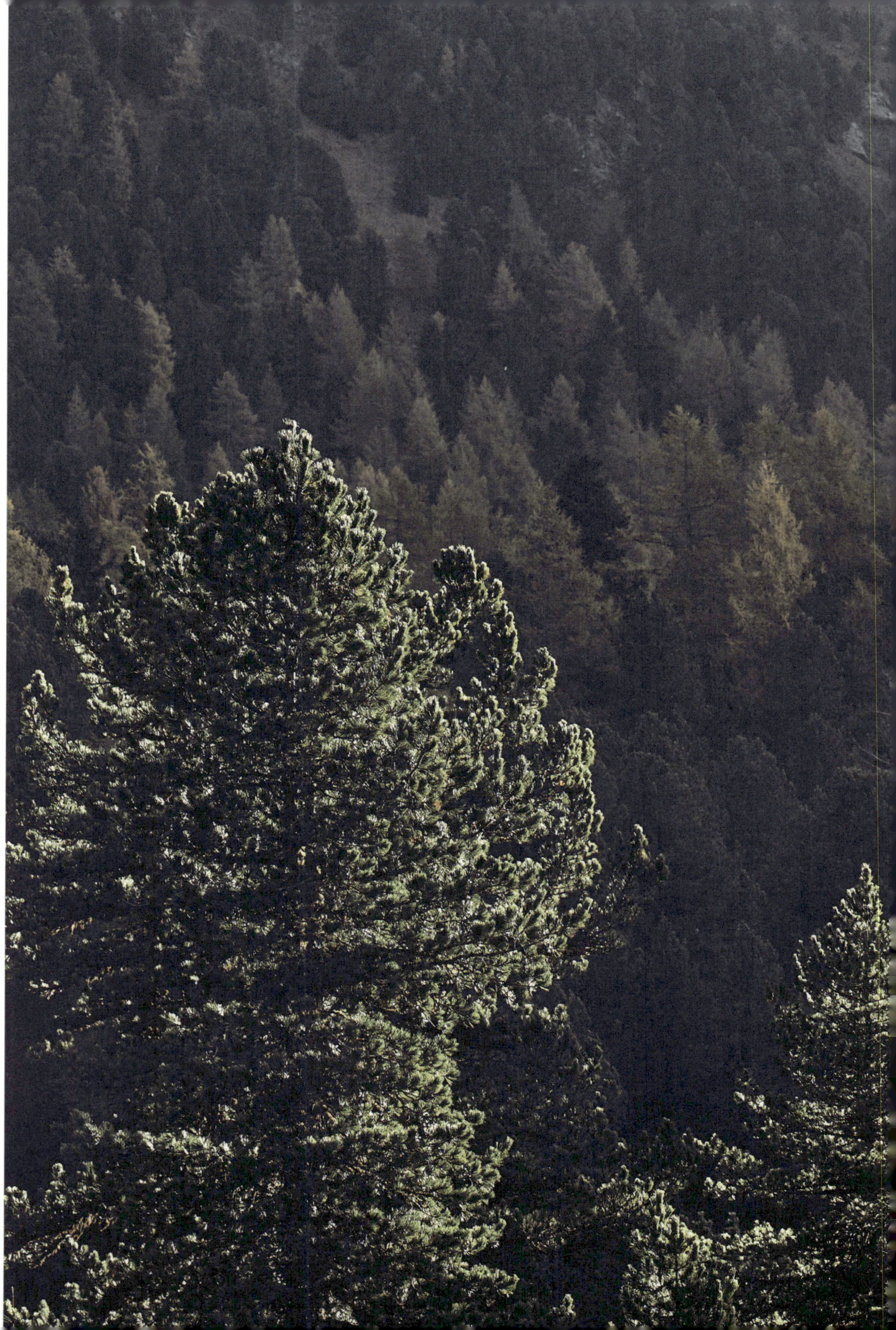

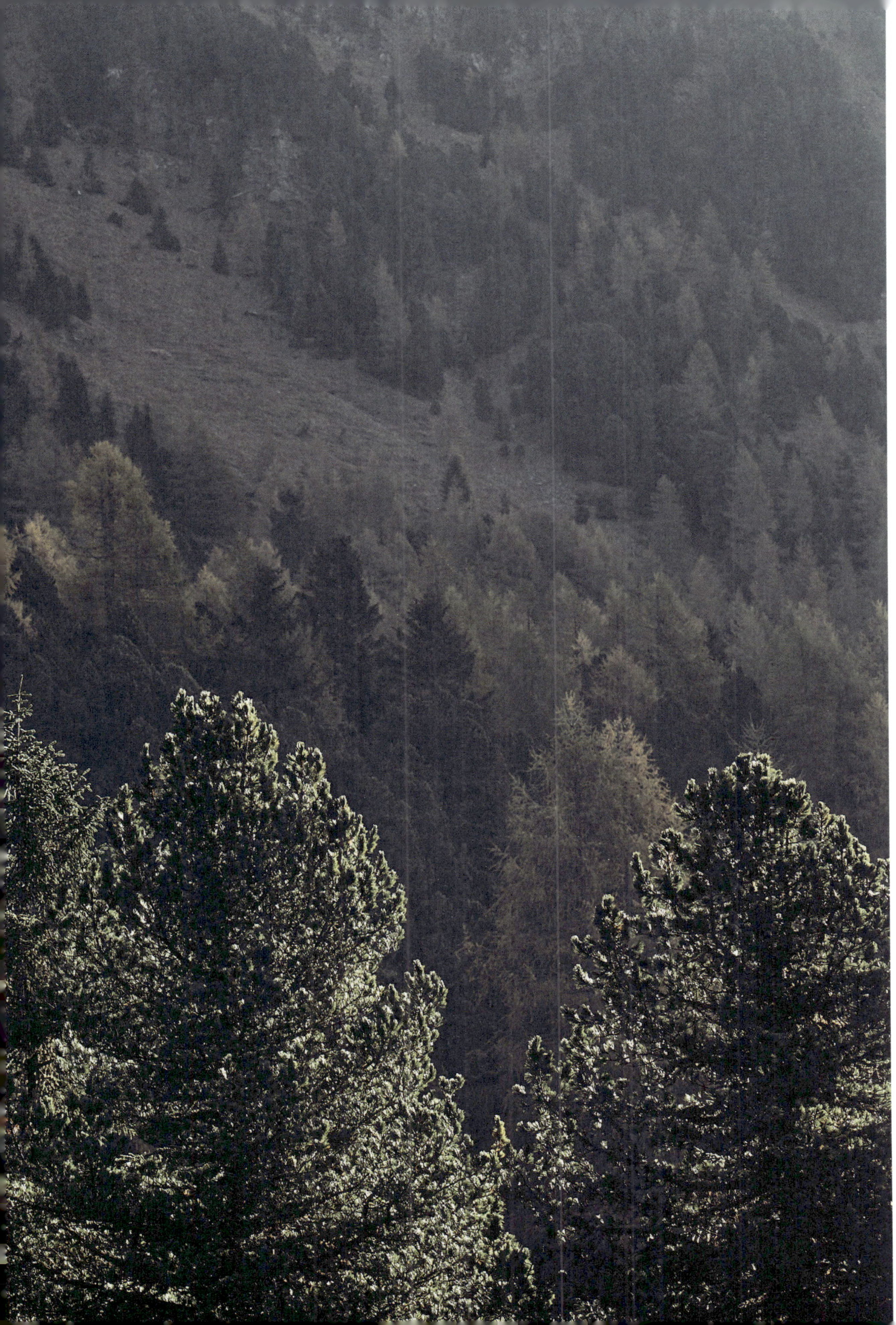

Kapitel 7

Praxisteil:

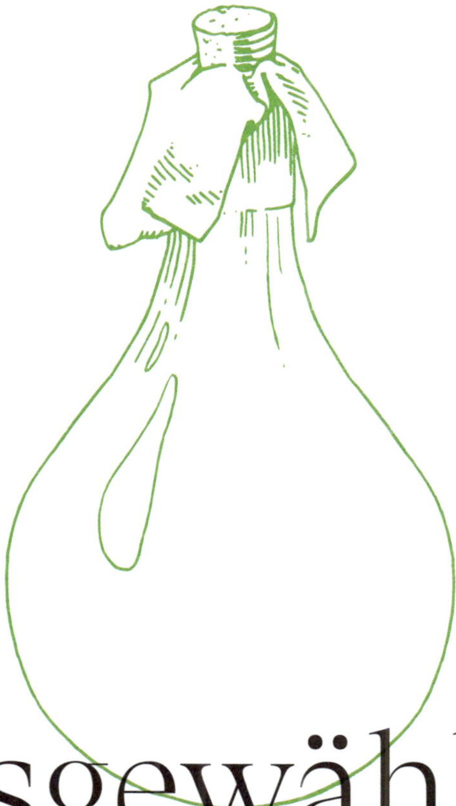

Ausgewählte Zirbenrezepte

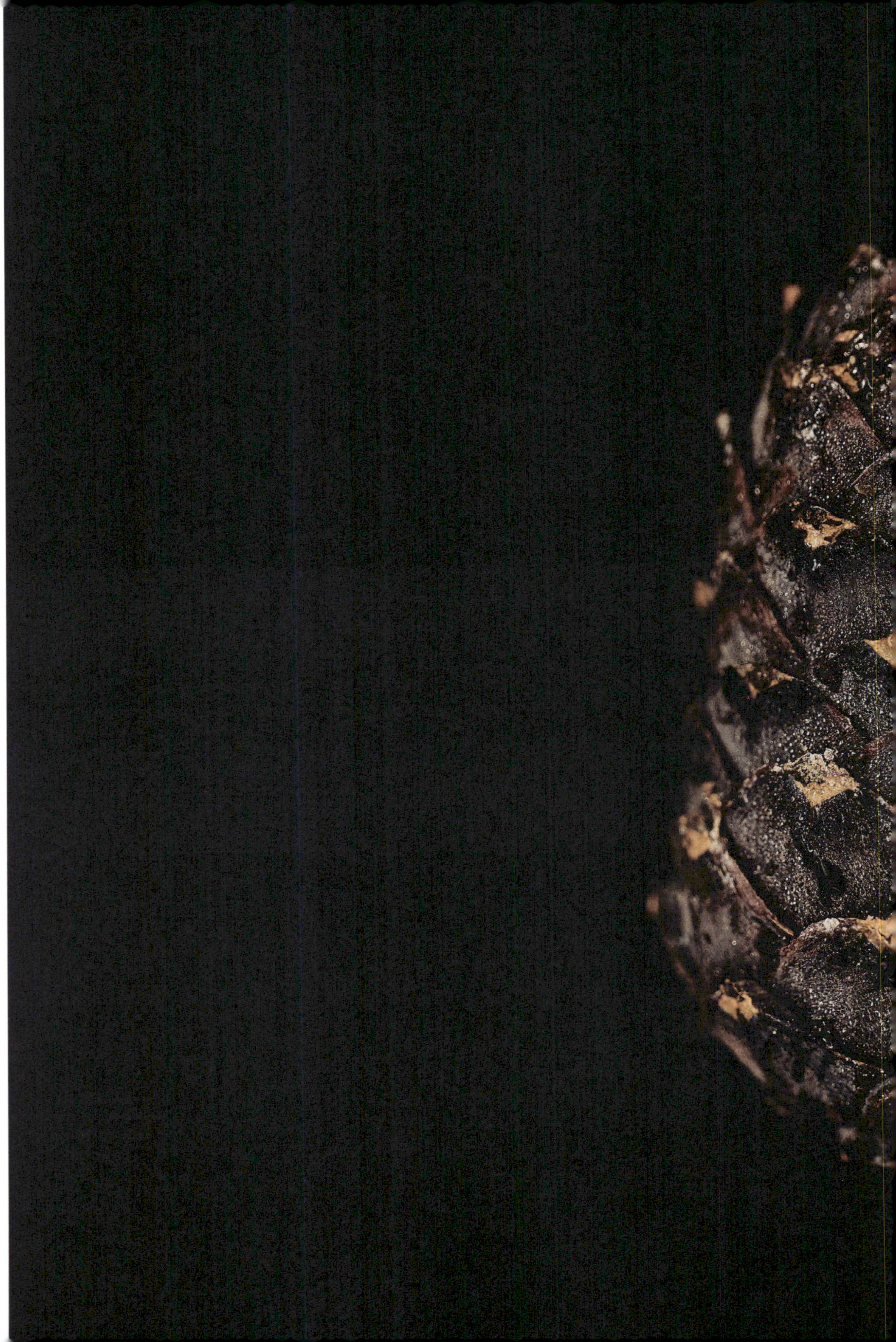

Destillieren von ätherischen Ölen aus Nadelhölzern wie der Zirbe

Die Destillation ist ein bereits seit der Jungsteinzeit bekanntes Verfahren, das unter anderen von den Alchemisten verwendet wurde, um flüchtige Substanzen durch Verdampfen zu reinigen oder zu konzentrieren. Wenn es gemeinsam mit Wasser durchgeführt wird, spricht man von einer »Wasserdampfdestillation«.

EINFACHE WASSERDAMPFDESTILLATION

Eine einfache Destillation kann man mit einem Küchentopf mit Glasdeckel durchführen (bitte gehen Sie vorsichtig mit dem heißen Wasser um und machen Sie diesen Versuch nicht über offenem Feuer):

Sie füllen Wasser in einen alten Topf, geben Zirbenholzstücke oder Zweige mit Nadeln in das Wasser und erhitzen ihn von unten. Ein Glasdeckel verschließt den Topf und ermöglicht Ihnen, einen Blick auf das spannende Geschehen zu werfen, das sich nun abspielt: Das Wasser erwärmt sich, Luftblasen und später Dampfblasen steigen auf und der Raum füllt sich mit einem intensiven Geruch von Zirbe. Die ätherischen Öle der Zweige, die für diesen Duft verantwortlich sind, haben einen Siedepunkt bei ca. 80 °C und verdampfen noch vor dem Wasser. Dadurch wird der gute Geruch aus den Zweigen in die Luft freigesetzt. Am Deckel, der am Anfang noch kühler ist, kondensiert das Gemisch aus Wasserdampf und ätherischen Ölen dann. Ein kalter, feuchter Lappen, den Sie von oben auf den Deckel halten, verstärkt die Kondensation. Damit ist die einfache Destillation fertig. Das Wasser mit den ätherischen Ölen am Deckel können Sie in einem kleinen Fläschchen auffangen. Es wird als sogenanntes »Hydrolat« bezeichnet; Destillationswasser gemischt mit ätherischen Ölen. Eine sehr gute Beschreibung einer Destillation mit Haushaltsmitteln finden Sie bei Fischer-Rizzi.[105]

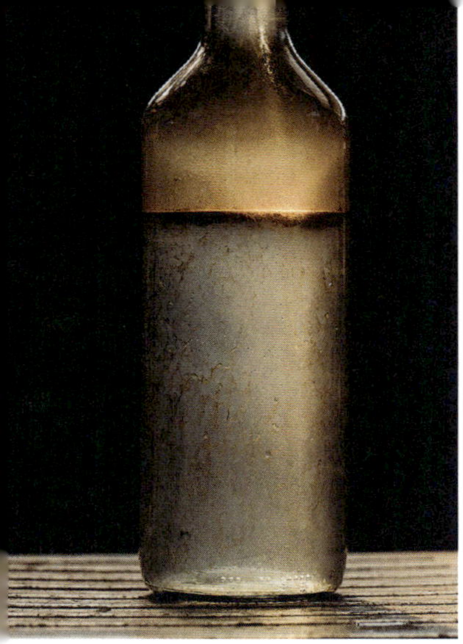

Hydrolat von Zirbenzweigen: an der Oberfläche der Flüssigkeit beginnt das ätherische Zirbenöl, sich abzusetzen. Es wird später abgesaugt. Das Hydrolat enthält nicht nur die ätherischen, sondern auch die wasserlöslichen Komponenten der Destillation.

DESTILLATION VON GRÖSSEREN MENGEN

Falls Sie größere Mengen an Zirbenästchen, Zirbenholz oder Zirbenharz zur Verfügung haben und daraus richtiges ätherisches Öl machen wollen, empfiehlt sich die Anschaffung eines Destillationsapparates. Es gibt Geräte aus Kupfer oder aus Edelstahl ab etwa 100 Euro. Bezugsquellen und Literatur sind im Serviceteil angegeben. Eine Destillation ist etwas sehr Eindrucksvolles und kommt auch bei Kindern gut an. Meist wird man allerdings nicht genügend Ausgangsstoffe zur Verfügung haben, um ein Fläschchen mit destilliertem, ätherischem Öl zu füllen. Aber Hydrolat lässt sich auch gut herstellen und duftet eindrucksvoll. Hydrolat hat außerdem noch den Vorteil, dass nicht nur die ätherischen Öle, sondern auch wasserlösliche Stoffe in ihm enthalten sind. Ätherische Öle verlangen größere Mengen an Ausgangsstoffen. Für 1 Gramm Zitronenmelissenöl benötigt man zum Beispiel 4 bis 8 Kilogramm Zitronenmelissenkraut. Man kann natürlich mit einem Destillationsgerät nicht nur Zirben destillieren, sondern die meisten duftenden Pflanzen, wie z. B. Lavendel, Rosmarin, Thymian, Zitronenmelisse oder Apfelblüten. Rosen oder Jasminblüten werden in der Regel nicht direkt destilliert, sondern zwischen Glasscheiben in Fett eingelegt, um ihre delikaten ätherischen Öle auszuziehen. Das von den Blättern abgestreifte Fett wird dann mit Alkohol versetzt, der die ätherischen Öle der Blüten herauslöst.

Rohe Zirben-Genüsse

Wenn Sie ein neues Lebensmittel kennenlernen wollen, empfiehlt es sich, zunächst einmal Kontakt mit Geschmack und Geruch der neuen Speise im Rohzustand aufzunehmen. Im Falle der Zirbe können Sie dies am besten im Frühjahr, im Sommer und im Herbst machen:

Im Frühjahr treiben die schmackhaften Zirbenwipfel und die Blütenknospen aus. Sie können die Blütenknospen und Nadeln direkt vom Baum essen, zum Beispiel bei einem Almspaziergang in einem Zirbengebiet der Alpen. Die frischen Nadeln schmecken sauer-herb-würzig: Das Saure kommt vom enthaltenen Vitamin C, die Würze vom ätherischen Öl, das auch den herrlichen Duft der Zirbe ausmacht. Der grüne Farbstoff in den Zirbenwipfeln ist Chlorophyll. Neben der Fähigkeit, durch Licht Sauerstoff und Zucker aus Kohlendioxid zu erzeugen, ist Chlorophyll auch ein gesundes Nahrungsergänzungsmittel, das unsere Magnesiumreserven auffüllt und damit vor Stress schützt. Nach der Lektüre von Kapitel 1 dieses Buches wird Chlorophyll Sie auch an den Zusammenhang zwischen unserer Atmung und den Zirben erinnern. Die roten Farbstoffe in den jungen Zirbenblütenknospen sind Anthocyane, wertvolle Antioxidantien, die die jungen Blüten in der kalten Frühlingszeit vor der Auswirkung zu starker Sonnenbestrahlung schützen.

Auch in Ihrem Garten können Sie an einem sonnigen Platz eine Zirbe oder eine andere Nusskiefer setzen, die in diesem Buch beschrieben wurde und für Ihre Klimazone und Ihre Gartengröße geeignet ist. Gute Baumschulen, die Sie im Serviceteil dieses Buches finden, bieten hier eine große Auswahl an. Pflanzen Sie im Herbst oder im Frühjahr eine dunkelgrüne, »normale« Zirbe mit langen Nadeln, am besten mit Wurzelballen, um die wertvollen Begleitpilze mit zu übersiedeln. Vermeiden Sie eine Zierart mit Zwergwuchs oder besonderer Farbe, die in der Regel weniger Duft verströmt und weniger wertvolle Inhaltsstoffe aufweist. Ihr Gärtner oder Ihre Baumschule helfen Ihnen sicher gern dabei, die richtige wilde Art *Pinus cembra* oder eine andere geeignete Nusskiefer zu finden.

Zirbenzweige in der Sauna

Ein frischer Zirbenzweig oder ein Stück Zirbenharz kann in der Sauna eine wunderbare Waldatmosphäre zaubern. Brandsicher aufgehängt riecht der Zweig noch besser und süßer als destilliertes Zirbenöl. Wenn Sie den Zweig vom Baum abbrechen, achten Sie bitte darauf, Zweige auszuwählen, die ohnehin nicht in das Erscheinungsbild des Baumes passen oder am unteren Ende des Stammes wachsen. Sie können den Zweig in Stammnähe oder von einem größeren Ast vorsichtig abbrechen oder mit einer Gartenschere möglichst ohne Stumpf abschneiden. Brechen oder schneiden Sie keinesfalls einen Gipfelzweig ab, das könnte das ganze Bäumchen ruinieren, da Nadelbäume in ihrem Wachstum auf den Gipfeltrieb hin orientiert sind.

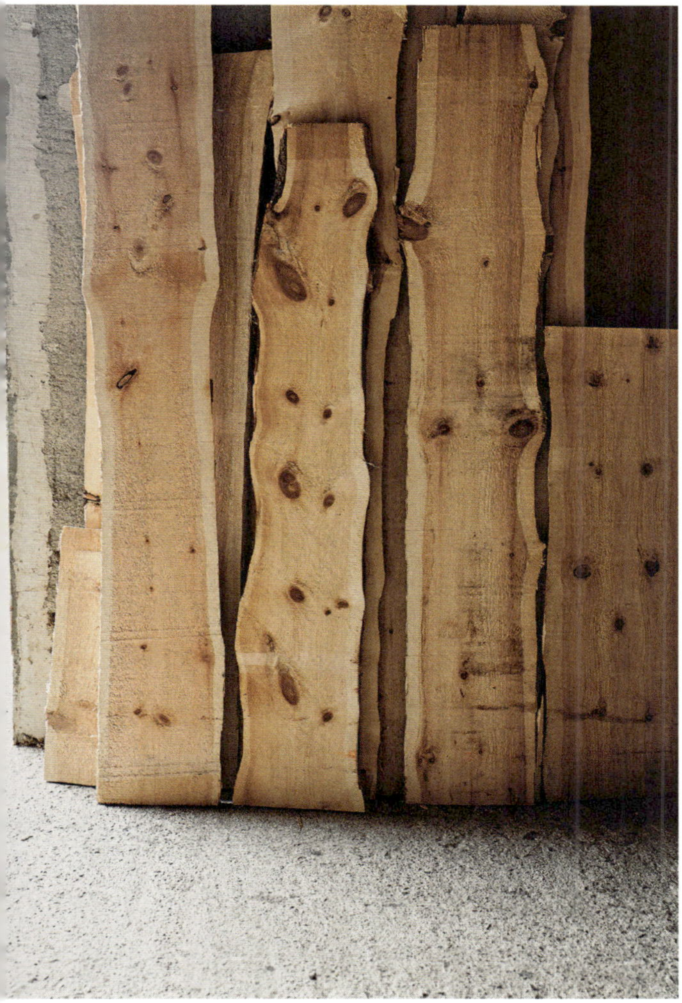

Rohe Zirbenholzbretter, in der Sauna aufgestellt oder montiert, geben beim Erhitzen einen wunderbaren Duft ab.

Auch Zirbenholzbretter, die Sie in die Sauna montieren oder legen, geben einen wunderbaren Duft über längere Zeit ab. Sie müssen dazu gar keine aufwendige Zirbensauna herstellen, es reichen ein paar Bretter vom Sägewerk oder Zirbentischler.

Zirbenzapfen

Im Frühsommer bis Juli finden Sie im Gebirge nach einem Sturm junge Zirbenzapfen auf dem Boden. Nehmen Sie nur frische, von allein oder durch den Wind abgefallene Zapfen oder kaufen Sie diese frisch gepflückt beim Waldbauern oder auf Bauernmärkten. Selbstpflücken vom Baum ist verboten und könnte den Baum schädigen.

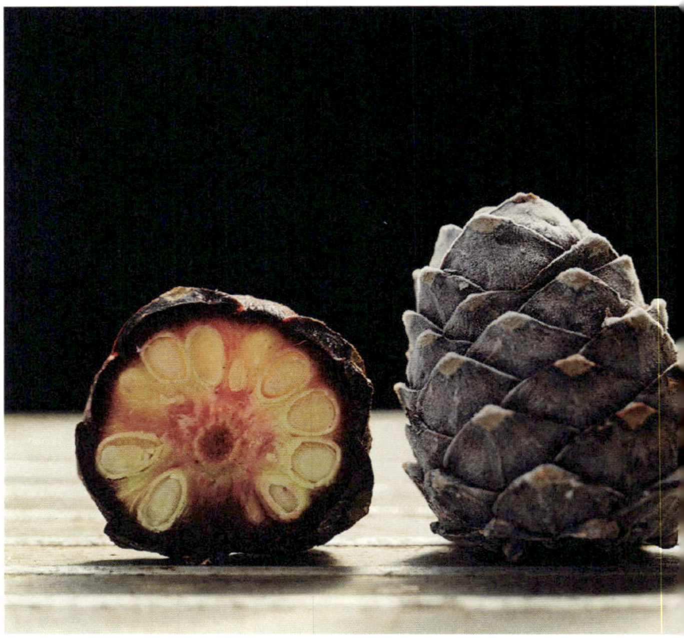

Unreife Zirbenzapfen enthalten neben den ätherischen Ölen und viel Vitamin C auch rote Farbstoffe (Anthocyane), die antioxidativ und gesundheitsfördernd wirken. Mit ihnen kann ein köstlicher Zirbenlikör angesetzt werden (unten).

Die jungen, unreifen, aber im Inneren bereits roten Zirbenzapfen eignen sich für Zirbenlikör und Zirbenschnaps. Sie sollten nach der Ernte rasch verarbeitet oder in der Tiefkühltruhe aufbewahrt werden, da sie sich sonst erwärmen und einen bitteren Geschmack annehmen können. Mit einem scharfen Messer werden die Zapfen in dünne Scheiben geschnitten. Sie sind innen rot-violett, wieder von Anthocyanen. Diese Farbe löst sich im Alkohol und gibt dem Zirbenschnaps seine eigentümliche Tönung. Das herausgelöste Harz gibt, ähnlich wie beim griechischen Retsina, den Geschmack.

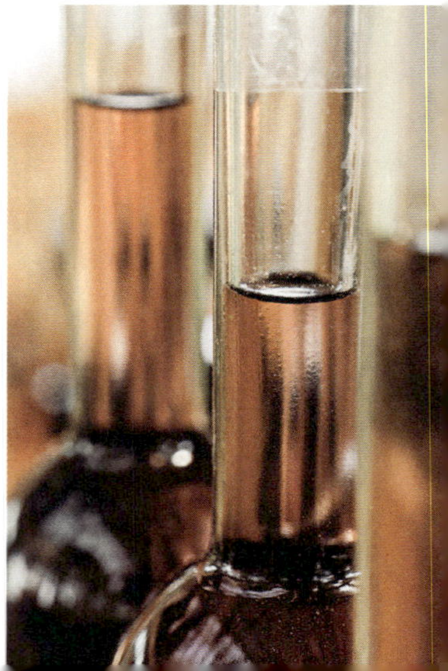

Zirbenlikör oder Zirbengeist enthält Auszüge von unreifen Zirbenzapfen und Zirbenzweigen und schmeckt, in Maßen genossen, köstlich.

Zirbennüsse pur

Im Frühherbst schließlich reifen die Vorjahreszapfen der Zirbe und bringen die wunderbaren Zirbennüsse hervor. Nach einem Sturm oder stärkeren Wind im September oder Oktober findet man in Zirbengebieten die frischen und reifen Zapfen, die abgefallen sind. Manche sind vom Tannenhäher angepickt, enthalten aber trotzdem noch viele Nüsse. Diese Zapfen kann man ins leicht erhitzte Backrohr geben und für einige Minuten trocknen lassen. Man wird mit herrlichem Duft belohnt und kann die Nüsse nun leicht herausschütteln. Etwas kleiner, aber vom Aussehen den Pignoli der Pinien sehr ähnlich, schmecken sie würziger als diese. Jede Nuss ist in einer eigenen Schale verpackt und behält dadurch mindestens 1 Jahr ihren guten Geschmack, wenn sie reif geerntet und

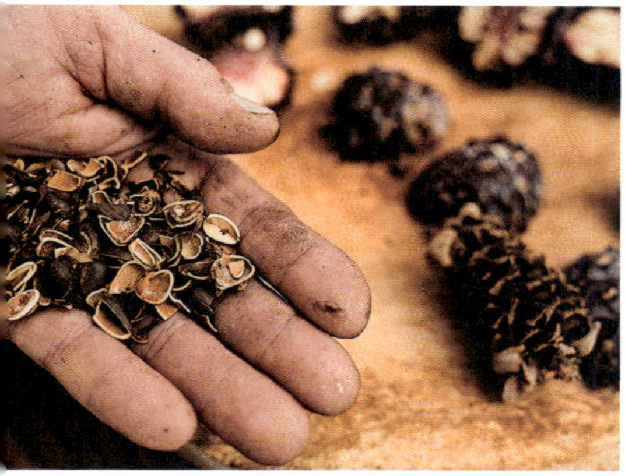

Die Schalen von reifen Zirbennüssen lassen sich als Farb- und Geschmacksgeber für Zirbennusslikör verwenden.

trocken und kühl gelagert wird. Zirbennüsse sind frisch geerntet und aus der Schale gelöst eine Delikatesse. Die Zähne helfen beim Öffnen der Nuss, wenn man im Gebirge ist, oder Sie nehmen einen Nussknacker zu Hilfe. Die gelblich weiße Nuss ist voll mit Nährstoffen und physiologisch wertvollen Ölen. Ihre sibirischen Verwandten werden zur Ölerzeugung gepresst und für medizinische Zwecke bei Neurodermitis, bei Magenerkrankungen und in zahlreichen weiteren Anwendungen eingesetzt. Diese sibirischen Zirbennüsse können Sie auch billiger als Pignoli im Bioladen als »Zedernnüsse« kaufen. »Zedernnüsse« – zur Erinnerung – deshalb, weil die Zirbe russisch »Kedra« heißt, was mit Zeder übersetzt wird. Mit ihnen können Sie auch fern der Alpen die hier angegebenen Rezepte umsetzen.

Im Winter ist die Zirbe im Ruhezustand und die wertvollen Stoffe haben sich in Stamm und Wurzel zurückgezogen. Falls Sie sich jemals in dieser Jahreszeit im Gebirge verirren sollten: Noch immer enthalten die Nadeln viel Vitamin C und sind im Notfall als Quelle dafür verfügbar. Sie schmecken jetzt zwar schon ziemlich zäh, aber mit einigem Kauen können Sie mit den Nadeln in Notsituationen Ihren Vitamin-C-Spiegel und damit Ihre Erkältungsresistenz hochhalten.

Rezepte mit Zirbennüssen

ZIRBEN-BASILIKUM-PESTO

Spaghetti mit Zirben-Basilikum-Pesto sind mein Nudel-Lieblingsgericht. Dieses Gericht kommt auch bei Kindern hervorragend an. Wenn ein wenig vom Pesto übrigbleibt (was leider fast nie der Fall ist), schmeckt es auch ganz gut auf einem Butterbrot.

Zirbennüsse: als »Zedernnüsse« im Bio-Laden erhältlich.

Zutaten aus biologischem Anbau (vier Personen):

3 Töpfchen frisches Basilikum
5 EL bestes Olivenöl oder frisches Leinöl
50 g Zirbennüsse
2 bis 4 Knoblauchzehen
75 g Bergkäse
unraffiniertes Bergsalz nach Geschmack
500 g Spaghetti
frisch geriebener Parmesan nach Geschmack

Zubereitung:

→ Basilikumblätter von den Töpfchen abernten und in ein Mixgefäß geben. (Die Töpfchen können danach wieder ins Freie oder ans Fenster gestellt werden und wachsen bei warmer Temperatur und gegossen in wenigen Wochen nach.)
→ Olivenöl hinzugeben. Zirbennüsse, Knoblauchzehen und Salz zufügen. Mit einem kräftigen Stabmixer pürieren.
→ Den Bergkäse würfeln, zufügen und nochmals durchmixen. Nach Bedarf mit Salz und Öl abschmecken.
→ Die Spaghetti in heißem Wasser 8 bis 11 Minuten mit etwas Salz und Olivenöl in einem großen Topf al dente kochen, Nudeln abgießen, mit dem Pesto vermengen und servieren.

Mit frischem Leinöl zubereitet ist dieses Gericht der Gesundheitshammer voller wichtiger Omega-3-Fettsäuren. Omega-3-Fettsäuren helfen, im Körper Entzündungen zu hemmen und wirken daher vorbeugend gegen eine Reihe von chronischen Erkrankungen, die durch »stille Entzündungen« ausgelöst oder verstärkt werden.

Tipp: DER BEGNADETE KOCH ROLAND TRETTL HAT MIR FÜR BESONDERE FEINSCHMECKER EINEN GEHEIMTIPP MITGEGEBEN: DER MIXSTAB (OHNE MOTOR) SOWIE DAS MIXGEFÄSS KÖNNEN ZUR ERHALTUNG DES AROMAS IM KÜHLSCHRANK VORGEKÜHLT WERDEN. DAS PESTO VERLIERT STARK AN GESCHMACK, WENN ES AUF DEN HEISSEN SPAGHETTI ÜBER 70 °C ERWÄRMT WIRD.

ZIRBENNUSS-FRÜHSTÜCKSGETREIDE MIT HAFER ODER BUCHWEIZEN

Zutaten:

1 EL Zirbennussöl oder Olivenöl kaltgepresst, extra vergine
2 Tassen Wasser
2 gehäufte TL Gemüsebrühe (> 40% Gemüseanteil)
2 Knoblauchzehen, grob geschnitten
1 kleine Zwiebel, in grobe Stücke hacken
1 mittlere Karotte, in grobe Stücke schneiden
1 Lorbeerblatt
2 Wacholderbeeren, am besten aus den Alpen
2 Scheiben frischen Ingwer
1 Messerspitze Kardamom, gemahlen
1 Messerspitze Koriander, gemahlen
1 Prise Kurkuma
2 Blätter Liebstöckel
5–7 Pfefferkörner, ganz
4 gehäufte EL Nackthafer oder Buchweizen

Zubereitung:

→ Zwiebel und Karotte klein schneiden und in warmes Wasser mit dem Öl geben, Gemüsesuppe zufügen, danach alle anderen Gewürze zufügen, gut umrühren, ca. 5–10 Minuten köcheln lassen.
→ Hafer oder Buchweizen frisch mahlen (Getreidemühle) oder fertige Flocken verwenden und vorsichtig unter Umrühren zufügen, sodass keine Brocken entstehen. Vom Herd nehmen und 5 Minuten ziehen lassen.

Zum Anrichten:

2 gehäufte Esslöffel rohe Zirbennüsse drüberstreuen.
Etwas nicht zu scharfe Pfefferoni gehackt (Schärfe 2) dazugeben.

Zum ergänzend Genießen:

1 weiches Bio-Ei
100 g Ziegenfrischkäse

ZIRBEN-KAROTTEN-KUCHEN (NACH ILONA SEMLER [106])

Zutaten aus biologischem Anbau:

5 Eier
4 EL heißes Wasser
200 g Vollrohrzucker
1 Pkg. Vanillezucker
300 g geriebene Karotten
150 g geriebene Zirbennüsse (aus Wildsammlung)
100 g geriebene Mandeln
½ TL Backpulver
etwas Zimt
1 EL Rum
Zitronensaft von 1 Zitrone
80 g Semmelbrösel
Butter zum Ausfetten der Backform

Zubereitung:

→ Das Eiklar der 5 Eier steif schlagen und in den Kühlschrank stellen.
→ Die Dotter mit 4 EL heißem Wasser schaumig schlagen. Vollrohrzucker und Vanillezucker hinzufügen und weiterschlagen. Dann die geriebenen Karotten, Zirbennüsse, Mandeln, Backpulver, Zimt, Rum und den Zitronensaft zur Masse geben. Am Schluss den Eischnee unterheben.
→ Die Backform mit Butter ausfetten und mit Semmelbrösel bestreuen.
→ Den Kuchen ca. 1 Stunde bei 160 °C Umluft backen. Damit der Kuchen nicht zu dunkel wird, eventuell nach einer halben Stunde Backzeit ein Papier auf den Kuchen legen.

Für eine glasierte Torte: Dunkle Bio-Kuvertüre im Wasserbad schmelzen und nach Erkalten der Torte auf diese aufstreichen. Mit Zirbennüssen und (wenn vorhanden) Zirbenzweigen oder -nadeln verzieren.

Fertig!

ZIRBENZAPFEN-LIKÖR ODER ZIRBENZAPFEN-SCHNAPS (KÄRNTNER REZEPT [106])

Zutaten aus biologischem Anbau (für 1 l Likör):
4 bis 7 unreife, violett-rote Zirbenzapfen
50 bis 70 g Rohrzucker, Kandis oder Honig (kann auch weggelassen werden, wenn man es herb mag)
1 l Obst- oder Kornschnaps, ca. 40 Vol.-%
1 kleiner Zweig vom Zirbenbaum (falls vorhanden)

Zirbenzapfen: erhältlich auf Bauernmärkten und bei Bauern in Zirbengebieten von Juni bis Mitte August.

Schnaps: Am besten schmeckt Hirschbirnenschnaps, eine Spezialität aus einer alten Birnensorte.

Zubereitung:
→ Die Zapfen auf einem großen Schneidbrett mit scharfem Messer quer in ca. 3 bis 5 mm dicke Scheiben schneiden. Die Zapfen sollten innen noch eine rötliche Maserung aufweisen und noch nicht braun sein.
→ In ein weites, verschraubbares, sauberes Glas abwechselnd eine Schicht Zapfenscheiben und etwas Zucker geben (für Zirbenschnaps den Zucker weglassen). Wenn alle Zapfenscheiben im Glas sind, mit dem Schnaps auffüllen. Der kleine Zweig vom Zirbenbaum gibt noch mehr Aroma.
→ Das gefüllte Glas verschrauben und für 5 bis 6 Wochen ans Fenster in die Sonne stellen. Das Glas wenn möglich täglich schütteln.
→ Danach den wunderbar roten Likör oder Schnaps in schöne Schnapsflaschen abfüllen. Die Trubstoffe können bei Bedarf durch Filtrieren durch ein sauberes Leintuch abgetrennt werden. Nun sollte der edle Tropfen noch einige Wochen im Keller nachreifen.

Der Zirbenzapfen-Likör schmeckt charakteristisch aromatisch nach Wald und Harz, Schnaps ist herber und nicht süß. Im Lungau sagt man dem Zirbenschnaps eine besondere Heilwirkung bei Asthma nach. Er kann auch durch Brennen der Zapfenscheiben gemeinsam mit dem Schnaps als Zirbengeist konzentriert werden. Auch bei Erkältungen wurde der Schnaps als Teezusatz angewendet. Die gelösten ätherischen Öle könnten tatsächlich die Atemwege freier machen und bei Husten schleimlösend wirken. Ihre antibakterielle Wirkung ist jedenfalls nachgewiesen.

ZIRBENNUSS-LIKÖR (EIN AUSSERGEWÖHNLICHES REZEPT VOM SIRNITZER ZIRBENFÖRSTER REINHARD DÖRFLER [105])

Sibirische Zirbennüsse: als »Zedernnüsse« im Bio-Laden erhältlich.

Zutaten aus biologischem Anbau:

200 g reife alpine Zirbennüsse mit Schale (im Herbst in Zirbengebieten erhältlich) oder
150 g sibirische Zirbennüsse
1 gehäufter EL Kandiszucker oder Waldhonig
700 ml hochwertiger Kornschnaps oder Hirschbirnenschnaps

Zubereitung:

→ Die reifen Nüsse mit Schale aus den Zapfen auslösen und in einem Dörrgerät oder am Heizkörper trocknen. Eventuell ganz vorsichtig etwas anrösten. Nun die Schalen der Nüsse in einem Leinensack mit einem Holzhammer (Schnitzelklopfer) oder in einer Getreidemühle, die auf ganz grob gestellt wird, zerschlagen. Bei richtig trockenen Schalen geht das Zerschlagen wesentlich besser.
→ Die Nüsse samt Schalen in ein verschraubbares, sauberes Glas einfüllen und den Schnaps hinzugeben. Das gefüllte Glas verschrauben und für 3 Wochen auf eine Fensterbank an die Sonne stellen, täglich schütteln.
→ Kandiszucker oder Waldhonig zufügen. Danach die goldgelbe Flüssigkeit durch einen Filter (Leinen oder Kaffeefilter) in schöne Schnapsflaschen abfüllen.

Der Zirbenlikör schmeckt nussig und - wenn er mit Schale gemacht wurde - auch leicht nach Zirbenharz. Die goldgelbe Farbe entsteht durch die Schalen.

Herstellen von Seife mit fetten und ätherischen Zirbenölen

ZIRBENSEIFE FLÜSSIG

Die Verseifung von Ölen zur Seifengewinnung setzt ätzende Laugen voraus und daher ist die Nutzung von Gummihandschuhen, Plastikschürze und Schutzbrille unabdingbar. Auf all das verzichten wir hier und greifen auf eine fertige, hochwertige Seifenbasis zurück, z. B. Handseife Neutral (unparfümiert) von Sonett, die Sie in Flaschen mit 300 ml oder als Nachfüllflasche mit 1000 ml in Bioläden und Reformhäusern erhalten. Sie enthalten als Basis Seifen aus Oliven- und Kokosöl — jeweils aus biologischem Anbau.

Wenn Sie bereits begeisterter Seifenmacher sind und sich mit der Herstellung der Rohstoffe auskennen, können Sie natürlich auch eigene flüssige Seifen verwenden.

Zutaten aus Bioladen oder Reformhaus:
300 ml neutrale Handseife (z. B. von Sonett)
10 ml fettes (!) Zedernnussöl
30 Tropfen ätherisches Zirbennadelöl

Zirbennussöl: z. B. nach Anastasia (wird aus sibirischen Zirbennüssen gewonnen).

Zubereitung:
→ Das Zedernnussöl sowie das ätherische Zirbenöl zur neutralen Handseife hinzufügen, gut schütteln, fertig!

Dem rückfettenden Zedernnussöl (sibirisches Zirbennussöl) wird eine besonders hautpflegende Wirkung zugeschrieben. Schon in der russischen Volksmedizin wurde es zur Heilung von Wunden und bei rauer Haut verwendet. Das ätherische Zirbenöl wirkt anregend auf die Hautdurchblutung und riecht angenehm frisch.

ZIRBENSHAMPOO

Auch für die Herstellung von Shampoo-Seifen gilt das im vorigen Abschnitt Gesagte. Aus diesem Grund wird hier fertige Shampoo-Basis aus Bioladen oder Reformhaus verwendet.

Zutaten aus biologischem Anbau:
100 ml Sanoll Shampoo- und Duschbad-Basis
(oder ähnliche Shampoo-Basis)
2 ml Zedernnussöl nach Anastasia (aus sibirischen Zirbennüssen) zur Rückfettung
10 Tropfen ätherisches Zirbennadelöl

Zubereitung:
→ Das Zedernnussöl sowie das ätherische Zirbenöl zur Shampoo- und Duschbad-Basis hinzufügen, gut schütteln, fertig!

→ Vor dem Gebrauch ebenfalls schütteln!

Im frisch riechenden Shampoo wird das Zedernnussöl aufgrund seiner rückfettenden Wirkung zur Pflege der Haare und der Kopfhaut eingesetzt. Das ätherische Zirbenöl wirkt mild desinfizierend und anregend auf die Durchblutung der Kopfhaut.

Räuchern mit Zirbenharz

Es muss nicht immer exotischer Weihrauch sein, wenn Sie zu Weihnachten oder Neujahr zu Hause räuchern. Früher wurden zu diesem Zweck durchaus auch einheimische Harze verwendet und der neue Trend zur Räucherung hat die alten Bräuche wieder aufgegriffen. Wenn Sie in einem Zirbenwald spazieren gehen, sehen Sie immer wieder Bäume, die Harztropfen abgeben. Wenn Sie ein kleines Glas oder ein Plastiksackerl sowie ein Taschenmesser dabeihaben, so können Sie solche Harztropfen vorsichtig vom Baum abnehmen. Achten Sie darauf, dass Sie dem Baum ein wenig von dem Harz über einer allfälligen Wunde lassen, da er es ja als Wundverschluss benötigt. Ein gesunder Baum produziert jedoch wesentlich mehr als er benötigt, sodass Sie gern ein paar Tropfen oder Brocken von dem Harz von einem solchen Baum mitnehmen können. In ein Glas von mehreren Bäumen gesammelt und mit einem Drehverschluss verschlossen, halten solche Baumharze jahrelang und erinnern Sie immer wieder an Ihren Waldspaziergang oder Gebirgsaufenthalt, wenn Sie das Glas öffnen und daran schnuppern. Auf diese Weise kann man eine ganze Duftbibliothek von verschiedenen Harzen sammeln.

Tipp: VERGESSEN SIE NICHT, SOLCHE GLÄSER MIT DEM SAMMELORT, DER BAUMART UND DEM DATUM ZU BESCHRIFTEN, DA SIE SONST SICHER VERGESSEN WERDEN, WELCHEN SCHATZ SIE VOR SICH HABEN.

Ein kleines Stückchen von diesem Harz auf verglühende Holzkohle gelegt, verbreitet einen sehr feinen und angenehmen Duft, der dem exotischen Weihrauch gar nicht unähnlich ist.

Salbe mit Zirbenharz

Sie können aus dem Zirbenharz mithilfe von Olivenöl, Zedernöl und Bienenwachs eine ausgezeichnete Salbe machen, die volksmedizinisch bei Gelenkserkrankungen sowie auch zur Unterstützung der Wundheilung angewendet wurde.

Zutaten für ca. 240 g Salbe:
130 ml Olivenöl
20 ml Zirben- bzw. Zedernnussöl
30 g besonders sauberes Zirbenharz
10 g Bienenwachs vom Bio-Imker
ein größeres Gefäß zum Erhitzen der Mischung im Wasserbad und ein kleineres, das ins größere hineinpasst
Salbengefäße für 10 bis 50 g je nach Bedarf aus der Apotheke oder Glastiegelchen

Zubereitung:

→ Das größere Gefäß zu einem Viertel mit Wasser füllen und das kleinere mit den Ölen und dem Harz in das größere hineinstellen, ohne dass Wasser ins kleinere Gefäß gelangt. Das größere Gefäß vorsichtig erhitzen und gleichzeitig den Inhalt des kleineren Gefäßes rühren.

→ Sollte sich das Harz auch nach längerem Umrühren nicht vollständig lösen, können Sie die festen Anteile zu einer Kugel verrühren und vorsichtig aus dem Behälter nehmen. In eine alte Tasse gegeben verströmt dieser Harzbrocken am Ofen einen sehr schönen Zirbenduft. Wenn sich nach Zugabe des Wachses und weiterem Umrühren nach einigen Minuten das Wachs vollständig gelöst hat (bei etwa 40 bis 50 °C), die nun flüssige Salbe in kleinere Salbengefäße füllen und fest werden lassen.

→ Die fertige Salbe sollte eine ölig-wachsige Konsistenz besitzen und ist an einem kühlen Ort einige Monate lang haltbar.

Tipp: SIE KÖNNEN ZU DIESER SALBENBASIS NOCH ÄTHERISCHE ÖLE ZUFÜGEN, WENN SIE KENNTNISSE ÜBER AROMATHERAPIE HABEN UND ÜBER IHRE WIRKUNG BESCHEID WISSEN.

Herstellen von Bienenwachs-Balsamterpentin

REZEPT FÜR DIE OFFENPORIGE HOLZBEHANDLUNG

Zutaten aus Bioladen oder Reformhaus:
250 ml Leinölfirnis
250 ml Balsamterpentin
Bienengrundwabe 10 x 10 cm
einige Tropfen ätherisches Lavendelöl, Melissenöl oder Zirbenholzöl

Terpentin: echtes Neustädter Kiefernterpentin, kein Terpentinersatz! ***Bienengrundwabe:*** möglichst vom Imker oder aus Bio-Produktion. Die im Handel erhältlichen gepressten Bienengrundwaben sind in der Regel mit bis zu 40 % synthetischen Wachsen gestreckt!

Vorbereitung:
→ Leinölfirnis und Balsamterpentin zu gleichen Teilen mischen und in einem emaillierten Metallgefäß vorsichtig am Elektroherd auf ca. 80 °C erhitzen (Vorsicht, brennbar!). Ein 10 x 10 cm großes Stück Bienengrundwabe zugeben und durch Rühren mit einem Holzlöffel auflösen. Am Schluss eventuell ein paar Tropfen Lavendelöl oder ein anderes ätherisches Öl zugeben (gegen Motten).
→ Das fertige, rohe Holzwerkstück (Bett, Vertäfelung, Kasten etc.) nach dem Feinschleifen gründlich entstauben und auf eine Unterlage stellen, die schmutzig werden darf (Zeitungspapier, etc.).

Holzbehandlung:
Die noch warme Mischung zügig auf das Holzwerkstück mit einem Pinsel aufstreichen, bis alles bedeckt ist und nach 10 Minuten mit einem alten Leintuch gut einreiben und abwischen. Alles sollte am Schluss seidig glänzen, es dürfen keine Flecken oder nassen Stellen bleiben, auch nicht in den Kanten und Ecken. Das mit Leinöl nasse Tuch entweder mit Wasser befeuchten (Brandschutz) und in den Restmüll werfen oder zum späteren Verbrennen in den Brennraum eines Holzofens geben.

Leintuch: Leinen oder Baumwolle —keine Kunstfaser, da diese sich selbst entzünden kann.

Das Holz hat 1 bis 2 Tage später eine wunderbare, seidig glänzende und wohlriechende Oberfläche.

Das optimale Zirbenbett

Vom Stamm abgehende Äste sind natürliche Schwachstellen im Baum, die der Baum jedoch benötigt, um nicht nur nach oben, sondern auch zur Seite seine Solarzellen, also Blätter oder Nadeln, auszustrecken. Damit bei den Abgangsstellen der Äste trotz der erhöhten Belastung keine Risse entstehen, verstärkt der Baum diese Abgangsstellen und schützt sie zusätzlich mit besonderen Schutzstoffen, wie zum Beispiel Baumharzen, Antioxidantien und ätherischen Ölen. Bis zu 10-mal mehr von diesen Schutzstoffen sind an den Abgangsstellen nachzuweisen, und bei der Zirbe ist das auch an der Farbe ersichtlich: Die Astabgangsstellen sind die dunklen, rötlichen Flecken im Zirbenbrett. Das sind also Vorratsdepots für wertvolle Inhaltsstoffe und man kann diese Depots nutzen, wenn man nicht nur das helle Holz verarbeitet, sondern bewusst Aststellen in Kauf nimmt, die dann über Jahre für Nachschub an ätherischen Ölen sorgen. Äste sind glücklicherweise bei der Zirbe gut eingewachsen und können damit problemlos verarbeitet werden. Bei anderen Holzarten fallen sie teilweise aus, wenn das Brett gehobelt wird.

Die nun folgende Anleitung zur Erzielung einer höchstmöglichen Qualität für ein Zirbenbett beruht teils auf wissenschaftlichen Erkenntnissen, teils auf Erfahrungswerten von Tischlern und Handwerkern.

Folgende Vorbedingungen sollten gegeben sein:

→ Feinjähriges und nicht zu großästiges Zirbenholz, das zum richtigen Zeitpunkt geschlägert wurde (gibt Haltbarkeit vor Insekten sowie Riss- und Standfestigkeit). Winterholz enthält weniger Zucker und ist daher nicht so attraktiv für Holzschädlinge.

→ Schonende Trocknung (3 bis 5 Jahre lufttrocknen), um die Duftstoffkomposition zu erhalten.

→ Bretter wie im Baum gelegen verwenden (Holzinnenseiten zeigen zum liegenden Menschen, Fußteil des Baumes am Fußteil des Menschen – energetisch günstig und materialgerecht).

→ Hölzer werden nach dem präzisen Schneiden oder Hobeln nicht geschliffen, sondern mit einem Schlicht- oder Glätthobel nachbehandelt (Tipp vom Tiroler Stanglwirt,[107] gibt eine fein unregelmäßige Oberfläche, das Holz lebt und ist nicht tot wie bei ganz glatter Oberfläche).

→ Keine Metallteile in der Verarbeitung verwenden, stattdessen: Holzverzinkung, Holzdübel, Holzscharniere.

→ Naturleim anstelle von Kunststoffleim verwenden.

→ Offenporige Oberflächenbehandlung: entweder gar nicht behandeln oder mit Bienenwachs-Balsamterpentin, Leinöl oder Leinölfirnis, keinesfalls mit Lack (ermöglicht den Durchtritt der ätherischen Öle, verhindert elektrostatische Aufladung), siehe vorhergehendes Rezept zur Holzbehandlung.

Wenn das Möbelstück in die Jahre gekommen ist (nach 20 oder 30 Nutzungsjahren), kann die Oberfläche mit einem Schlichthobel wieder abgezogen und aktiviert werden. Eine lebenslange Nutzung bei sorgfältiger Handhabung ist selbstverständlich.

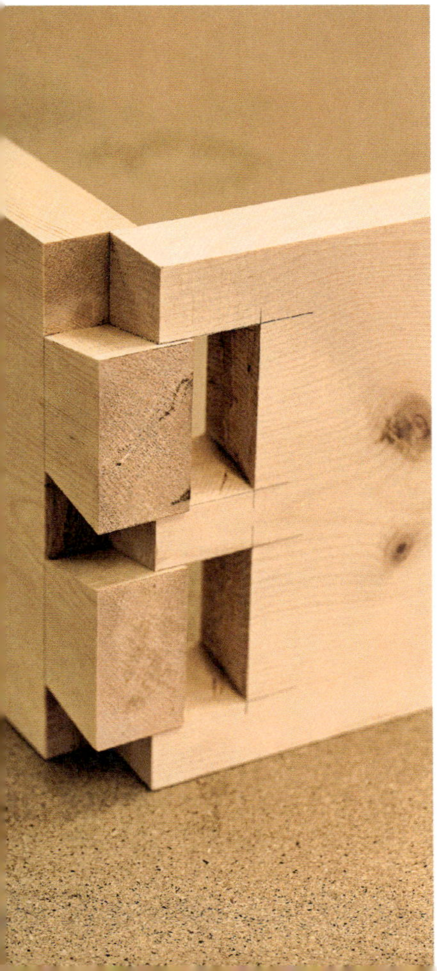

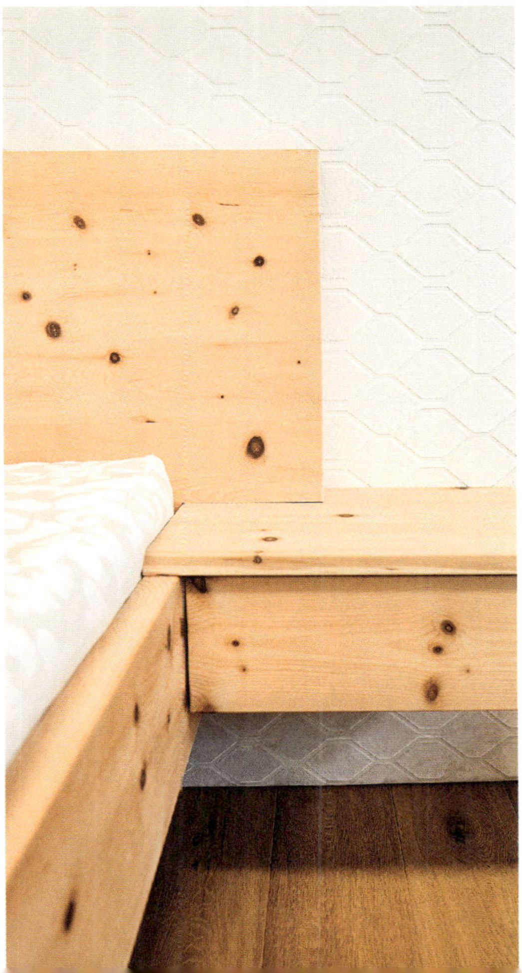

Links: Gezinkte Holzverbindungen ermöglichen einen metallfreien Aufbau des Zirbenbetts.

Rechts: Ein modernes Zirbenbett kann sich auch optisch sehen lassen. Offenporige Oberflächenbehandlung sichert die Abgabe der im Holz enthaltenen Wirkstoffe.

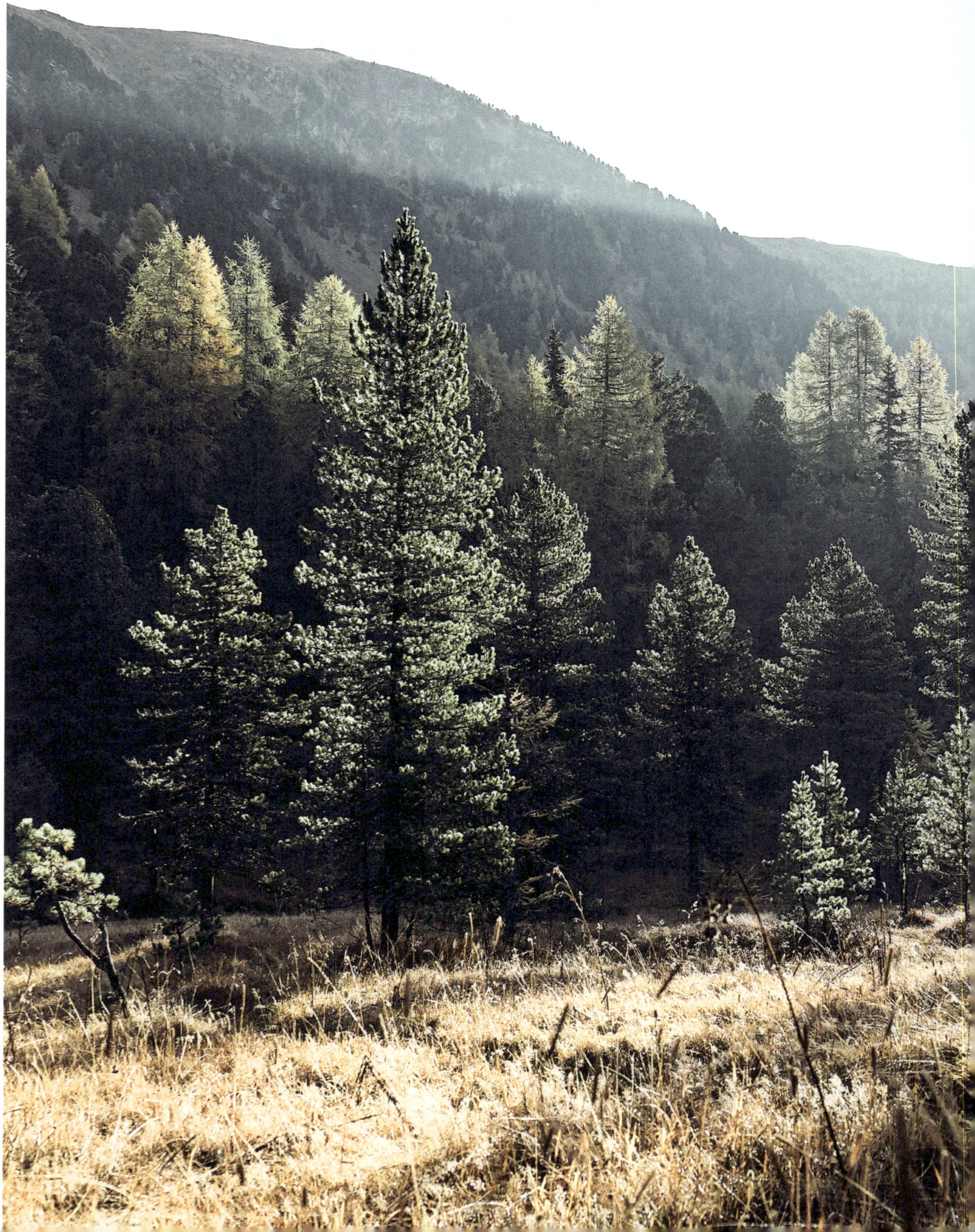

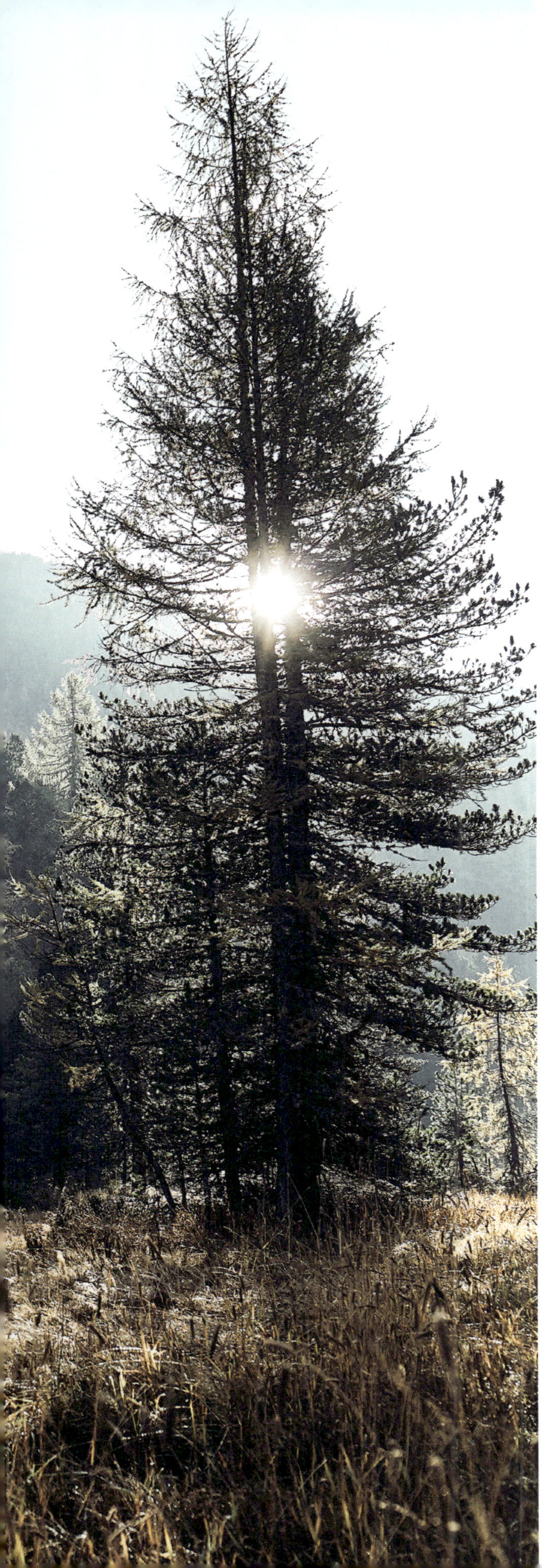

In der Natur *ist alles mit allem* verbunden, *alles durchkreuzt sich, alles wechselt mit allem,* alles *verändert sich eines* in das andere.

Gotthold Ephraim Lessing

Serviceteil:

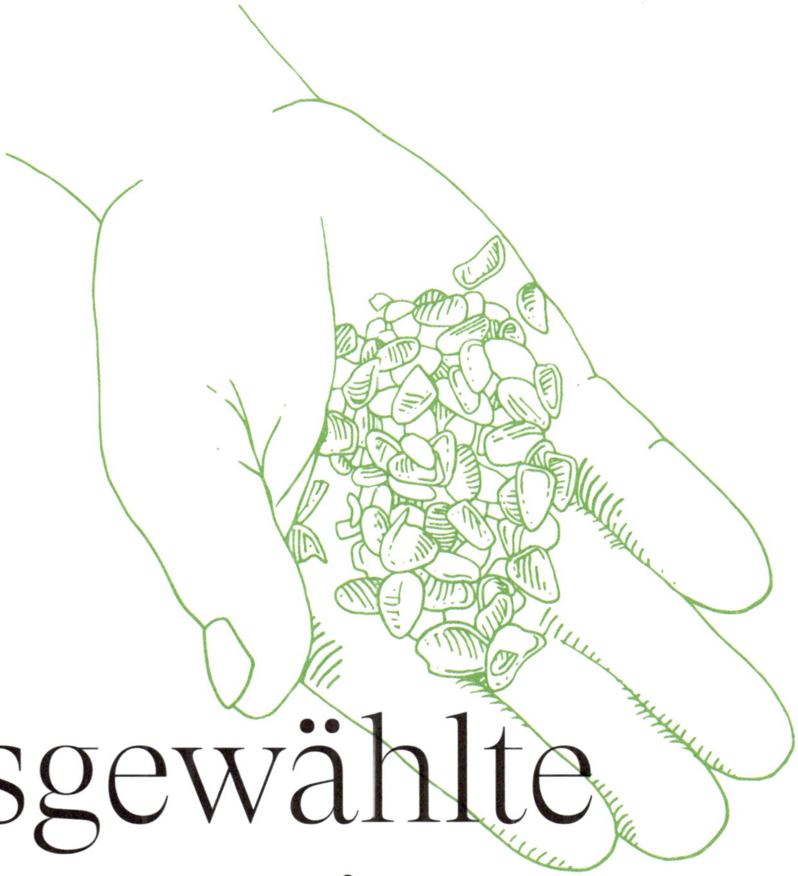

Ausgewählte Informationen

Die Zirbe begleitet unser Leben in vielfältiger Weise. *In diesem Teil finden Sie verschiedenste Adressen und* Informationen, *wo Sie Zirben und Zirbenprodukte beziehen können und wie Sie die* Welt der Zirbe *zu Ihrer eigenen machen können.*

Zirbenprodukte

Zirbenshop im Pflanzenhof Frewein
Eligiusweg 3
A-8741 Weißkirchen
Telefon: +43 650/4126612
E-Mail: info@zirbenshop.at
zirbenshop.at
Produktion und Verkauf von Zirbenprodukten aus dem Steirischen Zirbenland.

Zirbenöl von Rosa Maurer
Admontbichlweg 8
A-8742 Obdach
Telefon: +43 664/532 30 42
E-Mail: roserls.zirbenoel@aon.at
Wertvolles Zirbenöl aus Eigenproduktion.
Erhältlich unter: bauern-genussladen.at.

Tischlerei Klocker
Strajach 19
A-9651 Strajach
Telefon: +43 664/521 27 65
Familienunternehmen in 3. Generation, Zirbenbrotdosen erhältlich auf: *servusmarktplatz.com.*

ZirbenFamilie Vertriebs GmbH
Swarovskistraße 60
A-6112 Wattens
Telefon: +43 5224/21188
E-Mail: info@zirbenkugel.com
zirbenfamilie.at
ZirbenÖl, Original ZirbenKugel Set, Original Zirben-Würfel Set, Original ZirbenFamilie Nightholder, ZirbenKissen und viele weitere Ideen aus Zirbenholz. Die Zirbenfamilie hat freundlicherweise die Publikation der Zirbenbettstudie unterstützt.

ZIRBENREGION

Region Hall Wattens und ihr »Zirbenweg«
Tourismusverband Region Hall Wattens
Unterer Stadtplatz 19
A-6060 Hall in Tirol
Telefon: +43 5223/455440
E-Mail: info@hall-wattens.at
hall-wattens .at
Die Region Hall Wattens erstreckt sich als Herzstück Tirols im mittleren Inntal, umgeben von einem der größten zusammenhängenden Zirbenwälder des Alpenraumes. Der hier vorhandene Zirbenweg führt auf über 2000 Meter Seehöhe durch einen der größten Zirbenbestände Europas vom Glungezer bis zum Patscherkofel und bietet herrliche Ausblicke auf die umliegenden Berggipfel und das Inntal.

Tourenbeschreibung:
Höhendifferenz: ca. 200 m im Aufstieg, rund 100 m im Abstieg
Schwierigkeitsgrad: leicht
Gehzeit: ca. 2,5 Stunden (exklusive Aufstiegshilfen)
Länge: 7 km (ohne Bus und Seilbahnfahrt)

Der »ZirbenKugelWald« am Glungezer, die Bergerlebniswelt in Tirol mit der weltweit einzigen Holzkugelbahn in freier Natur, sorgt für Bewegung, Spielfreude und kreatives Gestalten in einem naturbelassenen Waldstück auf einer Seehöhe von 1560 Metern.

Zirbenhotels

Bildungshaus Stift St. Georgen
Hotel - Restaurant - Bildungshaus - Seminarzentrum
Schlossallee 6
A-9313 St. Georgen/Längsee
Tel.: +43 4213/204 66 00
E-Mail: bildung@stift-stgeorgen.at
bildungshaus.at
Zirbenzimmer, umfangreiches Bildungsangebot.

BildHotel Zedernklang e. U.
Dorf 64
A-9961 Hopfgarten i.D., Osttirol
Tel: +43 4872/522 05
E-Mail: hotel@zedern-klang.com
zedern-klang.com

Hotel Alpenhof
Familie Walchhofer
Neuberg 24
A-5532 Filzmoos
Tel. +43 6453/870 00
E-Mail: office@alpenhof.com
alpenhof.com
12 Zimmer mit Zirbenausstattung, 13 Zimmer mit Zirbenlüfter, eine Zirbenstube.

Komfort Appartements Zirbenland
Fisching 9
8741 Weißkirchen im Zirbenland
Telefon: +43 3577/822 84
bernd.pfandl@zirbenland.st
www.zirbenland.st
Appartements mit Zirbenbetten.

Natur und Heilpflanzen erleben

Freunde naturgemäßer Lebensweise (FNL):

Heilpflanzenkurs, Kräuterakademie. Wenn Sie mehr über Heilpflanzen wie die Zirbe wissen wollen, können Sie sich an die »Freunde naturgemäßer Lebensweise« wenden. Sie sind heute schon auf über 7000 Mitglieder angewachsen und führen in verschiedenen Orten in Österreich, Italien und Deutschland Schulungen zur Kräuterheilkunde durch, die nicht nur interessant, sondern auch äußerst unterhaltsam sind.
fnl-kraeuterakademie.at

Phänologischer Kalender

Phänologische Kalender sind Aufzeichnungen von Naturvorgängen, wie Knospen-, Blüh- und Reifezeitpunkte, Abflug oder Wiederkehr von Zugvögeln, Vogelgesang oder Zufrieren bzw. Auftauen von Seen. Wenn Sie selbst einen solchen Kalender führen, lauschen Sie dem Rhythmus der Natur und erleben Dinge bewusst, die sonst im Alltagsgetriebe verloren gehen. Sie können dafür ein Tagebuch oder einen größeren Kalender verwenden, in den Sie das Datum und den beobachteten Naturvorgang eintragen.

Einige Webseiten helfen Ihnen, darauf zu achten, was in der jeweiligen Jahreszeit besonders interessant ist und wie sich die Natur im Laufe der Zeit, auch durch den Klimawandel, verändert:

Für Österreich:
phenowatch.at/beobachtung/phaenologischer-kalender.html

Für die Schweiz:
naturwissenschaften.ch/topics/seasons/phenological_calendar

Für Deutschland:
dwd.de/DE/leistungen/phaeno_sta/phaenosta.html

Wenn Sie Interesse an einem tieferen Wissen über die Natur haben oder wenn Sie für einige Tage selbst in die Kultur der frühen Menschen und Naturvölker einsteigen wollen, sollten Sie Kontakt mit einer der Wildnisschulen aufnehmen, die in diesem Portal genannt werden:
wildnisschulenportal-europa.de

Zwei Wildnisschulen, die ich aus eigener Erfahrung empfehlen kann:
Jürgen Gerzabek: naturmentoring.at
Hans Mühlegger: wildnis.at

Einer der Väter des Naturmentoring in den USA ist Jon Young:
8shields.com

Eine sehr schöne Webseite zum Thema Naturbeobachtung gibt es hier:
nabu-naturgucker.de

ZIRBEN UND BAUMNÜSSE FÜR DEN GARTEN

Für Ihren Garten empfehlen sich Pflanzen, die besonders robust und pflegeleicht sind und einen hohen Gehalt an Inhaltsstoffen wie Vitaminen, Duftstoffen, Antioxidantien und Geschmacksstoffen haben. Wildsorten, die nicht hybridisiert sind, sind hier besonders gut geeignet. Fragen Sie gezielt nach »botanischen Sorten« bzw. Wildsorten.

Nadelhölzer, Fruchtgehölze und Strauchpflanzen, die besonders gut an das alpine Klima adaptiert sind, erhalten Sie beispielsweise bei der Bio-Baumschule Artner in Oberösterreich (artner.biobaumschule.at). Artner hat auch mehrere Pinusarten, unter anderem verschieden große Zirben *(Pinus cembra)*. Preislisten und Katalog können heruntergeladen werden. Die Pflanzen sind größtenteils in Bioqualität erhältlich, und auch außergewöhnliche Sorten wie die Tiroler Bergmarille und die Indianer-Banane (Paw Paw) werden von Artner geführt und sogar per Post versendet.

Ungewöhnliche Nadelbaumnüsse wie die Pinon-Nüsse oder die Zuckerkiefer sind derzeit nur als Samen über ebay erhältlich, z. B. bei:
ebay.de/usr/treeseedsplus
(große Auswahl aus den USA)

ebaystores.de/Scampton-Succulents
(kleinere Auswahl aus Großbritannien)

Sie können jedoch in Baumschulen nachfragen – manchmal sind Einzelstücke verfügbar, die nicht im Katalog stehen.

Zapfen von Sibirischer und Koreanischer Zirbe, die keimfähige Samen enthalten:

Die Webseite wird von Yuri Smirnov betrieben, der mitten im russischen Zirbengebiet lebt.
ecominded.net/cedar-products.html

Weitere Bezugsquellen für Zirben:

Jörg Demes
Baumschule New Garden
Prozessionsweg 62
D-46325 Borken
baumschule-newgarden.de
Führt einige Nadelbaum-Nussorten, z. B. Zirbe und Pinie. Mit Versand.

Pflanzmich.de Baumschulen
Burstah 13
D-25474 Ellerbek
pflanzmich.de
Internetshop für Gartenpflanzen, u. a. Zirbe. Die Pflanzen kommen zum größten Teil aus der eigenen Baumschule und teilweise aus anderen Baumschulen in Schleswig-Holstein.

Schlegel & Co. Gartenprodukte GmbH
Robert-Bosch-Str. 20/1
D-88499 Riedlingen
Telefon: +49 7371/95457-0
E-Mail: info@die-forstpflanze.de
die-forstpflanze.de
Versand verschiedener Forstpflanzen, u. a. Zirben. Sehr preisgünstig.

PRASKAC Pflanzenland Tulln
Praskacstraße 101
A-3430 Tulln
Telefon: +43 2272/62460
E-Mail: office@praskac.at
praskac.at
Große Baumschule mit vielen Nadelbaumsorten.

Kräuter und Duftpflanzen mit ätherischen Ölen

Die Arche Noah in Österreich hat sich auf solche Sorten spezialisiert und bietet insgesamt 6000 verschiedene traditionelle Gemüse-, Getreide- und Obstsorten an, die von privaten Mitgliedern im eigenen Garten weitergezogen und vermehrt werden (arche-noah.at). Damit leistet die Arche Noah einen wertvollen Beitrag zur Erhaltung der Artenvielfalt und hat viele schon verschollen geglaubte Sorten wieder für die Allgemeinheit zugänglich gemacht.

Wenn Sie können, werden Sie Mitglied der Arche Noah und nutzen Sie die Pflanzenmärkte, um sich mit wertvollen alten Sorten für Ihren Garten einzudecken. In meiner Zeit als Zivildienstleistender habe ich 1987 die ersten 100 Menschen zusammengebracht und den gemeinnützigen Verein gegründet, der später zur Arche Noah wurde. Die Geschichte der Arche können Sie hier nachlesen: *arche-noah.at/ueber-uns*.

Wagners Kräutergärtnerei in Kapfenstein bietet zahlreiche Duftpflanzen für Ihren Garten in Bioqualität an: www.gartenbauwagner.at.
Ein Schüler von Wagner hat in Deutschland eine sehr erfolgreiche Gewürz- und Duftpflanzengärtnerei eröffnet, deren 366-seitigen Katalog (Stand Jänner 2019) Sie auch aus dem Internet herunterladen können.

Gärtnerei Rühlemann (kraeuter-und-duftpflanzen.de) bietet eine Unzahl an interessanten Pflanzen an und verschickt auch per Post.

Raritäten und Duftpflanzen Syringa

Eine Bio-Gärtnerei mit einem mittelgroßen Katalog, den Sie auch auf der Webseite herunterladen können und zahlreichen essbaren Raritäten und Duftpflanzen ist Syringa (syringa-pflanzen.de) in Binningen in der Nähe von Schaffhausen.

Bio-Gartenversand Hof Jewel

Wertvolle alte Obstsorten mit höherem Vitamingehalt und weniger Zucker als die heutigen Sorten erhalten Sie bei Bio-Gartenversand Hof Jewel (biogartenversand.de) unter dem Menüpunkt »Bäume und Gehölze«. Jewel hat auch ein großes Angebot an Zubehör für einen exzellenten Bio-Garten. Der Hof hat jedoch kein Ladengeschäft und wickelt Bestellungen nur über den Versandweg ab.

Bio-Baumschule Pflanzlust

Auf Obstbäume spezialisiert ist die in der Nähe von Kassel in Wolfhagen-Nothfelden gelegene Bioland-Baumschule Pflanzlust (pflanzlust.de). Sie hat auch Apfelsorten im Programm, die für Apfelallergiker geeignet sein sollen.

Bio-Baumschule Brenninger

Und schließlich möchte ich noch die Bio-Baumschule Brenninger erwähnen (baumschule-brenninger.de), die im oberbayerischen Klima auf einer Seehöhe von 550 Metern zwischen München und Landshut vorwiegend Obstgehölze, Beerenobst und Wildfrüchte anbietet.

Weitere Informationen

Netzwerk Zirbe
E-Mail: office@zirbe.info
zirbe.info

Im Jahr 2019 haben sich die führenden österreichischen Unternehmen der Zirbenbranche unter dem Titel »Netzwerk Zirbe« zusammengeschlossen, um gemeinsam die Forschung und das Wissen rund um die »Königin der Alpen« zu forcieren. Um das Human Research Institut bei der Durchführung weiterer Forschung und Studien zu unterstützen, werden von diesem Zusammenschluss auch finanzielle Mittel bereitgestellt. Die 3 teilnehmenden Unternehmen (ZirbenFamilie Vertriebs GmbH, Relax – Natürlich Wohnen GmbH und Hefel Textil GmbH) teilen dieselben Werte in Bezug auf ihre Ethik und ihr tägliches Handeln. Sie wollen mit ihrem Engagement die Menschen mit naturwissenschaftlich fundiertem Wissen ausstatten.

Fällt ein Baum im Wald um, bildet die Lücke, die er hinterlässt, eine Angriffsfläche für Wind und Wetter. Bäume im gesunden Wald unterstützen sich daher gegenseitig und versorgen sich mit Nahrung, um gemeinsam stark zu sein. Vielleicht wäre diese gegenseitige Unterstützung auch eine Anregung für unser ganzes zukünftiges Wirtschaftssystem?

Deshalb verstehen sich Österreichs Zirben-Unternehmen nicht als Konkurrenten, sondern als gegenseitige Wegbegleiter in einem Nischenmarkt,

die mit der positiven Energie der Zirbe vielen Menschen Freude, Gesundheit und Wohlbefinden schenken wollen.
Begleitet wird das Netzwerk Zirbe außerdem von proHolz Tirol.

proHolz Tirol
Wilhelm-Greil-Straße 7
A-6020 Innsbruck
Telefon: +43 512/56 47 27-31
E-Mail: simon.holzknecht@proholz-tirol.at,
proholz-tirol.at
Verein der Tiroler Forst- und Holzwirtschaft: Holzinformation, Holzcluster, Holzausbildung.

Waldviertler Werkstätten GmbH
Niederschremser Straße 4b
A-3943 Schrems
Telefon: +43 2853/76503
E-Mail: gea@gea.at
Das Unternehmen Waldviertler Werkstätten GmbH setzt sich für eine lebensbejahende Wirtschaft ein und erzeugt eine Fülle von umweltfreundlichen Produkten. Der charismatische Gründer Heini Staudinger gibt auch eine wunderbare Zeitschrift zu den wirklich aktuellen Themen der Welt heraus. In seinen Beiträgen spricht er mir oft aus dem Herzen: *Brennstoff* (gea-waldviertler.de/brennstoff).

Ausrüstung für die persönliche Naturbeobachtung

Outdoor-Ausrüstung

Für Übernachtungen im Tausendsternehotel brauchen Sie nicht allzu viel Ausrüstung, sie sollte aber von hoher Qualität sein. Auch wenn Sie nur im eigenen Garten oder auf der Terrasse beginnen, macht es trotzdem Sinn, eine stabile und warme Unterlage (ISO-Matte) zu haben, auf der Sie in der Nacht nicht frieren und von der aus Sie das Firmament betrachten können. Sie sollten ja nicht schon beim ersten Mal kälteschlotternd ins Haus flüchten müssen oder am Morgen völlig erschlagen sein. In Tests aufgrund ihrer Bequemlichkeit besonders gut abgeschnitten hat die »Dream Matte« von Vaude, für die Sie etwa 100 Euro ausgeben müssen.

Wenn Sie noch jünger sind und nicht so viel Bequemlichkeit benötigen, gibt es auch weniger dicke Matten zu günstigeren Preisen, zum Beispiel von Therm-A-Rest.

Auch ein guter Schlafsack kann in der Kälte der Nacht wertvoll sein. Achten Sie darauf, dass das Innenmaterial aus Naturmaterialien ist, zum Beispiel aus Baumwolle, damit Sie darin nicht schwitzen. Ein sehr angenehmes Modell ist der »Selma« von Nordisk mit Baumwollfutter und Daunenfüllung. Es gibt ihn in verschiedenen Kältestufen, sodass Sie individuell wählen können, wie mollig warm Sie es haben wollen.

Messer

Wenn Sie sich in der Natur bewegen, ist ein Taschenmesser sehr hilfreich. Sie können es nutzen, um Pflanzenteile abzuschneiden, Holz zu zerkleinern oder auch zum Schnitzen. Sie können einen Feuerbohrer damit herstellen oder Rinde abschälen. Achten Sie auf eine feststellbare Klinge, die

Sie vor Unfällen durch Zuklappen des Messers schützt.

Die einfachste Variante in guter Qualität ist ein Messer der französischen Firma Opinel, welches leicht und in verschiedenen Größen preisgünstig erhältlich ist. Für Kinder bekommen Sie spezielle Varianten mit abgerundeter Spitze. Ein Schweizer Messer, wie von Victorinox hergestellt und in der Preisklasse von 20 bis 80 Euro, hat zwar zahlreiche Werkzeuge, die von Nutzen sein können, wie zum Beispiel Pinzette, Flaschenöffner und kleine Säge, doch meist keine arretierbare Messerklinge.

Besonders schöne Messer, die gut in der Hand liegen und sehr lange scharf bleiben, erhalten Sie von der norwegischen Firma Helle. Das Taschenmesser »Skala« ist zum Beispiel von herausragender Qualität und wird Sie lange Zeit erfreuen. Die Klinge ist arretierbar und sehr scharf, weshalb man besonders vorsichtig damit umgehen sollte.

WEBSEITE ZUM BUCH

Vom Autor dieses Buches gibt es eine Webseite, auf der zusätzliche Materialien und weiterführende Informationen bereitgestellt werden.
Auf rhythm.at finden Sie unter anderem:

→ Informationen über Chronobiologie und biologische Rhythmen

→ Beispiele von ChronoCardiogrammen – den grafischen Bildern der Herzrhythmusflexibilität

→ Informationen zu Zirbe und Baumnüssen

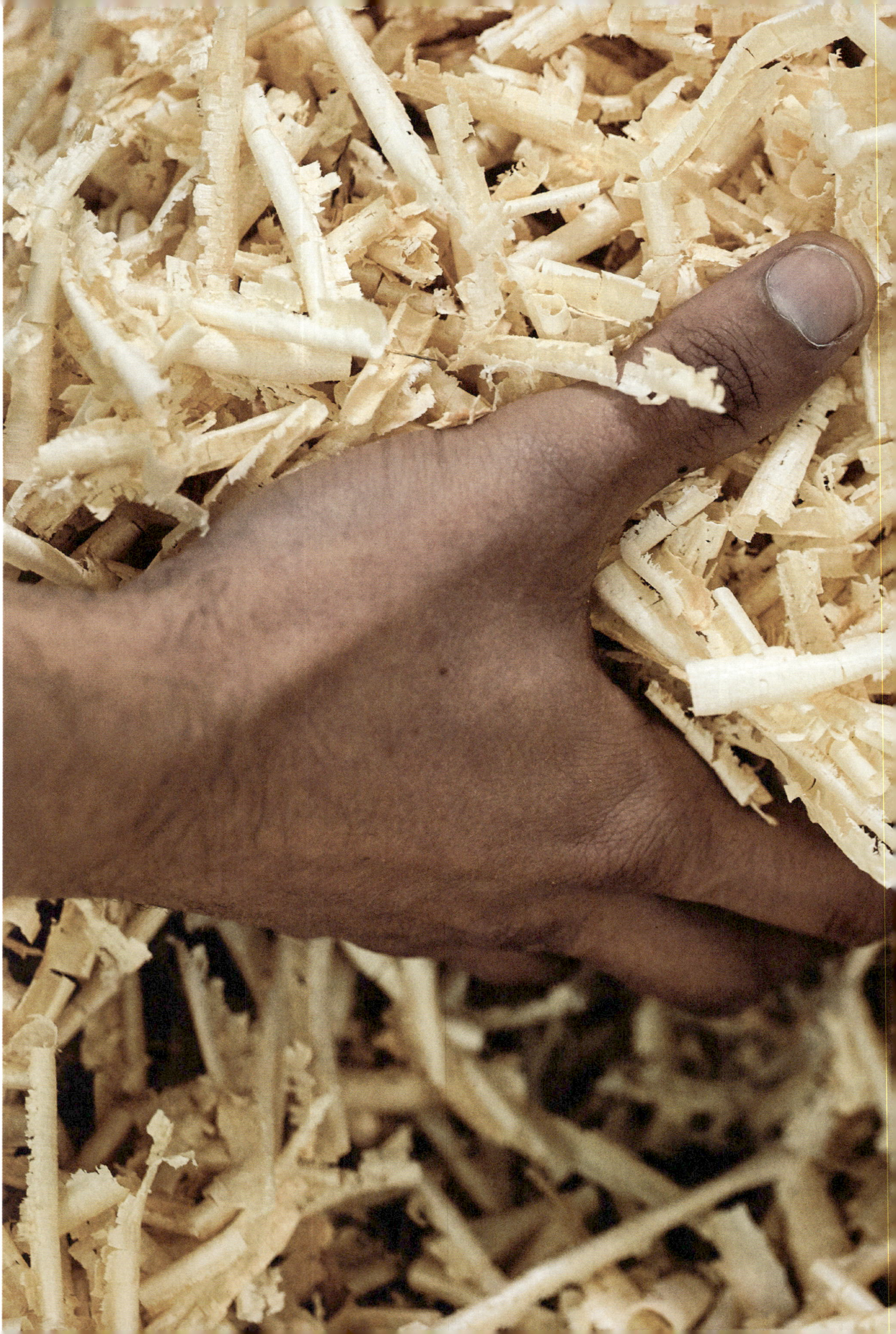

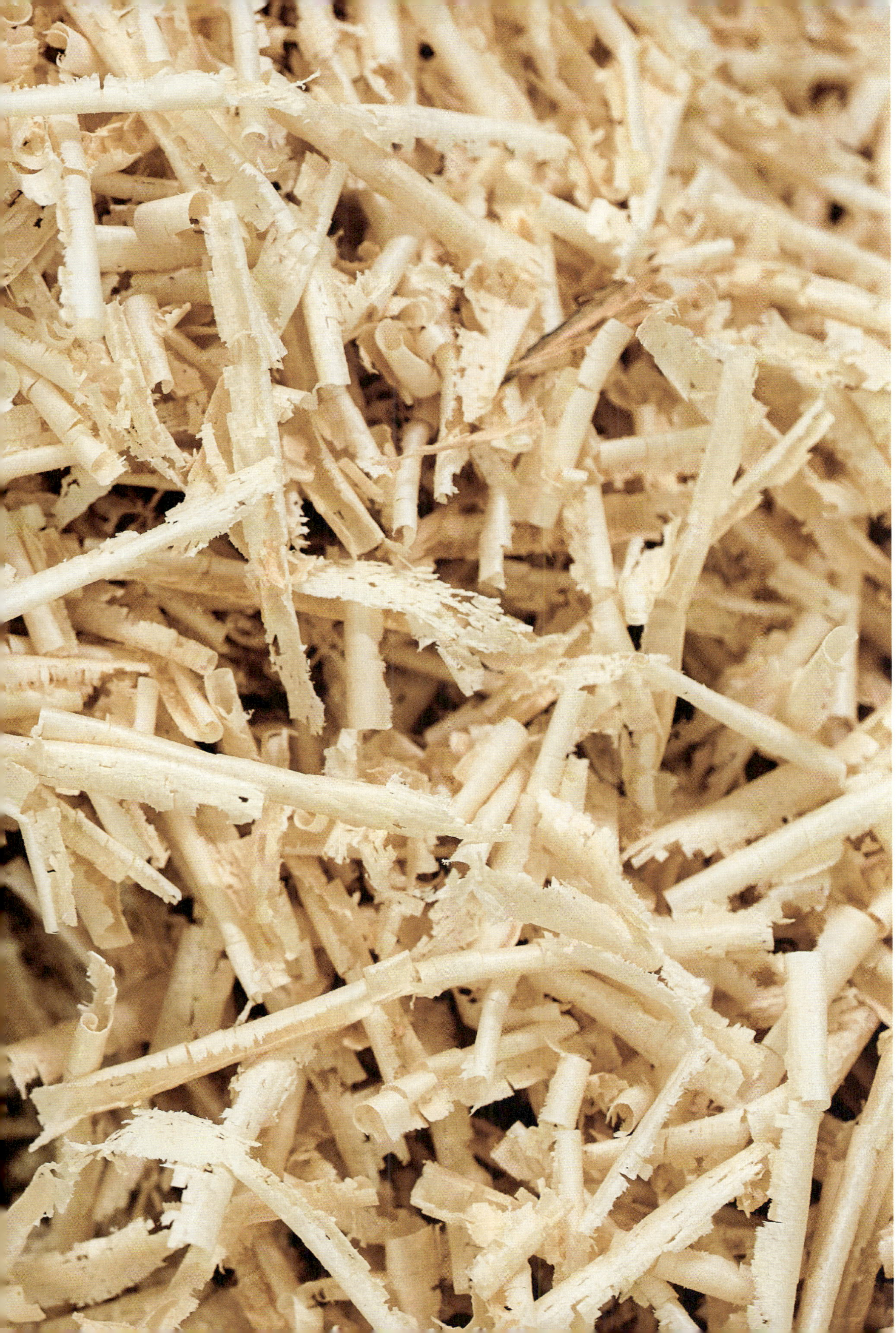

Danksagung

Viele Menschen haben zu diesem Buch beigetragen, einigen darf ich danken: Kern des Buches ist die Forschungsarbeit der MitarbeiterInnen des Human Research Institutes: Ich darf hier *Matthias Frühwirth, Vincent Grote, Helmut Lackner, Dietmar Messerschmidt* und für das Sekretariat *Andrea Zöbinger* namentlich nennen und auch den großen Einsatz und das Engagement der jungen Kollegen besonders betonen.

Gespräche und Projekte mit befreundeten Ärzten, Förstern, Tischlern, Wissenschaftlern und Künstlern wie *David Auerbach, Erich Binder, Reinhard Dörfler, Günter Getzinger, Thomas Hassler, Michael Hasslinger, Michael Machatschek, Mario Mayrhoffer, Sandra und Hans Mühlegger, Hermann Neulinger, Klaus Schrefler, Erwin Thoma, Renato Strassmann, Johanna Urmoneit, Ivy van den Berge und Michaela Zettl* haben alle geholfen, das Mosaik zusammenzusetzen, aus dem letztlich ein Buch entsteht.

Ganz herzlich danken darf ich auch:

→ *Katharina Aichhorn* von der Nationalparkverwaltung Kärnten,
→ *Felix Gugerli Kuenzle,* PhD vom Swiss Federal Research Institute,
→ *Dr. Andreas Kellerer-Pirkelbauer* und *Ao. Univ.-Prof. Mag. Dr. Gerhard Karl Lieb* von der Universität Graz,
→ *Dr. Cristina Lungu* von der University of Medicine and Pharmacy »Grigore T. Popa« und *Dr. Irina Stanescu* vom »Anastasie Fatu« Botanical Garden in Iasi, Rumänien,
→ *Prof. Dipl.-Ing. Peter Pauli,* Universität der Bundeswehr München
→ sowie *Univ.-Prof. Dr. Mag. Ursula Peintner* und *Dr. Friederike Göbl* von der Universität Innsbruck

für wertvolle Hinweise, Fotos, wissenschaftliche Arbeiten, die sie mir zugesandt haben, und besonders für die freundliche Art und Weise, wie sie meine Anfragen beantwortet haben!

Ebenso herzlich danken möchte ich auch dem wunderbaren Team des Servus Verlages, der Lektorin *Maria Köchler,* die die Entstehung des Buches geduldig und immer ermunternd begleitet hat, *Florian Pötzelsberger* für die stets freundliche Begleitung der Herausgabe und *Manuel Quirin*, der die Initiative ergriff, das Buch zu starten.

Schließlich darf ich noch der Medizinischen Universität Graz danken, insbesondere dem Lehrstuhl für Physiologie und seinem Leiter *Univ.-Prof. Dr. Nandu Goswami*, der auch ein persönlicher Freund geworden ist, *Anita Ertl*, *Andreas Rössler*, *Daniel Schneditz* sowie allen anderen, die mich hier unterstützt haben, sodass es möglich war, die Energie und Zeit für dieses Buch aufzubringen.

Univ.-Prof. Dr. Thomas Kenner, der weitsichtige und großherzige Leiter des früheren Physiologischen Institutes und früherer Dekan der medizinischen Fakultät der Universität Graz, ist leider wenige Tage vor Weihnachten 2018, gerade als das Manuskript dieses Buches fertig wurde, von uns gegangen.

Thomas hat durch seine Toleranz und Großzügigkeit eine für meine wissenschaftliche Entwicklung sehr wichtige interdisziplinäre und vorurteilsfreie Arbeit ermöglicht und war mir immer ein großes Vorbild in menschlicher und wissenschaftlicher Hinsicht.

Dieses Buch ist seinem Andenken gewidmet.

Glossar

Agroforestry: Baumlandwirtschaft. Die verstärkte Nutzung von Bäumen und Wäldern als Stätten der Produktion von Nahrungsmitteln für Menschen. Diese Art der Bewirtschaftung nutzt bevorzugt mehrjährige (Bäume, Sträucher) anstelle von einjährigen Pflanzen (Gräser).

Allmende: gemeinschaftliches Eigentum und/oder Nutzung meist land- oder forstwirtschaftlicher Flächen oder Almen. War früher verbreitet und stellte sicher, dass Flächen auch von den Bauern, die dazu bereit waren, genutzt werden konnten und dass Besitz ohne Nutzung vermieden wurde.

Anastasia(bücher): vom russischen Autor Wladimir Megre verfasste Bücher über die Sibirischen Zirben und eine in den Wäldern Sibiriens lebende legendäre weise Frau, Anastasia, die Ratschläge für eine erstaunlich vernünftige ökologische Gestaltung der menschlichen Gesellschaft gibt. Die Bücher, deren erster Band im Selbstverlag gedruckt und von Megre zunächst an den Moskauer U-Bahn-Stationen verkauft wurde, etablierten sich in kurzer Zeit zum Welterfolg. Sie sind heute in mehr als 30 Sprachen übersetzt und lösten eine Bewegung aus, die sich in Russland in über 200 Dörfern manifestiert hat, die nach den Anastasia-Prinzipien gestaltet sind. Gegner der Anastasia-Bewegung versuchen, Wladimir Megre in ein nationalistisches oder antisemitisches Eck zu rücken, was allerdings überhaupt nicht glaubhaft ist, da die Dörfer mittlerweile weltweit vertreten sind und auch in Israel Gründungsinitiativen, Leseklubs und eine Übersetzung der Bücher ins Hebräische existieren.

Antioxidantien: Stoffe, die in der Lage sind, freien radikalen Sauerstoff im Körpergewebe zu binden und für den Organismus unschädlich zu machen. Freier Sauerstoff kann sowohl Zellmembranen als auch den Zellkern angreifen und beschädigen. In geringen Mengen macht dies keine Probleme und kann sogar anregend wirken, bei größeren Mengen kann es jedoch zur beschleunigten Alterung der Zellen kommen bzw. zur Schädigung von Zellen oder von Erbmaterial. Antioxidantien schützen vor dieser Beschädigung.

Arboretum: von lat. arbor = Baum, Sammlung von frei wachsenden Bäumen, auch exotischen Arten, in einer meist parkähnlichen Landschaft.

Astquirl: sternförmige Ursprungsstelle von Ästen, die bei Nadelbäumen auf gleicher Höhe rund um den Stamm entspringen. Baumwipfel, z. B. von Fichten, wurden früher unter dem Astquirl abgeschnitten und als Küchengeräte zum Sprudeln von Soßen und Suppen verwendet.

Bedecktsamer: Die Bedecktsamer sind mit 226 000 bekannten Arten die Pflanzengruppe mit den meisten Arten. Die Bedecktsamer sind samenbildende Pflanzen, deren Samenanlagen in einem Fruchtknoten eingeschlossen sind. Die Fruchtblätter sind, anders als bei Nacktsamern, ganz geschlossen. Sie sind wahrscheinlich in einer parallelen Evolution mit den Insekten entstanden, die häufig Befruchter der Bedecktsamer sind.

Bhopal: Die Chemie-Katastrophe von Bhopal ereignete sich am 3. Dezember 1984 im indischen Bhopal, der Hauptstadt des Bundesstaats Madhya Pradesh. In einem Werk des indischen Unternehmens Union Carbide India traten mehrere Tonnen giftiger Stoffe in die Atmosphäre. Es war die bisher schlimmste Chemiekatastrophe und eine der bekanntesten Umweltkatastrophen der Geschichte. Tausende von Menschen starben an den unmittelbaren Folgen der Freisetzung des Giftes, das für die Produktion des Schädlingsbekämpfungsmittels Sevin eingesetzt wurde.

Blutdruck, systolischer und diastolischer: Das Blut wird von unserem Herzen rhythmisch in den Körper befördert, wodurch Pulse von abwechselnd hohem und niedrigem Druck erzeugt werden. Der jeweils höchste Druck während eines solchen Pulses wird als systolischer Druck bezeichnet, der niedrigste als diastolischer. Wenn Sie zum Arzt gehen, misst er den Blutdruck mit einer Manschette und teilt Ihnen diese beiden Werte mit, wobei der systolische Wert im Idealfall 120 Millimeter Hg, der diastolische 80 Millimeter Hg sein sollte. Als Bluthochdruck wird ein systolischer Wert von über 140 Millimeter Hg bzw. ein diastolischer Wert von über 90 Millimeter Hg bezeichnet.

C14-Methode: Verfahren zur Bestimmung des Alters von organischen Proben, indem man den C14-Anteil am Gesamtkohlenstoff der Probe misst. Dieses C14-Isotop ist leicht radioaktiv und wird nur während des Lebens von Tieren durch die Nahrung und von Pflanzen aus der Luft aufgenommen. Es zerfällt dann nach dem Tode etwa alle 5700 Jahre zur Hälfte. Dadurch kann in Proben ein Alter von bis zu 57.000 Jahre bestimmt werden.

Chitin: Stoff, aus dem die Stützgewebe der Insekten, Krebse, Weichtiere und Pilze aufgebaut sind. Neben Cellulose ist Chitin die am weitesten verbreitete Stützsubstanz. Es unterscheidet sich von Cellulose chemisch nur geringfügig.

Chloroplasten: von den griechischen Begriffen für »Grün« und »bilden«, also frei übersetzt: die Grünbildner. Kleine Zellorgane in Pflanzenzellen und Algen, die in der Lage sind, aus Wasser und Kohlendioxid mithilfe von Licht Zucker zu bilden. Sie ermöglichen durch die ständige Neubildung von Sauerstoff und Zucker allen anderen Lebensformen, auf dieser Erde zu leben. Man nimmt heute an, dass Chloroplasten, ähnlich wie Mitochondrien, in die Vorfahren der Pflanzen eingewanderte Blaualgen (Cyanobakterien) sind, die ihre eigenständige Lebensweise zugunsten einer Symbiose mit den Pflanzenzellen aufgegeben haben.

Circadian: ein Begriff aus der Chronobiologie, der Lehre von den biologischen Rhythmen. Untersuchungen haben gezeigt, dass in unserem Organismus auch freilaufende Rhythmen arbeiten, die nicht genau einen Tag dauern, sondern im Mittel etwas länger. Aus diesem Grund wurde für diese etwa 25-stündigen Rhythmen der lateinische Begriff circadian gewählt, das heißt »etwa tagesrhythmisch«. Diese Rhythmen unseres Körpers werden täglich auf den Hell-Dunkel-Wechsel von Tag und Nacht abgestimmt und jeden Morgen vom Licht des Sonnenaufgangs neu synchronisiert.

Delta-3-Caren: in manchen Baumharzen enthaltene allergieauslösende Substanz, die beim Destillieren in das daraus gewonnene Terpentin übergeht. Wird von den Bäumen möglicherweise als Antwort auf Umweltgifte oder auf chemische Reizung durch den Menschen produziert. Hersteller von Natur-Holzbehandlungsmitteln achten beim Einkauf auf Delta-3-Caren-freie Terpentine.

Dipper und Non-Dipper beim Blutdruck: Bei der Langzeitmessung des Blutdrucks an Bluthochdruckpatienten hat man festgestellt, dass es Patientengruppen gibt, bei denen nachts der Blutdruck absinkt (»Dipper«) und solche, bei denen er das kaum oder nicht tut (»Non-Dipper«). Studien großer Bevölkerungsgruppen haben gezeigt, dass die Non-Dipper, also Menschen, die ihren Blutdruck nachts nicht absenken, ein wesentlich höheres Herz-Kreislauf-Erkrankungsrisiko aufweisen als die Dipper.

Diuretisch: Diuretisch wirkende Substanzen erhöhen die Harnproduktion der Nieren und können so die Reinigung der Harnwege fördern und durch Verringerung des Blutvolumens auch blutdrucksenkend wirken.

First Nations: seit den 1980er-Jahren verwendeter Sammelbegriff für die Stämme der nordamerikanischen Ureinwohner, auch um den Anspruch der ursprünglichen Bevölkerung Nordamerikas auf völkerrechtliche Gleichstellung mit anderen Nationen und das Recht auf die ursprünglich von ihnen betreuten Landgebiete zu dokumentieren.

Freital: nicht ganz eindeutig definierter juridischer Begriff aus dem Mittelalter und der frühen Neuzeit, der für Täler angewendet wurde, die nicht der Obrigkeit unterstanden, sondern eine eigene, autarke Justiz hatten. Im Falle des im Buch beschriebenen »Freithal« Pusterwald scheint es ein Asylort gewesen zu sein, der Menschen, die bereit waren, in dem unwegsamen Tal zu leben und dem Wald ein Stück Boden für die Vieh- oder Landwirtschaft abzuringen, eine Zuflucht ohne Verfolgung durch kirchliche oder staatliche Autoritäten geboten hat.

Gekreuztes Design: bezeichnet ein spezielles Forschungsdesign aus der evidenzbasierten Medizin zum Vergleich zweier Behandlungsmethoden oder Interventionen. Beim gekreuzten Design werden die Versuchspersonen abwechselnd mit oder ohne den vermuteten Wirkungsträger, in unserem Fall Zirbenholz, behandelt, wobei der Zufall entscheidet, welche Behandlungsform zuerst und welche als zweite gewählt wird. In der von uns durchgeführten Studie mit Zirbenholz wurde durch Los entschieden, welche Versuchsperson zuerst mit Zirbenholz und dann mit Spanplatten (Holzdekorbett) »behandelt« wurde. Durch das gekreuzte Design soll der Einfluss von Zufallsfaktoren wie Witterung, die Auswirkung der Reihenfolge und ähnliches auf das Versuchsergebnis weitgehend vermieden werden.

Glymphatisches System: erst vor wenigen Jahren entdecktes Gefäßsystem im Gehirn, das im Schlaf für eine »chemische Reinigung« des Gehirns sorgt. Eine Fehlfunktion des glymphatischen Systems wird als Teilursache der Alzheimererkrankung vermutet. Der Begriff leitet sich vom »lymphatischen« System ab, das den restlichen Körper durchzieht und für den Abtransport von Flüssigkeiten aus dem Gewebe sorgt. Bis vor kurzer Zeit wurde ein solches lymphatisches System für das Gehirn von der Medizin ausgeschlossen.

Great Basin: trockene Großlandschaft im Südwesten der USA, bestehend aus Steppen und Wüsten zwischen der Sierra Nevada und der Wasatchkette.

Herzrhythmusflexibilität: Anpassungsfähigkeit des Herzschlages an andere Organfunktionen wie Atmung und periphere Durchblutung und Kennzeichen eines jugendlichen und gesunden Herz-Kreislaufsystems. Viele Körperfunktionen weisen charakteristische Rhythmen auf, die sich dann auch im gesunden Herzschlag wiederfinden. Herzrhythmusflexibilität wird vor allem vom autonomen Nervensystem verursacht, das die Körperrhythmen koordiniert und aufeinander abstimmt. Diese gegenseitige Abstimmung spart Kraft und ermöglicht eine optimale Arbeit unseres Organismus. Sie ist beim jungen und gesunden Menschen besonders ausgeprägt und nimmt im Alter und bei Krankheit ab.

Inosit: zuckerähnliche Substanz, früher zur Gruppe der B-Vitamine gerechnet. Die höchsten Konzentrationen wurden im menschlichen Gehirn gemessen, da Inosit auch als Überträgerstoff in Nervensynapsen wirkt. Unsere Nieren erzeugen täglich etwa 4 g davon.

Invasiv: in unserem Kontext als Begriff aus der Medizin verwendet. Aus dem lateinischen Wort für »eindringen« zur Bezeichnung von Eingriffen in den Körper, die mit einer Verletzung der Körperoberfläche verbunden sind, wie zum Beispiel Blutabnahme oder Anwendung einer Katheteruntersuchung. Der Gegensatz dazu ist nicht-invasiv. Damit sind Methoden gemeint, die ohne Verletzung der Körperoberfläche auskommen.

Kambrische Explosion: nach dem geologischen Erdzeitalter des Kambriums benannte plötzliche Entwicklung einer Vielzahl von bis dahin nicht nachweisbaren Lebensformen, Tier- und Pflanzenarten vor etwa 540 Millionen Jahren. Dies ist gleichzeitig der Beginn der modernen Tier- und Pflanzenwelt.

Koniferen: »Nadelhölzer«, heute größte Pflanzengruppe der Nacktsamer, die ihre Blätter als Nadeln ausgebildet haben. Koniferen kommen vor allem auf der Nordhalbkugel der Erde vor. Zu ihnen gehört zum Beispiel die Pflanzenfamilie der Pinaceae, zu der die heimischen Kiefern und auch die Zirben gehören.

Malerkrätze: durch einen Inhaltsstoff in bestimmten Terpentinen verursachter Hautausschlag, der wahrscheinlich durch eine allergische Reaktion ausgelöst wird. Das die Malerkrätze verursachende Delta-3-Caren wird von den Bäumen besonders dann abgesondert, wenn eine Reizung des Baumes durch Säuren zur Harzgewinnung eingesetzt wird.

Membranen der Zellen: Jede Körperzelle ist von einer Membran umgeben, die sie nach außen hin abschließt und ein eigenes chemisches Milieu der Zelle ermöglicht. Die Qualität dieser Zellmembranen und damit ihre Stabilität wird vor allem von fetthaltigen Molekülen bestimmt, die diese Membranen aufbauen. Aus diesem Grund ist die Auswahl der Nahrungsfette für die Gesundheit von großer Bedeutung.

Mitochondrien: winzig kleine Zellorganellen, die den Zellen höherer Lebewesen, also Pflanzen und Tieren, die zum Leben notwendige Energie liefern. Nach der heute gültigen Lehrmeinung stammen Mitochondrien von Bakterien ab, die vor etwa 1 Milliarde Jahren in die Zellen unserer damals einzelligen Vorfahren eingewandert sind und seitdem symbiotisch in den Zellen aller Pflanzen und Tiere leben und diese mit Energie versorgen.

Nacktsamer: Die Nacktsamer sind samenbildende Pflanzen, deren Samenanlagen nicht in einem Fruchtknoten eingeschlossen sind. Die Fruchtblätter sind, anders als bei Bedecktsamern, nicht ganz geschlossen. Nacktsamer haben sich in der Evolution vor den Bedecktsamern gebildet, sind also vielleicht Vorläufer der Bedecktsamer. Die Koniferen gehören zu den Nacktsamern.

Niacin: auch Vitamin B3 genannt, trägt zur Hautgesundheit bei und hebt die Stimmung. Senkt die Blutfettwerte.

Ozon: ein aus 3 (anstelle von normalerweise 2) Sauerstoffatomen bestehendes Molekül (O_3), das meist durch das ultraviolette Licht der Sonne entsteht, aber innerhalb einiger Tage wieder in ein normales Sauerstoffmolekül (O_2) sowie in ein Sauerstoffradikal (O+) zerfällt. Letzteres kann Zellen und insbesondere den Zellkern schädigen, da es sehr reaktionsfreudig ist und organische Stoffe angreift. Beim Menschen wird Ozon in geringen Mengen als angenehm empfunden (»Waldluft«), kann aber in höherer Konzentration zu Reizungen der Atemwege und der Augen führen. In großer Höhe schützt eine Ozonschicht die Lebewesen auf der Erde vor Schädigungen durch energiereiche, mutagene ultraviolette Strahlung der Sonne.

Permakultur: vom Australier Bill Mollison und anderen entwickelte Form der Land- und Gartenwirtschaft, die auf größtmögliche Vielfalt, Widerstandsfähigkeit und Stabilität des Ökosystems abzielt und gute Erträge liefert. Dabei wird ein systemischer Ansatz gewählt, der Monokulturen vermeidet und auf möglichst geringe Umbrüche des Bodens hinarbeitet, um eine Störung des für die Bodenfruchtbarkeit wichtigen Bodenlebens zu vermeiden. Dies wird durch vielfältige Mischung von Pflanzen in Baum- und Strauchkulturen erreicht.

Piñonnüsse: Samen der in den warmen Klimazonen der USA und Mexikos vorkommenden Nusskiefern. Auch Bezeichnung für die Baumarten, die diese Nüsse tragen.

Primärwald: wissenschaftliche Bezeichnung eines »Urwaldes«, der noch nicht vom Menschen bearbeitet wurde und ein Endstadium eines natürlichen Waldes in einer bestimmten Klima- und Bodenregion darstellt. Die meisten Wälder in Europa sind heute keine Primärwälder mehr.

Puls-Atemquotient: Anzahl der Herzschläge pro Atemzug. In der Nacht beim gesunden Menschen wird vom Körper meist ein ganzzahliges Verhältnis von 4 Herzschlägen pro Atemzug eingestellt. Bei diesem Verhältnis sind die Entspannung und Erholung im Schlaf am größten.

Quantenverschränkung: ein Begriff der Quantenphysik, der den Zustand eines Systems von 2 oder mehr Teilchen beschreibt, die ein miteinander verknüpftes Verhalten aufweisen, auch wenn sie durch große Entfernungen voneinander getrennt sind. Die Quantenverschränkung wurde von Albert Einstein vorhergesagt, in der Absicht, damit die von ihm nicht geschätzte Quantenphysik ad absurdum zu führen, da dieses Phänomen mit der klassischen Vorstellung von Ursache und Wirkung, wie sie in der Physik und von vielen Naturwissenschaftlern auch heute noch vertreten wird, nicht mehr vereinbar ist. Experimente der letzten 50 Jahre haben jedoch gezeigt, dass die Quantenverschränkung nicht nur nachweisbar, sondern auch in vielen Experimenten nutzbar ist. Es gibt inzwischen einige Hinweise, dass die Quantenverschränkung auch bei biologischen Prozessen wie der Fotosynthese oder der Magnetwahrnehmung von lebenden Organismen genutzt wird.

REM-Schlaf: auch paradoxer Schlaf genannt; Phasen mit stark erhöhter Augenbewegung (Rapid Eye Movement = REM) und gleichzeitig Entspannung der Gliedmaßenmuskulatur. Werden Versuchspersonen in dieser Phase geweckt, so erinnern sie sich lebhaft an Träume. Häufig sind diese Phasen durch erhöhte sympathische Aktivität gekennzeichnet. Im Gehirn sind cholinerge REM-On-Neurone verstärkt aktiv.

Non-REM-Schlaf: Schlafstadien, in denen wir meist tief entspannt und ohne Bewusstsein schlafen. Nach dem Einschlafen beginnt der erste Schlafzyklus mit einem Non-REM-Schlaf, der nach etwa einer Stunde von einem REM-Schlaf abgelöst wird. Im Non-REM-Schlaf wird das Gehirn nach neuen Erkenntnissen chemisch gereinigt und zeigt besonders langsame elektrische Schwingungen. Der Non-REM-Schlaf wird daher im Englischen auch als »slow wave sleep« bezeichnet.

Resilienz: Widerstandsfähigkeit gegenüber äußeren Faktoren wie Hitze, Trockenheit oder Kälte, im übertragenen Sinn beim Menschen auch gegenüber Stress und Belastung.

Riboflavin: auch Vitamin B2 genannt. Riboflavin-Mangel führt zu Hautrissen und Lichtüberempfindlichkeit und spielt möglicherweise eine Rolle bei der Entstehung von Migräne.

Rote Liste gefährdeter Tier- und Pflanzenarten: Als Rote Liste gefährdeter Arten oder Rote Liste (im Original Red Data Book) bezeichnet man die von der Weltnaturschutzunion »International Union for Conservation of Nature and Natural Resources« (IUCN) veröffentlichten Listen vom Aussterben gefährdeter Tier- und Pflanzenarten. Es gibt auch Varianten dieser Liste mit bestimmter geografischer Schwerpunktsetzung (www.iucnredlist.org).

Schirmungseffekt: Gerichtete Strahlung, wie z. B. die Strahlung von Mobiltelefonen, kann durch geeignete Materialien abgeschirmt, d. h. in ihrer Wirkung abgeschwächt werden. Die Stärke dieser Abschwächung bezeichnet man als Schirmungseffekt.

Schlafarchitektur: beim gesunden, gut Schlafenden regelhafte Abfolge verschiedener Schlafstadien: Nach einer Einschlaflatenz von wenigen Minuten folgt eine Phase ruhigen Schlafs (Stadium 1–4) und nach etwa neunzig Minuten eine REM-Schlafphase. Danach wiederholt sich dieser Ablauf mit Ruhigschlaf und REM-Schlaf noch 3- bis 5-mal, wobei die REM-Schlafphasen gegen Morgen länger, die Ruhigschlafphasen weniger tief werden. Im Zeitraum der letzten REM-Schlafphase erfolgt das spontane Erwachen.

Schlafzyklus: Der Schlaf ist in sogenannte Schlafzyklen gegliedert. Beim gesunden Menschen beginnt 1 bis 10 Minuten nach dem Zubettgehen der erste Schlafzyklus, bestehend aus einer Non-REM sowie einer REM-Phase. Es folgen 4 weitere Zyklen bis zum Morgen mit einer Dauer von jeweils eineinhalb bis 2 Stunden.

Seveso: Das Seveso-Unglück war ein Chemieunfall, der sich am 10. Juli 1976 in der chemischen Fabrik Icmesa im italienischen Meda, einer Unterfirma des Chemiekonzerns Roche, 20 Kilometer nördlich von Mailand ereignete. Das Betriebsgelände berührte mehrere Gemeinden, unter ihnen Seveso, das Namensgeber des Unglücks wurde. Dabei wurde eine unbekannte Menge des hochgiftigen TCDD freigesetzt, das umgangssprachlich auch Dioxin oder Sevesogift genannt wird. Insgesamt erkrankten 200 Menschen an schwerer Chlorakne, das ist eine die Haut verstümmelnde Erkrankung. Mehr als 1800 Hektar Land wurden auf Jahre vergiftet. Ab dem Unfall wurden wesentlich mehr Mädchen als Knaben in der Region geboren, was auf hormonelle Wirkungen der freigesetzten Stoffe schließen lässt.

Somnogramm: grafische Darstellung der Schlafphasen. Somnogramme werden aus Gehirnströmen (EEG), Augenbewegungen und Körperbewegungen erstellt und sind in 6 Phasen unterteilt: Wachzustand, REM-Schlaf, Ruhigschlaf 1–4.

Stäbchen: besonders lichtempfindliche Sehzellen für die Nacht in unserer Netzhaut, die uns ein Hell-Dunkel-Sehen auch bei ganz wenig Licht ermöglichen. Sie sind lichtempfindlicher als die untertags wirksamen Zapfen.

Stratifizierung: Kältebehandlung von Samen, um sie aus dem Ruhestadium zu holen und eine Keimung auszulösen.

Suprachiasmatische Kerne: lateinisch *nuclei suprachiasmatici;* sind eine paarige Ansammlung von einigen tausend Gehirnzellen oberhalb der Überkreuzung des rechten und linken Sehnervs (chiasma opticum) im Zentrum des Gehirnes bei Säugetieren. Die suprachiasmatischen Kerne koordinieren die circadianen Uhren im Körper und sorgen dafür, dass die in allen Zellen laufende Tagesrhythmik synchron (gleichzeitig) abläuft. Verletzungen der suprachiasmatischen Kerne führen zum Verlust des gesamtrhythmischen Verhaltens von z. B. Schlaf- und Wachrhythmus, da die einzelnen Zelluhren nicht mehr zusammengeführt werden.

Symbiose: Zusammenwirken verschiedener Lebensformen wie zum Beispiel Pilzen und höheren Pflanzen zum gemeinsamen Wohl beider Teile. Meist liefert dabei ein Teil, wie zum Beispiel der Symbiose-Pilz, Stoffe, die der andere Teil, wie zum Beispiel ein Baum, nicht oder nur sehr schwer selbst herstellen oder erreichen kann. So liefert ein symbiotischer Pilz der Zirbe gereinigtes Wasser und Nährsalze aus dem Boden und erhält dafür von der Zirbe Zucker, den er selbst nicht herstellen kann. Beide Teile, Pilz und die Zirbe, profitieren von der Zusammenarbeit und wachsen besser und gesünder, wenn der andere Teil am Standort vorhanden ist.

Sympathische Aktivität: Aus einem Nervenstrang seitlich des Rückenmarks ziehen sympathische Neurone zu verschiedenen Organen und zum Herzmuskel. Sie bewirken eine Beschleunigung der Herzfrequenz, die häufig von langsamen rhythmischen Schwingungen begleitet ist. Der Sympathikus ist unser Leistungsnerv, der ohne Rücksicht auf sonstige Verluste Energie für Kampf und Flucht bereitstellt. Seine Aktivität zeigt an, ob wir gestresst oder im Entspannungsmodus sind.

Terra preta: auch »Terra preta de índio« genannt, ist ein ursprünglich im Amazonasbecken entdeckter, von den indianischen Ureinwohnern in jahrhundertelanger Kultur aufgebauter schwarzer Boden aus einer Mischung von Holz- und Pflanzenkohle, Dung, Kompost und Knochen. Terra preta ist fruchtbarer und wesentlich stabiler als der umliegende Waldboden des Amazonasurwaldes und wird mittlerweile auch in Europa in biologischen Bauernhöfen erzeugt.

Thiamin: auch Vitamin B1 genannt. Schwefelhaltige Substanz, die für die Funktion des Nervensystems unbedingt nötig ist und die Stimmung hebt. Unterstützt die Funktion der Mitochondrien, unserer Zellkraftwerke.

Vagustonus, Vagusaktivität: Der Vagusnerv ist ein Teil des 10. Hirnnervs und stellt den wichtigsten Teil des für Erholung, Regeneration und Selbstheilungsvorgänge zuständigen sogenannten parasympathischen Systems dar. Eine Erhöhung der Vagusaktivität bewirkt eine Verlangsamung der Herzschlagfrequenz, wobei eine mit der Atmung parallellaufende rhythmische Schwankung der Herzfrequenz zu beobachten ist. Die Stärke dieser Schwankung ist ein dem Vagustonus proportionales Maß und wird daher im klinischen Bereich als Maß für die Stärke der Vagusaktivität verwendet.

Wetterzirbe: malerisch ausgeformte, meist mindestens 100 Jahre alte Zirbe, die vor allem im Gebirge an der Baumgrenze vorkommt und aus dem Wechselspiel zwischen kräftigen Witterungseinflüssen wie Wind, Kälte, Schnee und Sonnenschein und dem Baumwachstum entsteht.

Zapfen: 3 Sehzellentypen mit verschiedenen Sehfarbstoffen für Rot, Grün und Blau in unserer Netzhaut, die uns ein Farbensehen ermöglichen. Zapfen treten nur in der Mitte unseres Sehfeldes auf, am Rande sehen wir nur schwarz-weiß. Sie sind weniger lichtempfindlich als die nachts wirksamen Stäbchen.

Zellulose: Grundbaustoff der Pflanzen, aus dem der Pflanzenkörper aufgebaut ist und der ihm Festigkeit verleiht. Die Pflanze stellt diesen Baustoff durch Aneinanderreihung und Vernetzung vieler Zuckermoleküle her, die durch Fotosynthese mit Hilfe von Licht und Chlorophyll gewonnen werden.

Zürgelbaum: Celtis australis; großwüchsige Baumart aus der Familie der Hanfgewächse, heimisch am Mittelmeer und nördlich bis Südtirol, mit hartem aber elastischem Holz und essbaren Früchten.

Über den Autor

Univ.-Prof. Dr. Maximilian Moser wurde 1956 in Klagenfurt geboren. Er wirkte federführend bei weltraummedizinischen Experimenten in der Raumstation MIR mit sowie bei Studien, in denen die positive Wirkung des Zirbenholzes auf den menschlichen Körper erstmals wissenschaftlich untersucht wurde. Moser ist Physiologe, Chronobiologe und Professor an der Medizinischen Universität Graz und leitet das Human Research Institut für Gesundheitstechnologie und Präventionsforschung in Weiz in Österreich, ein Forschungslabor der Europäischen Gesellschaft für Schlafforschung (ESRS).

Literatur

1. Tomaschek, J.: *700 Jahre Pusterwald.* Gröbming 2004.

2. Saladin, B., Leslie, A.B., Wuest, R.O., Litsios, G., Conti, E., Salamin, N., Zimmermann, N.E.: »Fossils matter: improved estimates of divergence times in Pinus reveal older diversification«. In: *BMC Evolutionary Biology,* 17(1)/2017, S. 95.

3. Gernandt, D.S., Lopez, G.G., Garcia, S.O., Liston, A.: »Phylogeny and classification of Pinus«. In: *TAXON,* 54(1)/2005, S. 29–42.

4. Wohlfarth, B., Hannon, G., Feurdean, A., Ghergari, L., Onac, B.P., Possnert, G.: »Reconstruction of climatic and environmental changes in NW Romania during the early part of the last deglaciation (15,000–13,600 cal yr BP)«. In: *Quaternary Science Reviews,* 20/2001, S. 1897–1914.

5. Brodbeck, S., Cioldi, F., Gugerli, F.: »Ausbreitung und Fortpflanzung der Arve: Genetische Spurensuche im Arvenwald«. In: *WALD UND HOLZ,* 5(12)/2012, S. 31–34.

6. Dorfer, L., Moser, M., Bahr, F., Spindler, K., Egarter-Vigl, E., Giullen, S., Dohr, G., Kenner, T.: »A medical report from the stone age?« In: *Lancet,* 354(9183)/1999, S. 1023–1025.

7. Dorfer, L., Moser, M., Spindler, K., Bahr, F., Egarter-Vigl, E., Dohr, G.: »5200-year-old acupuncture in central Europe?« In: *Science,* 282(5387)/1998, S. 242–243.

8. Kellerer-Pirklbauer, A., Drescher-Schneider, R.: »Glacier fluctuation and vegetation history during the Holocene at the largest glacier of the Eastern Alps (Pasterze Glacier, Austria): New insight based on recent peat findings«. In: *4th Symposium of the Hohe Tauern National Park for Research in Protected Areas,* 2009, S. 151–155.

9. Dormont, L., Roques, A.: »Why are seed cones of Swiss stone pine (Pinus cembra) not attacked by the specialized pine cone weevil, Pissodes validirostris? A case of host selection vs. host suitability«. In: *Entomologia Experimentalis et Applicata,* 99/2000, S. 157–163.

10. Dormont, L., Roques, A., Malosse, C.: »Efficiency of spraying mountain pine cones with oleoresin of swiss stone pine cones to prevent insect attack«. In: *Journal of Chemical Ecology,* 23(10)/1997, S. 2261–2274.

11. Steinlechner, E., Rinesch, C., Trinkaus, P.: *Wissenschaftliche Untersuchung zur Beurteilung der bioinhibitorischen Wirkung von Zirbenholz.* Projektbericht, Graz 2003.

12. Lungu, C., Stanescu, I., Cojocaru, S.I., Ciobanu, C., Ivanescu, B., Miron, A.: »PINUS cembra L: histo-anatomical features, antioxidant enzyme activities and heavy metal contents of leaves and long shoots«. In: *Rev Med Chir Soc Med Nat Iasi,* 119(1)/2015, S. 257–266.

13. Doolittle, W.F., Bonen, L.: »Molecular sequence data indicating an endosymbiotic origin for plastids«. In: *Annals of the New York Academy of Sciences,* 361/1981, S. 248–259.

14. Shih, P.M., Matzke, N.J.: »Primary endosymbiosis events date to the later Proterozoic with cross-calibrated phylogenetic dating of duplicated ATPase proteins«. In: *Proceedings of the National Acadamy of Sciences of the USA,* 110(30)/2013, S. 12355–12360.

15. Keeling, P.J.: »The endosymbiotic origin, di-

versification and fate of plastids«. In: *Philosophical Transactions of the Royal Society B: Biological Sciences,* 365(1541)/2010, S. 729–748.

16. Martin, W.F., Garg, S., Zimorski, V.: »Endosymbiotic theories for eukaryote origin«. In: *Philosophical Transactions of the Royal Society* B: Biological Sciences, 370(1678)/2015, S. 20140330.

17. Zürcher, E.: *Die Bäume und das Unsichtbare: Erstaunliche Erkenntnisse aus der Forschung.* Aarau 2016.

18. Chenu, A., Scholes, G.D.: »Coherence in energy transfer and photosynthesis«. In: *Annual Review of Physical Chemistry,* 66/2015, S. 69–96.

19. Brookes, J.C.: »Quantum effects in biology: golden rule in enzymes, olfaction, photosynthesis and magnetodetection«. In: *Proceedings of the Royal Society A: Mathematical, Physical and Engineering Sciences,* 473(2201)/2017, S. 20160822.

20. Rainer, G., Kuhnert, R., Unterholzer, M., Dresch, P., Gruber, A., Peintner, U.: »Host-Specialist Dominated Ectomycorrhizal Communities of Pinus cembra are not Affected by Temperature Manipulation«. In: *Journal of Fungi*, 1(1)/2015, S. 55–75.

21. Bond-Lamberty, B., Bolton, H., Fansler, S., Heredia-Langner, A., Liu, C., McCue, L.A., Smith, J., Bailey, V.: »Soil Respiration and Bacterial Structure and Function after 17 Years of a Reciprocal Soil Transplant Experiment«. In: *PLOS ONE,* 11(3)/2016, e0150599.

22. Auf: https://www.biologie-seite.de/Biologie/Zirbelkiefer.

23. Dawkins, R.: *Das egoistische Gen.* Berlin 1996.

24. Bauer, J.: *Das kooperative Gen – Abschied vom Darwinismus.* Hamburg 2008.

25. Nowak, M.A., Highfield, R.: *Kooperative Intelligenz: Das Erfolgsgeheimnis der Evolution.* München 2013.

26. Dordel, J., Tölke, G.: *Intelligente Bäume* (Film), 2016.

27. Schoonmaker, A.L., Teste, F.P., Simard, S.W., Guy, R.D.: »Tree proximity, soil pathways and common mycorrhizal networks: their influence on the utilization of redistributed water by understory seedlings«. In: *Oecologia,* 154(3)/2007, S. 455–466.

28. Teste, F.P., Simard, S.W., Durall, D.M., Guy, R.D., Jones, M.D., Schoonmaker, A.L.: »Access to mycorrhizal networks and roots of trees: importance for seedling survival and resource transfer«. In: *Ecology,* 90(10)/2009, S. 2808–2822.

29. Baudry, J., Assmann, K.E., Touvier, M., Allès, B., Seconda, L., Latino-Martel, P., Ezzedine, K., Galan, P., Hercberg, S., Lairon, D., Kesse-Guyot, E.J.: »Association of Frequency of Organic Food Consumption With Cancer Risk: Findings From the Nutri-Net-Sante Prospective Cohort Study«. In: *JAMA Internal Medicine,* 178(12)/2018, S. 1597–1606.

30. Cappuccio, F.P., D'Elia, L., Strazzullo, P., Miller, M.A.: »Sleep duration and all-cause mortality: a systematic review and meta-analysis of prospective studies«. In: *Sleep,* 33(5)/2010, S. 585–592.

31. Liu, T.Z., Xu, C., Rota, M., Cai, H., Zhang, C., Shi, M.J., Yuan, R.X., Weng, H., Meng, X.Y., Kwong, J.S., Sun, X.: »Sleep duration and risk of all-cause mortality: A flexible, non-linear, meta-regression of 40 prospective cohort studies«. In: *Sleep Medicine Reviews,* 32/2017, S. 28–36.

32. Wild, C.J., Nichols, E.S., Battista, M.E., Stojanoski, B., Owen, A.M.: »Dissociable effects of self-reported daily sleep duration on high-level cognitive abilities«. In: *Sleep*, 41(12)/2018.

33. Mayo Clinic. Auf: https://www.mayoclinic.org/tests-procedures/vagus-nerve-stimulation/about/pac-20384565.

34. Rasmussen, S.E., Pfeiffer-Jensen, M., Drewes, A.M., Farmer, A.D., Deleuran, B.W., Stengaard-Pedersen, K., Brock, B., Brock, C.: »Vagal influences in rheumatoid arthritis«. In: *Scandinavian Journal of Rheumatology,* 47(1)/2018, S. 1–11.

35. Bonaz, B., Sinniger, V., Pellissier, S.: »Vagus nerve stimulation: a new promising therapeutic tool in inflammatory bowel disease«. In: *Journal of Internal Medicine,* 282(1)/2017, S. 46–63.

36. Moser, M., Fruehwirth, M., Penter, R., Winker, R.: »Why life oscillates--from a topographical towards a functional chronobiology«. In: *Cancer Causes Control*, 17(4)/2006, S. 591–599.

37. Tracey, K.J.: »The inflammatory reflex«. In: *Nature,* 420(6917)/2002, S.. 853–859.

38. Pavlov, V.A., Tracey, K.J.: »Neural regulation of immunity: molecular mechanisms and clinical translation«. In: *Nature Neuroscience,* 20(2)/2017, S. 156–166.

39. Grünewald, P., Moser, M., Gutberlet, W.: *Wachsen am Widerstand – Adaptive Resilienz: Leistungsfähig und gesund auch unter Belastung.* Fulda 2015.

40. Apetrei, C.L., Spac, A., Brebu, M., Tuchilus, C., Miron, A.: »Composition, and antioxidant and antimicrobial activities of the essential oils of a full-grown Pinus cembra L. tree from the Calimani Mountains (Romania)«. In: *Journal of the Serbian Chemical Society,* 78(1)/2013, S. 27–37.

41. Auf: https://www.pinenutoil.org/pine-nut-oil/information-resources.php.

42. Gamerith, A.: *Speise und Trank im südoststeirischen Bauernland.* Graz 1988.

43. Ohtsuka, Y., Yabunaka, N., Takayama, S.: »Shinrin-yoku (forest-air bathing and walking) effectively decreases blood glucose levels in diabetic patients«. In: *International Journal of Biometeorology,* 41(3)/1998, S. 125–127.

44. Miyazaki, Y., Ikei, H., Song, C.: »Forest medicine research in Japan«. In: *Nihon Eiseigaku Zasshi,* 69(2)/2014, S. 122–135.

45. Hansen, M.M., Jones, R., Tocchini, K.: »Shinrin-Yoku (Forest Bathing) and Nature Therapy: A State-of-the-Art Review«. In: *International Journal of Environmental Research and Public Health,* 14(8)/2017.

46. Song, C., Ikei, H., Miyazaki, Y.: »Physiological Effects of Nature Therapy: A Review of the Research in Japan«. In: *International Journal of Environmental Research and Public Health,* 13(8)/2016.

47. Sakuragawa, S., Kaneko, T., Miyazaki, Y.: »Effects of contact with wood on blood pressure and subjective evaluation«. In: *Journal of Wood Science,* 54/2008, S. 107–113.

48. Ikei, H., Song, C., Miyazaki, Y.: »Effects of olfactory stimulation by a-pinene on autonomic nervous activity«. In: *Journal of Wood Science,* 62/2016, S. 568–572.

49. Matsubara, E., Kawai, S.: »VOCs emitted from Japanese cedar (Cryptomeria japonica) interior walls induce physiological relaxation«. In: *Building Environment,* 72/2014, S. 125–130.

50. Matsubara, E., Fukagawa, M., Okamoto, T., Ohnuki, K., Shimizu, K., Kondo, R.: »The essential oil of Abies sibirica (Pinaceae) reduces arousal levels after visual display terminal work«. In: *Flavour and Fragrance Journal,* 26/2011, S. 204–210.

51. Ikei, H., Song, C., Miyazaki, Y.: »Effects of olfactory stimulation by a-pinene on autonomic

nervous activity«. In: *Journal of Wood Science,* 62/2016, S. 568–572.

52. Ikei, H., Song, C., Miyazaki, Y.: »Physiological effects of wood on humans: a review«. In: *Journal of Wood Science,* 63/2017, S. 1–23.

53. Tsunetsugu, Y., Miyazaki, Y., Sato, H.: »The visual effects of wooden interiors in actual-size living rooms on the autonomic nervous activities«. In: *Journal of Physiological Anthropology and Applied Human Science,* 21(6)/2002, S. 297–300.

54. Tsunetsugu, Y., Miyazaki, Y., Sato, H.: »Physiological effects in humans induced by the visual stimulation of room interiors with different wood quantities«. In: *Journal of Wood Science,* 53/2007, S. 11–16.

55. Bringslimark, T., Nyrud, A.: »Patient Rooms with different degrees of wood: a preference study conducted among hospital staff«. In: *World Conference on Timber Engineering,* 2010.

56. Auf: http://rhythm.at/.

57. Wolk, R., Gami, A.S., Garcia-Touchard, A., Somers, V.K.: »Sleep and cardiovascular disease«. In: *Current Problems in Cardiology*, 30(12)/2005, S. 625–662.

58. Aggarwal, B., Makarem, N., Shah, R., Emin, M., Wei, Y., St-Onge, M.P., Jelic, S.: »Effects of Inadequate Sleep on Blood Pressure and Endothelial Inflammation in Women: Findings From the American Heart Association Go Red for Women Strategically Focused Research Network«. In: *Journal of the American Heart Association*, 7(12)/2018.

59. Moser, M., Fruehwirth, M., Penter, R., Kenner, T.: »Why life oscillates--biological rhythms and health«. In: Conference Proceedings – *IEEE Engineering in Medicine and Biology Society,* 2006.

60. Jessen, N.A., Munk, A.S., Lundgaard, I., Nedergaard, M.: »The Glymphatic System: A Beginner's Guide«. In: *Neurochemical Research,* 40(12)/2015, S. 2583–2599.

61. Plog, B.A., Nedergaard, M.: »The Glymphatic System in Central Nervous System Health and Disease: Past, Present, and Future«. In: *Annual Review of Pathology,* 13/2018, S. 379–394.

62. Weyrich, L.S., et al.: »Neanderthal behaviour, diet, and disease inferred from ancient DNA in dental calculus«. In: *Nature,* 544(7650)/2017, S. 357–361.

63. Cho, K.S., Lim, Y.R., Lee, K., Lee, J., Lee, J.H., Lee, I.S.: »Terpenes from Forests and Human Health«. In: *Toxicological Research,* 33(2)/2017, S. 97–106.

64. Ioannou, E., Koutsaviti, A., Tzakou, O., Roussis, V.: »The genus Pinus: a comparative study on the needle essential oil composition of 46 pine species«. In: *Phytochemistry Reviews,* 13(4)/2014, S. 741–768.

65. Kirkby, J., et al.: »Ion-induced nucleation of pure biogenic particles«. In: *Nature,* 533(7604)/2016, S. 521–526.

66. Aragao, L.E.: »Environmental science: The rainforest's water pump«. In: *Nature,* 489(7415)/2012, S. 217–218.

67. Lis, A., Kalinowska, A., Krajewska, A., Mellor, K.: »Chemical Composition of the Essential Oils from Different Morphological Parts of Pinus cembra L«. In: *Chemistry & Biodiversity,* 14(4)/2017.

68. Dormont, L., Roques, A., Malosse, C.: »Cone and foliage volatiles emitted by Pinus cembra and some related conifer species«. In: *Phytochemistry,* 49(5)/1998, S. 1269–1277.

69. Yang, H., Woo, J., Pae, A.N., Um, M.Y., Cho, N.C., Park, K.D., Yoon, M., Kim, J., Lee, C.J., Cho, S.: »-Pinene, a Major Constituent of Pine Tree Oils, Enhances Non-Rapid Eye Movement Sleep in Mice through GABAA-benzodiazepine Receptors«. In: *Molecular Pharmacology,* 90(5)/2016, S. 530–539.

70. Bhalla, Y., Gupta, V.K., Jaitak, V.: »Anticancer activity of essential oils: a review«. In: *Journal of the Science of Food and Agriculture,* 93(15)/2013, S. 3643–3653.

71. Bayala, B., Bassole, I.H., Scifo, R., Gnoula, C., Morel, L., Lobaccaro, J.M., Simpore, J.: »Anticancer activity of essential oils and their chemical components – a review«. In: *American Journal of Cancer Research,* 4(6)/2014, S. 591–607.

72. Wink, M.: »Pflanzliche Vielstoffgemische im Vergleich zu Monosubstanzen«. In: *Schweizerische Zeitschrift für Ganzheitsmedizin,* 20(3)/2008, S. 142–143.

73. Elfawal, M.A., Towler, M.J., Reich, N.G., Golenbock, D., Weathers, P.J., Rich, S.M.: »Dried whole plant Artemisia annua as an antimalarial therapy«. In: *PLOS ONE,* 7(12)/2012, e52746.

74. Elfawal, M.A., Towler, M.J., Reich, N.G., Weathers, P.J., Rich, S.M.: »Dried whole-plant Artemisia annua slows evolution of malaria drug resistance and overcomes resistance to artemisinin«. In: *Proceedings of the National Acadamy of Sciences of the USA,* 112(3)/2015, S. 821–826.

75. Wink, M.: »Die Verwendung pflanzlicher Vielstoffgemische in der Phytotherapie«. In: *Phytotherapie,* 5/2005, S. 33–39.

76. Myers, C.E., Trepel, J., Sausville, E., Samid, D., Miller, A., Curt, G.: »Monoterpenes, sesquiterpenes and diterpenes as cancer therapy«. *United States Patent,* 5,602,184/1997.

77. Stewart, D.B.: »Anti-Sense Antibiotic Agents as Treatment for Bacterial Infections«. In: *Surgical Infection (Larchmt),* 2018.

78. Moser, M.: *Vom richtigen Umgang mit der Zeit.* Hamburg 2017.

79. Bartenbach, C.: *Persönliche Mitteilung.* Innsbruck 2008.

80. Moser, M., Schaumberger, K., Schernhammer, E., Stevens, R.G.: »Cancer and Rhythm«. In: *Cancer Causes Control,* 17(4)/2006, S. 483–487.

81. International Agency for Research on Cancer, World Health Organization: *IARC Monographs on the Evaluation of Carcinogenic Risks to Humans,* 98/2010.

82. Amtsblatt der Europäischen Union: *Verordnung (EG) Nr. 244/2009 der Kommission vom 18. März 2009 zur Durchführung der Richtlinie 2005/32/ EG des Europäischen Parlaments und des Rates im Hinblick auf die Festlegung von Anforderungen an die umweltgerechte Gestaltung von Haushaltslampen mit ungebündeltem Licht.* Brüssel 2009.

83. Pauli, P., Moldan, D.: »Reduzierung hochfrequenter Strahlung im Bauwesen: Baustoffe und Abschirmmaterialien«. In: *EMV-Themen des VDB,* 2015.

84. Aviat, F., Gerhards, C., Rodriguez-Jerez, J.-j., Michel, V., Bayon, I.L., Ismail, R., Federighi, M.: »Microbial Safety of Wood in Contact with Food: A Review«. In: *Comprehensive Reviews in Food Science and Food Safety,* 2016, S. 1–15.

85. Sittinger, E.: »Holz-Rebellin kämpft gegen Autopfändung«. In: *Kleine Zeitung,* 01.03.2018.

86. Jiménez, P., Dunkl, A., Eibel, K., Denk, E., Grote, V., Kelz, C., Moser, M.: »Wood or Laminate? – Psychological Research of Customer Expectations«.

In: *Forests,* 7(275)/2016, S. 1–11.

87. Global Footprint Network. Auf: https://www.footprintnetwork.org/our-work/ecological-footprint/.

88. Rasmussen, M., et al.: »The ancestry and affiliations of Kennewick Man«. In: *Nature,* 523(7561)/2015, S. 455–458.

89. Allentoft, M.E., et al.: »Population genomics of Bronze Age Eurasia«. In: *Nature,* 522(7555)/2015, S. 167–172.

90. Lohbeck, R.: *Selbstvernichtung durch Zivilisation.* St. Goar 1989.

91. Ash, C.: »The future of farming«. In: *Science,* 23(6417)/2018, S. 905–907.

92. Auf: https://www.agroforestry.co.uk/.

93. Fox, D.: »Was explodierte bei der kambrischen Explosion?« In: *Spektrum – Die Woche,* 11/2016.

94. Auf: https://www.ringingcedarsofrussia.org/articles/articles_what_is_cedar_nut_oil_for.php.

95. Ciesla, W.M.: *Non-wood forest products from conifers.* Rom 1995.

96. Megre, W.: *Anastasia, verschiedene Titel.* Vol. 1-10. 1996-2010, Govinda.

97. Ursoniu, S., Sahebkar, A., Andrica, F., Serban, C., Banach, M.; Lipid Blood Pressure Meta-analysis Collaboration Group: »Effects of flaxseed supplements on blood pressure: A systematic review and meta-analysis of controlled clinical trial«. In: *Clinical Nutrition,* 35(3)/2016, S. 615–625.

98. Shikov, A.N., Pozharitskaya, O.N., Makarov, V.G., Makarova, M.N.: »Anti-inflammatory effect of Pinus sibirica oil extract in animal models«. In: *Journal of Natural Medicines,* 62(4)/2008, S. 436–440.

99. Peskow, W.: *Die Vergessenen der Taiga: Die unglaubliche Geschichte einer sibirischen Familie jenseits der Zivilisation.* München 1996.

100. The Gymnosperm Database. Auf: https://www.conifers.org/pi/Pinus_koraiensis.php.

101. Farjon, A.: A Handbook of the World's Conifers. 2010, Leiden, The Netherlands Brill Academic Publishers.

102. Conifer Society. Auf: http://conifersociety.org/conifers/conifer/pinus/ayacahuite/.

103. The Gymnosperm Database. Auf: https://www.conifers.org/pi/Pinus_monophylla.php.

104. Wohlleben, P.: *Das geheime Leben der Bäume.* München 2015.

105. Fischer-Rizzi, S. Auf: https://www.youtube.com/watch?v=viaC-fsrq8o.

106. Moser, M.: *Das Geheimnis der Zirbe: Gesund im Schlaf.* Salzburg 2015.

107. Hauser, B.: *Persönliche Mitteilung.* 2015.

Impressum

Alle Ausführungen in diesem Buch sind sorgfältig recherchiert, verstehen sich aber keinesfalls als Anleitung, auf ärztlichen Rat zu verzichten. Der Verlag und der Autor übernehmen keinerlei Haftung für die beschriebenen Wirkungen.

Sämtliche Angaben in diesem Werk erfolgen trotz sorgfältiger Bearbeitung ohne Gewähr. Eine Haftung der Autoren bzw. Herausgeber und des Verlages ist ausgeschlossen.

2. Auflage

Gesetzt aus der GT Zirkon und GT Super

Medieninhaber, Verleger und Herausgeber:
Red Bull Media House GmbH
Oberst-Lepperdinger-Straße 11–15
5071 Wals bei Salzburg, Österreich

Lektorat: Martina Paischer, Maria Köchler
Umschlaggestaltung, Layout und Satz: Melanie Kraxner, melaniekraxner.com
Illustrationen: Stefanie Hödlmoser, stefaniehoedlmoser.com
Fotos: Armin Walcher, arminwalcher.at
außer S. 18, 27, 43, 81: Maximilian Moser; S. 32: Großglockner Hochalpenstraße; S. 33: Gerhard Karl Lieb; S. 39: Christina Lungu; S. 40: mauritius images/Science Source/ER Degginger; S. 44: Ursula Peintner; S. 68 (links): shutterstock/nattha99; S. 83: Holzcluster Steiermark GmbH; S. 93: pixabay/peternguyen11, pixabay/Alexas_Fotos; S. 96: pixabay/Emilia_Baczynska; S. 110: mauritius images/Pavel Filatov/Alamy; S. 112: imago/CHROMORANGE; S. 114: shutterstock/Kirsanov Valeriy Vladimirovich; S. 115: mauritius images/Science Source/John ShawS. 116: Flora Press/Silvestris Fotoservice/FLPA; S. 117, 119, 121: mauritius images/Bob Gibbons/Alamy; S. 118: imago/blickwinkel; S. 120: mauritius images/Historic Images/Alamy
Grafiken: S. 66, 67: Human Research Institut; S. 69, 74: Human Research Institut, Stefanie Hödlmoser; S. 87: Stefanie Hödlmoser nach Wink, M.: »Pflanzliche Vielstoffgemische im Vergleich zu Monosubstanzen«.

Buchrücken aus echter alpiner Zirbe
Printed in Europe

FSC
www.fsc.org
MIX
Papier aus verantwortungsvollen Quellen
FSC® C020353

 ISBN 978-3-7104-0202-9